静脉用药集中调配 基础知识问答

顾问指导委员会

主 任 委 员　吴永佩

副主任委员　颜　青

委　　　员（按姓氏笔画排序）

王建华　王锦宏　包健安　刘向红　张　峻　张　健

张建中　杨婉花

编写委员会

主　　　编　米文杰　陈　迹

主　　　审　刘新春

副 主 编　钟秀　李林　王刚　刘广宣　李桂茹

方红梅　李静　金伟军　吴胜林　王欣

常 务 编 委（按姓氏笔画排序）

王　博　王亚峰　王晓红　庄　捷　许杜娟　杜雅薇

李　敏　李德军　杨　萍　吴惠珍　沈　俊　沈国荣

张文军　张东肃　张立成　张永凯　陈海燕　武夏明

范　静　罗焕华　周　琦　封卫毅　郝志英　费小凡

徐　君　高培平　郭惠娟　黄　健　盛向远　谢继青

薄　红

执 行 秘 书　王占英

人民卫生出版社

图书在版编目（CIP）数据

静脉用药集中调配基础知识问答/北京白求恩公益基金会组织编写.—北京：人民卫生出版社,2016

ISBN 978-7-117-22693-6

Ⅰ.①静… Ⅱ.①北… Ⅲ.①静脉注射-注射剂-卫生管理-中国-问题解答 Ⅳ.①R944.1-44

中国版本图书馆 CIP 数据核字（2016）第 110832 号

人卫智网 www.ipmph.com	医学教育、学术、考试、健康， 购书智慧智能综合服务平台	
人卫官网 www.pmph.com	人卫官方资讯发布平台	

静脉用药集中调配基础知识问答

组织编写：北京白求恩公益基金会
出版发行：人民卫生出版社（中继线 010-59780011）
地　　址：北京市朝阳区潘家园南里 19 号
邮　　编：100021
E - mail：pmph @ pmph.com
购书热线：010-59787592　010-59787584　010-65264830
印　　刷：三河市尚艺印装有限公司
经　　销：新华书店
开　　本：710×1000　1/16　印张：25
字　　数：476 千字
版　　次：2016 年 7 月第 1 版　2016 年 7 月第 1 版第 1 次印刷
标准书号：ISBN 978-7-117-22693-6/R·22694
定　　价：50.00 元

打击盗版举报电话：010-59787491　E-mail：WQ @ pmph.com
（凡属印装质量问题请与本社市场营销中心联系退换）

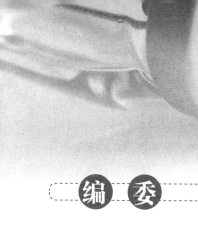

编 委

（按姓氏笔画排序）

丁小雄　华瑞制药有限公司
于　佳　大连医科大学附属第二医院
王　卉　山东大学齐鲁医院
王　刚　重庆医科大学附属儿童医院
王　芳　济宁医学院附属医院
王　欣　六安市人民医院
王　姣　山东大学齐鲁医院
王　博　百特（中国）投资有限公司
王　颖　山东大学齐鲁医院
王立军　山东大学齐鲁医院
王宁宁　山东大学齐鲁医院
王亚峰　青海省人民医院
王庆庆　新疆医科大学第一附属医院
王金华　哈尔滨医科大学附属第一医院
王晓红　河北大学附属医院
王雪彦　四川大学华西医院
方红梅　浙江大学医学院附属邵逸夫医院
尹红梅　山东大学齐鲁医院
邓婷婷　四川科伦药业股份有限公司
卡斯木·卡哈尔　新疆医科大学第一
　　　　　　　　附属医院
庄　捷　福建省立医院
刘　炜　首都医科大学附属北京世纪
　　　　坛医院
刘　梦　新疆医科大学第一附属医院
刘　媛　牡丹江市肿瘤医院
刘广宣　辽宁省肿瘤医院

刘云婷　山东大学齐鲁医院
刘玉花　新疆医科大学第一附属医院
刘春丽　新疆医科大学第一附属医院
刘　晨　宁夏医科大学总医院
闫　瑶　新疆医科大学第一附属医院
米文杰　山东大学齐鲁医院
江警予　武汉市中心医院
许元宝　安徽医科大学第一附属医院
许杜娟　安徽医科大学第一附属医院
孙　纯　武汉市第一医院
孙　谦　济宁医学院附属医院
苏德云　山东大学齐鲁医院
杜雅薇　北京大学第三医院
李　林　山东大学齐鲁医院
李　莉　新疆医科大学第一附属医院
李　健　四川大学华西医院
李　敏　山东省千佛山医院
李　静　青岛大学附属医院
李　震　南阳市中心医院
李　黎　河南省人民医院
李　燕　山东大学齐鲁医院
李月梅　济南军区总医院
李永杰　原郑州市儿童医院
李桂茹　大连医科大学附属第二医院
李德军　济宁医学院附属医院
杨　威　中山大学附属第一医院
杨　萍　山东大学齐鲁医院

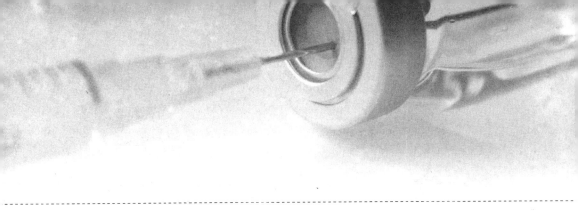

杨莉芬	云南省祥云县人民医院	苗　盼	山东大学齐鲁医院
吴　新	华仁药业股份有限公司	范　静	青岛大学附属医院
吴胜林	武汉市第五医院	罗焕华	济南市中心医院
吴惠珍	河北省人民医院	金伟军	暨南大学附属第一医院
邱妮娜	泰山医学院附属医院	周　琦	宝鸡市中心医院
何俊林	四川科伦药业股份有限公司	周雪妹	山东大学齐鲁医院
汪立梅	哈尔滨医科大学附属第一医院	封卫毅	西安交通大学第一附属医院
沈　俊	百特（中国）投资有限公司	赵　彬	北京协和医院
沈国荣	苏州大学附属第一医院	郝志英	山西省肿瘤医院
宋诗玉	华仁药业股份有限公司	钟　秀	四川科伦药业股份有限公司
宋燕青	吉林大学第一医院	段好庆	山东大学齐鲁医院
张　瑜	华仁药业股份有限公司	姜文秋	山东大学齐鲁医院
张　燕	山东大学齐鲁医院	费小凡	四川大学华西医院
张文军	天津医科大学总医院	秦　琳	百特（中国）投资有限公司
张东肃	首都医科大学附属北京朝阳医院	徐　君	百特（中国）投资有限公司
张立成	宁夏医科大学总医院	高　婕	淄博市中心医院
张永凯	吉林大学第一医院	高培平	泰安市中心医院
张晓霞	西安交通大学第一附属医院	郭惠娟	深圳市宝安区妇幼保健院
张梦君	山东大学齐鲁医院	焉晓萍	山东大学齐鲁医院
张慧慧	山东大学齐鲁医院	黄　健	昆明医科大学第二附属医院
陈　迹	新疆医科大学第一附属医院	盛向远	南昌大学第一附属医院
陈　涛	四川科伦药业股份有限公司	董卫华	西安交通大学第一附属医院
陈　晶	宁夏医科大学总医院	程晓明	山东大学齐鲁医院
陈海燕	郑州市儿童医院	谢继青	济南军区总医院
邵　华	东南大学附属中大医院	薄　红	哈尔滨医科大学附属第一医院
武夏明	泰山医学院附属医院	穆殿平	天津市第一中心医院

序

近年来，静脉用药集中调配工作模式受到药学界、各医疗机构领导和医护界的广泛重视与接受，在医院实践的过程中，此领域的相关理论和专业技术也有了长足的发展，尤其是在原卫生部于 2010 年 4 月 20 日公布《静脉用药集中调配质量管理规范》及附件《静脉用药集中调配操作规程》之后，全国药学界和医疗机构更加关注此领域的发展动向和质量安全问题。

我国自实行输液集中调配模式后，不但提升了合理用药水平，降低了药费开支，用药医嘱合格率大幅提高，不适宜用药从 3.5% ~4% 下降至 0.02% ~0.13%；输液反应降至为 0；成品输液合格率从 85% 提升至 100%；与在病房（区）分散调配相比，节省人力资源 >36.8%；解决了护士的职业暴露问题，保护护理人员，使其免受细胞毒药物伤害；保护了病房（区）环境免受污染；为静脉输液加药调配实现信息化、自动化管理创造了条件。静脉用药集中调配工作模式也有利于药学部门加强自身对药品的管理：账物相符率提升，再无药品流失和过期失效现象，调配耗损率由 8.2% 下降至 0.34%，药品库存量减少 28% ~33%，资金流动加快等。

与此同时，随着各省静脉用药集中调配服务补偿性收费问题的逐步解决，静脉用药调配中心（pharmacy intravenous admixture service，PIVAS）建设将会有更大更快的发展。但由于各地对于静脉用药调配中心（PIVAS）设计与运营管理的理解存在不一致性，从全国范围来看，PIVAS 工作仍旧缺乏持续性的指导，有的医疗机构想建设静脉用药调配中心，但对于如何建立高效安全的PIVAS，以及采用何种的工作模式等还存在很多疑问。因此，各医疗机构和相关输液生产企业、项目设计施工单位都应认真学习和贯彻执行《静脉用药集中调配质量管理规范》及附件《静脉用药集中调配操作规程》，统一认识，树

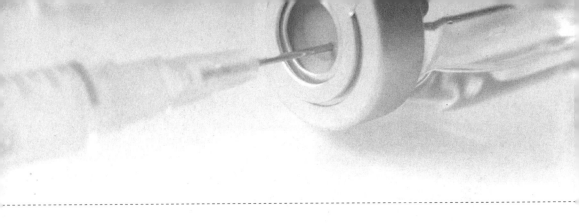

立正确的 PIVAS 建设与发展理念，纠正在 PIVAS 建设与实施工作中存在的某些不足与问题。同时，要不断吸纳 PIVAS 行业中优良的实践工作经验，努力把 PIVAS 建设成医教研结合新型药学服务模式。

本书的出版正是在这个关键的时间节点，严格遵照《静脉用药集中调配质量管理规范》及附件《静脉用药集中调配操作规程》，并广泛结合各医疗机构 PIVAS 的实践经验，规范 PIVAS 项目与流程设计、建筑装修，规范工艺流程和操作规程，规范与加强用药医嘱的审核评估和主动干预，规范与加强日常的清洁消毒和维护保养，规范与加强科学管理，积极主动参加静脉用药治疗、提升静脉药物治疗水平，促进静脉用药集中调配工作模式建设的健康发展，努力实现全国 PIVAS 建设与管理的规范化、标准化、同质化，达到临床静脉用药安全、有效、经济、适宜的合理应用目的。

祝贺《静脉用药集中调配基础知识问答》出版发行，希望广大 PIVAS 建设者、实践者通过对本书学习与讨论交流得到收获、体会与经验，加深在静脉输液合理使用的专业道路上坚定地前行，为患者提供优质安全的静脉输液治疗而不懈努力。

吴永佩

二零一六年三月

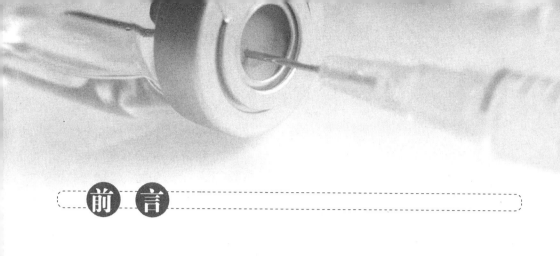

前　言

　　静脉用药调配中心（pharmacy intravenous admixture service，PIVAS）是根据原卫生部制订的《静脉用药集中调配质量管理规范》建立的集临床药学与科研为一体的机构。该机构依据药物特性设计工作环境，由受过培训的专业人员组成，依靠先进的技术和管理理念，按照严格的操作规范进行静脉用药集中调配的药学服务。

　　在发达国家医院中静脉用药调配中心（室）已广泛开展，并成为临床药学的重要工作平台。我国的 PIVAS 虽然起步较晚但发展迅速，截至 2015 年 6 月，全国已有 PIVAS 1200 余家。但目前我国 PIVAS 依然属于新兴的专业领域，有关 PIVAS 的建置理论、规章制度、工作流程、管理模式、质量标准都还存在不健全的地方，有些方面甚至是空白。加之医学院校相关课程的缺失，PIVAS 从业人员在开展工作过程中难免会有一些疑惑和困扰，即使是已经建立了 PIVAS 的医院，由于对上述方面存在模糊认识，在实际运行中也产生了种种难以解决的问题。本书就目前 PIVAS 从业人员普遍关注的 PIVAS 建设、人员管理、操作流程、技术应用、质量控制等具有代表性的问题，邀请相关领域专家和具有多年工作经验的从业人员进行解答，并进行了汇总整理，最终编辑成册，希望能给 PIVAS 从业人员提供一些帮助和启示。

　　本书在编写过程中力求突出实践性和可操作性，是各位热爱 PIVAS 事业，并致力于 PIAVS 工作的专家们多年工作实践的积累。全国有 40 余家 PIVAS 主任、护士长和骨干参与编写，同时也得到了吴永佩主任、颜青主任的热情指导，以及全国 PIVAS 专家刘新春主任、王建华主任、包健安主任、张建中主任、杨婉花主任、王锦宏工程师的帮助和支持，在此表示衷心的感谢。在编写

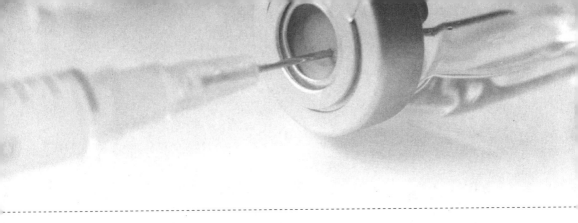

期间，编委会为保证书的严谨性、科学性、实用性和普及型，也征求了全国400余位在PIVAS有多年工作经验的工作人员意见，组织了有关主要编写人员在北京、成都、济南等地四次修改。并依据《中华人民共和国药事管理规范》《静脉用药集中调配质量管理规范》等有关法律法规，统一了PIVAS的专业术语，期待对今后PIVAS事业的发展产生积极的影响。

本书编者团队在紧张繁忙的医院PIVAS工作之余，在有限的时间之内，完成了本书的编写工作，难免有不尽如人意及疏漏之处，诚挚欢迎同道们批评指正。

二零一六年二月

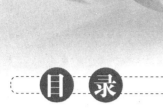

目　录

第三篇　PIVAS 人员管理

第四篇　PIVAS 标准操作规程

第五篇　PIVAS 质量控制

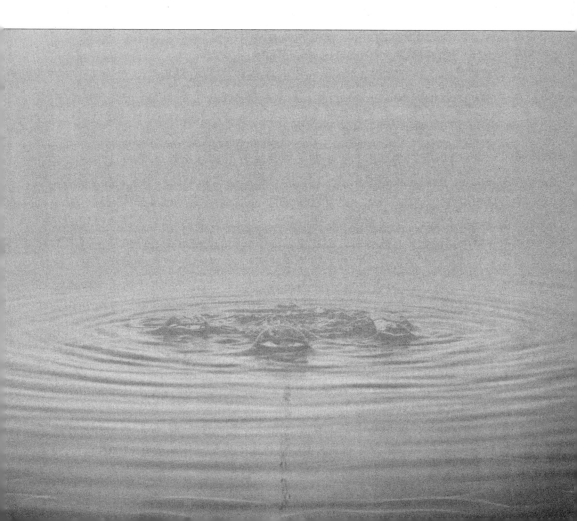

第一篇

总　论

第一章

PIVAS 历史与发展基础知识问答

第一节　PIVAS 发展历程

1. 与静脉用药调配中心相关的国外英文名称有哪些?

（1）pharmacy intravenous admixture service（PIVAS）;

（2）compounding center（C. C.）;

（3）pharmacy admixture service（P. A. S）;

（4）intravenous admixture service（IVAS）;

（5）central intravenous admixture pharmacy service（CIVA）;

（6）central admixture pharmacy service（CAPS）。

2. PIVAS 在国外是如何起源和发展?

世界上最早的静脉用药集中调配理念起源于 1969 年美国俄亥俄州立大学附属医院，当时主要是使用水平层流台调配一些普通药品。由于是初步探索，所以当时并没有洁净环境，也没有相关的环境质量标准和标准操作规程，服务范围、技术条件、人员要求等均十分简单。但该尝试却开启了人类静脉用药安全保障的新纪元。自此以后，静脉用药集中调配的服务理念在全世界范围内都逐渐开展起来，经过几十年的发展，其调配的环境和工作范围均发生了翻天覆地的变化，现在，静脉用药集中调配已成为国外医院药师重要的工作内容之一，主要发达国家和地区更是建立起了相对完善的规章制度、法律法规和相关设施。美国国家药典（第 27 版）已对静脉用药调配必须达到的条件作了明确规定，如调配环境的要求、质量保证措施、人员培训等。随后，美国药剂师协会出版了相应的行业内控制标准。其他发达国家如英国、澳大利亚、加拿大、新加坡等医院也相继开展了这方面的服务。如在澳大利亚墨尔本的静脉用药调配中心负责整个墨尔本、悉尼地区所有国立医院和医学院附属医院的静脉输液集中调配任务。迄今为止，在美国的盈利性医院、非盈利性医院均建有规模不等的静脉用药调配中心（pharmacy intravenous admixture service，PIVAS），西方发达国家的教学医院也均建有 PIVAS。在日本的部分政府医院中，也已实现了区域性集中调配。

3. 国外静脉用药调配中心的调配范围是什么？

每个国家基本国情、医疗水平等均有较大区别，不能一概而论。以加拿大一静脉用药调配中心为案例，其调配范围涵盖的药物有：抗生素类药物、止痛剂、电解质、危害药品、肠外营养液和其他类药物。

4. 国外静脉用药集中调配的现状如何？

国外 PIVAS 现状主要是：

（1）调配范围扩大。目前，国外调配服务已从部分调配（如肠外营养液、危害药品等）发展到全面调配；

（2）预调配药物。根据药物的特性，采取协定处方，提前调配药物，并按规定通过适当的方法贮存，可以保证一段时间内安全使用；

（3）个体化调配。主要用于对药物耐受性低的患者。许多患者对药品中加入的防腐剂或染料过敏，或者对标准剂量的药物敏感，因而在使用时需要改变药物作用强度、剂量或药物外的其他辅料，使其更加安全；

（4）区域性集中调配中心。可为诊所、社区卫生服务体系及小型医院服务，既保证了医疗需求，且未增加各医疗机构的工作人员，同时也减少了调配设备的重复投放和废物排放，还可通过标准化操作提高调配质量；

（5）自动化智能化。使用机器人等高科技设备，使静脉用药调配工作迈向自动化智能化。

5. 我国 PIVAS 发展与现状如何？

我国第一个静脉用药调配中心（室）于 1999 年在上海市静安区中心医院建立，随后澳大利亚静脉用药调配中心（室）的经验及标准逐步引入国内并被国内部分医疗机构所借鉴。随着全国越来越多的医院建立静脉用药调配中心（室），也为了药学发展和患者用药安全，2002 年，原卫生部颁布的《医疗机构药事管理暂行规定》第二十八条中指出：要根据临床需要逐步建立全静脉营养和肿瘤化疗药物等静脉用药调配中心（室），实行集中调配和供应。2007 年 7 月 28 日，由中国医院协会药事管理专业委员会起草的《静脉用药集中调配质量管理规范（试行）》，经原卫生部医政司同意，先以中国医院协会药事管理专业委员会的名义，发给各家医院参考执行；并于 2010 年 4 月由原卫生部正式颁布执行。随后 2011 年 3 月 1 日原卫生部制订下发的《医疗机构药事管理规定》（卫医政发〔2011〕11 号）和《二、三级综合医院药学部门基本标准（试行）》（卫医政发〔2010〕99 号）》中明确规定，肠外营养及危害药品静脉用药应当实行集中调配供应，并详细规定了二、三级医院开展静脉用药集中调配应配备的静脉用药调配中心（室）的建筑面积。从此，我国 PIVAS 进入了有法可依的新时代，PIVAS 行业的发展也更为迅猛。

据不完全统计，目前国内 PIVAS 数量已发展至 1200 家左右，一些省市还根据自身医疗水平的发展情况，陆续出台了相关的 PIVAS 验收标准和收费标准。2015 年 6 月由国家卫生计生委医院管理研究所药事管理研究部主办的"第十一届临床药师论坛静脉用药集中调配专题研讨会"在安徽合肥成功举办，参会人员达 1200 余人，征集论文近 200 篇。此次盛会对国内 PIVAS 具有特殊的历史意义，它预示着国内 PIVAS 已渐成规模，成为医院药学的一个新兴专业学科。

6. 我国 PIVAS 今后的发展方向是什么？

我国 PIVAS 初建时，其现代化的设施、全新的药学服务模式受到国内医药行业的广泛关注和欢迎。全国各大城市的几百家医院也相继建成 PIVAS 并投入使用，成为药学服务一个新亮点。今后，PIVAS 的调配品种、数量都将逐步扩大，调配规范逐步完善，有关法律、法规会进一步加强。信息化与自动化将紧密结合并逐步完善，建设适合我国国情的自动化配液系统。危害药品等高风险品种的作业将由人力调配逐步转变为机器人等自动化调配。在缩小与国外发达国家差距的同时，进一步加强 PIVAS 临床药学服务。

7. 国内静脉用药集中调配与国外有何区别？

（1）时间：国外发达国家 PIVAS 建立早，而我国起步较晚；

（2）服务范围：国外发达国家的医院均设有 PIVAS，甚至将其服务范围扩大到周围社区，而我国目前 PIVAS 覆盖率较低；

（3）自动化：国外发达国家静脉药物集中调配自动化程度较高，大部分都实现了全自动化或半自动化静脉药物集中调配；

（4）调配数量：国外静脉输液用药管控严格，PIVAS 日均调配总量少，国内 PIVAS 日均调配数量庞大。

8. 未来可否实现 PIVAS 全国统一行业标准（包括建筑、硬件设施与软件配备、人员资质等）？

虽然期望全国 PIVAS 在建筑面积、基本硬件设施、软件设备、人员资质等方面上能有一个基本统一标准，但是各个地区经济发展水平不一致，医疗技术也参差不齐，加之不同地区医院规模及床位数不同，自动化、信息化设备的发展差距较大。近期国家卫生行政管理部门将出台相关技术标准，有望实现 PIVAS 全国统一标准。

9. 国内外 PIVAS 的科研工作情况及差距如何？

PIVAS 建设主要体现在自动化和信息化建设两方面。目前国外 PIVAS 自动化配液系统较为成熟，机器人使用较为普遍，临床药学发展较为成熟；在我国，大部分医院 PIVAS 仅是在洁净环境中的人工调配。

在这样的背景下，医院专业团队与相关医疗器械公司联合进行科学研究，开发适合我国国情的自动配液系统尤为重要。同时我国 PIVAS 信息化程度普及不够，相比国外科研缺乏大数据支撑和回顾性研究。

10. PIVAS 目前先进的机械化、自动化设备包括哪些？

PIVAS 目前先进的机械化、自动化设备主要包括：智能针剂库、统排机、盘点机、贴签机、半自动配液仪、双向精密配液泵、全自动配液机器人、成品输液自动分拣机等。PIVAS 的机械化、自动化目前尚处于起步阶段，大部分技术尚不完善，还需进一步开发及实践。

11. 未来还有哪些机械化、自动化新技术可以在 PIVAS 开发和应用？

随着智能分拣系统、自动配药系统、智能药品管理柜等自动化系统的不断完善和使用，未来无线射频技术（RFID）、二维码条码和无线手持识别技术、无线网络技术等均可应用在 PIVAS 所有自动化操作中，由于可实现与医院信息系统（HIS）的嵌合和无缝衔接，一体化的集成化管理模式值得在 PIVAS 推广应用。

第二节　PIVAS 相关法律法规

12. 我国关于 PIVAS 现行的法律法规以及相关规定都有哪些？

我国关于 PIVAS 现行的法律法规以及相关规定包括：

（1）《中华人民共和国药品管理法》（1984 年 9 月 20 日实施，2015 年 4 月 24 日国务院修订）；

（2）《中华人民共和国药品管理法实施条例》（2002 年 9 月 15 日，国务院令第 360 号）；

（3）《麻醉药品和精神药品管理条例》（2005 年 11 月 1 日，国务院令第 442 号）；

（4）《医疗机构管理条例》（1994 年 9 月 1 日，国务院令第 149 号）；

（5）《医疗机构管理条例实施细则》（1994 年 8 月，卫生部令第 35 号）；

（6）《医疗废物管理条例》（2003 年 6 月 16 日，国务院令第 380 号）；

（7）《处方管理办法》（2007 年 5 月 1 日，卫生部令第 53 号）；

（8）《抗菌药物临床应用管理办法》（2012 年 8 月 1 日，卫生部令第 84 号）；

（9）《医疗机构药事管理规定》（2011 年 3 月 1 日，卫医政发〔2011〕11 号）；

（10）《医院处方点评管理规范（试行）》（2010 年 2 月 10 日，卫医管发〔2010〕28 号）；

（11）《二、三级综合医院药学部门基本标准（试行）》（2010 年 12 月 3 日，卫医政发〔2010〕99 号）；

（12）《三级综合医院评审标准实施细则》（2011 年 11 月 25 日，卫办医管发〔2011〕148 号）；

（13）《静脉用药集中调配质量管理规范》（2010 年 4 月 20 日，卫办医政发〔2010〕62 号）；

（14）各省市《静脉用药调配中心（室）验收标准》。

13. 医疗机构是否需要建立 PIVAS?

根据卫医政发〔2011〕11 号《医疗机构药事管理规定》（以下简称《规定》中指出，医疗机构根据临床需要建立静脉用药调配中心（室），实行集中调配供应和在静脉用药调配中心（室）以外调配静脉用药，参照《静脉用药集中调配质量管理规范》执行。

卫办医政发（2010）62 号《静脉用药集中调配质量管理规范》中明确规定，肠外营养液和危害药品静脉用药应当实行集中调配与供应。

14. 医疗机构建立 PIVAS 的作用有哪些?

（1）保证安全用药，减少用药差错；

（2）保证合理用药，避免药理学配伍禁忌；

（3）洁净环境，确保无菌调配；

（4）加强职业防护；

（5）实现全院调剂，减少浪费；

（6）减少隐性流失，避免小药库；

（7）协定处方，提高了配方一致性；

（8）人力资源共享；

（9）谨慎购买药物，推广具有固有安全特性的静脉用药；

（10）所有成品输液可追溯性。

15. 欧美国家有关无菌调配的规范有哪些?

美国药典第 31 版 NF26（即修改后的〈797〉章节）明确规定了静脉用药物调配必须要达到的各种条件。

国际医药品稽查协约组织 PIC/S 发布的医药品制备良好实践指导：PE 010-1，2008；

英国国民健康保险制度中的相关规定（1997）；

加拿大医院药师协会调配指南：NAPRACanada Standard；

澳大利亚药物调配标准：Australian Standard。

爱尔兰药物调配标准：PSI Ireland Guidance

英国保健产品和药品监管规范：The Medicines and Healthcare Products Regulatory Agency（MHRA）standard of United Kingdom

16. 美国药典委员会提出的静脉无菌调配指南草案经修订、批准后如何命名，有何意义?

1992 年，美国药典委员会（US pharmacopeia，USP）提出了静脉无菌调配的指南草案。这一草案经修订后被命名为 USP〈1206〉，其意义是：为全美医院自用灭菌药物制剂有了自己的操作标准和指南。此标准是指导性，而非强制性的。

17. 美国药典委员会从何时起明确规定了静脉药物的调配必须要达到的条件? 规定的主要内容有哪些?

2004 年，美国药典委员会（USP）颁布了第一个政府强制性无菌药物调配规定——USP〈797〉，明确规定了调配中心成员的职责、细菌污染危险等级、确定调配的准确性及其无菌效果、人员无菌操作技能的培训和评价、环境质量和控制、流程、用自动调配设备调配肠外营养液的认证、完成调配的发放检查和检验、储存和有效期、无菌调配制剂分发后的质量控制、患者或医护人员的培训、患者监护及不良反应报告、质量保证程序等部分，每一部分都有详细的规定，内容较为完善。

18. 国内外药师在静脉用药调配中的地位如何，工作原则是什么?

自 1990 年起，美国 FDA 明确了药师在静脉用药调配中的地位，规定在调配工作中遵循 GMP 和安全包装。1992 年美国药典委员会提出了静脉无菌药物调配指南草案。2004 年《美国药典》第 797 章阐述了无菌调配的标准和操作流程。

我国《静脉用药集中调配质量管理规范》明确指出：药师在静脉用药调配工作中，应遵循安全、有效、经济的原则，参与临床静脉用药治疗，宣传合理用药，为医护人员和患者提供相关药物信息与咨询服务。

第三节 PIVAS 管理和工作模式

19. 目前 PIVAS 管理体制有几种？

从管理体制上主要有两种：
（1）在主管院长领导下的独立部门；
（2）在药学部主管下的部门或科室。

20. 目前 PIVAS 人员管理模式有几种？

从人员管理模式上主要有两种：
（1）全药学人员；
（2）药学人员和护理人员相结合。
每种模式没有绝对的优劣，跟 PIVAS 整体的管理水平和方式直接相关。

21. 目前 PIVAS 服务模式有几种？

从服务模式上主要有六种：
（1）从服务对象上主要有两种：住院和门诊患者服务；
（2）从医嘱形式上主要有两种：长期医嘱或临时医嘱；
（3）从服务区域上主要有两种：全院集中或片区调配；
（4）从药品类别上主要有两种：只调配肠外营养、危害药品或全部静脉用药；
（5）从工作流程上主要有三种：单处方调配、按科室按品种调配和全院按品种集中调配；
（6）从调配时间上主要有两种：全时段或白天时段。

22. PIVAS 的主要工作任务、工作特点和工作性质有哪些？

PIVAS 的工作任务是药学人员和护理人员在洁净环境下按照无菌操作要求，对肠外营养液、危害药品、抗生素和其他静脉用药进行集中调配。

PIVAS 的工作特点是在技术定位上属于药品调剂，不属于医院制剂；在设计定位上属于无菌调配操作工艺，不属于 GMP 工艺流程。

PIVAS 的工作性质是高风险、高强度、高压力。

23. PIVAS 高风险、高强度、高压力工作下，对工作人员常见的不良影响有哪些?

PIVAS 高风险、高强度、高压力的工作性质下易导致常见的不良影响有：职业暴露、负重伤、机械损伤、心理影响等。

24. PIVAS 工作人员产生负重伤的原因有哪些?

负重伤是指工作人员由于职业关系经常需要搬动重物，当身体负重过大或用力不合理时所导致的肌肉、骨骼或关节的损伤。负重伤的原因包括：

（1）工作强度大：工作人员工作强度大，使身体负荷过重、用力不合理或不当及长时间站立工作，均可使腰部受损，导致职业性腰背痛、腰椎间盘突出症或下肢静脉曲张等负重伤的发生；

（2）长期蓄积性损伤：损伤是工作人员发生腰椎间盘突出症的常见病因，长期蓄积性损伤是其重要的诱发因素。工作人员在进行操作过程中，弯腰、扭转动作较多，对腰部损伤较大。长期蓄积性损伤可导致腰部负荷进一步加重。另外，急性腰部扭伤也容易引发腰椎间盘突出症。

25. 静脉用药调配中心工作流程是什么?

临床医师开具静脉输液治疗处方或用药医嘱→用药医嘱信息传递→PIVAS工作站接收→药师审核→打印输液标签→摆药→贴签核对→混合调配→输液成品核对→输液成品包装→分病区放置于密闭容器中、加锁或封条→由工人送至病区→病区药疗护士开锁（或开封）核对签收→给患者用药前护士应当再次与病历用药医嘱核对→给患者静脉输注用药（图 1-1）。

26. 国内 PIVAS 调剂与医院药房调剂服务的区别是什么?

PIVAS 调剂是依据卫办医政发（2010）62 号《静脉用药集中调配质量管理规范》的文件精神，可诠释为医疗机构（含预防保健机构）的药师通过现代信息平台与智慧技术，依据药物治疗学原理对医师处方或用药医嘱审核其合理性，对合理用药医嘱遵循临床静脉药物治疗与护理要求，结合静脉用药集中调配工作流程安排实施计划。由经岗位规范化培训考核合格的药学和护理专业人员，在洁净环境下按标准操作规程实施加药混合调配；药师按成品输液核对岗位操作规程核对无误后打包装箱，送临床供直接静脉输注使用的成品输液；并对输液的安全性与有效性进行指导跟踪服务与质量控制的全过程，是医院药学较新的工作内容与临床药学服务的延伸。

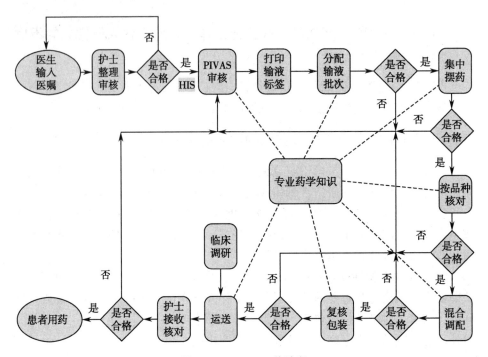

图1-1 PIVAS 工作流程

医院药房调剂服务按照（中华人民共和国卫生部令（第53号））《处方管理办法》相关规定，是指自接受处方或用药医嘱到交付药品的全过程，大致分为收方、审核、调配、核对、发药和用药指导等几个环节。其中负责处方或用药医嘱的审核、评估、核对、发药和安全用药指导等工作需取得药师及以上专业技术职务任职资格的人员承担；而调配通常理解为对审核、评估合格的医师处方按操作规程选取药品、计数数量、写（贴）标签、装药袋、包装药品等过程。

27. PIVAS 的调配间与临床治疗室的区别是什么？

PIVAS 调配间与临床治疗室区别，见表1-1。

表1-1 PIVAS 调配间与临床治疗室区别

区分类别	临床治疗室	PIVAS 调配环境
洁净级别	开放环境，无洁净级别要求	密闭环境，调配间万级净化，操作台局部百级
设备设施	治疗（桌）	生物安全柜、水平层流洁净台

续表

区分类别	临床治疗室	PIVAS调配环境
通风系统	普通舒适性空调	普通药物及肠外营养调配间采用送回风系统、抗生素类及危害药品调配间采用送排风系统
职业防护	口罩、帽子、手套、隔离衣	口罩、帽子、手套、洁净隔离服、护目镜、生物安全柜、水平层流洁净台、危害药品大/小量溢出包等
工作流程	医生处方-护士调配-护士给药	医生处方-药师多次审核-调配-护士给药

28. PIVAS工作人员的组成以及承担的主要工作是什么?

PIVAS工作人员的组成应该包括:PIVAS负责人、药学人员、护理人员、工勤人员等。

PIVAS负责人:主要负责PIVAS行政和统筹管理工作;

药学人员:主要负责医嘱审核、摆药、贴签核对、复核包装工作等;

护理人员:主要负责混合调配工作、感染控制、耗材管理、临床沟通等;

工勤人员:负责区域卫生及运送工作等。

29. PIVAS的建立是否会导致药品调配差错更加集中、危害程度更加严重?

PIVAS在流程设计、环境保障、标准操作规程、信息化系统、规章制度等一系列保障的前提下,会大大降低药品调配差错,同时提高患者用药的安全性。

如果各环节未严格按照标准进行操作,则会导致差错更加集中、危害程度更加严重。

第二章

PIVAS 验收基础知识问答

第一节　PIVAS 验收标准

30. PIVAS 建成即可正式投入使用吗？

PIVAS 建成后是不能立即正式投入使用的，必须经过当地卫生行政部门审核、验收、批准，达到国家《静脉用药集中调配质量管理规范》要求的才可正式投入使用。

31. PIVAS 验收有标准吗？

PIVAS 的验收是有标准的，一般由省卫生计生行政部门制订验收标准，可向当地省卫生计生行政部门咨询。

32. PIVAS 主要验收的项目有哪些？

依据《静脉用药集中调配质量管理规范》，主要的验收项目包括：
（1）人员基本要求；
（2）房屋、设施和布局基本要求；
（3）仪器和设备基本要求；
（4）药品、耗材和物料基本要求；
（5）规章制度基本要求；
（6）卫生与消毒基本要求；
（7）用药医嘱信息系统基本要求；
（8）静脉用药集中调配制订相关规章制度与规范，全过程进行规范化质量管理。
具体标准的细节各地会根据当地实际情况适当作出调整。

33. PIVAS 验收前要做哪些准备工作？

认真学习《静脉用药集中调配质量管理规范》和《静脉用药集中调配

操作规程》，结合本单位实际情况，按照《医疗机构静脉用药调配中心（室）验收标准》（由各省级卫生行政部门制订）要求逐条对照进行自查自纠。按上级卫生计生行政部门的要求在规定时间内提出审核验收申请和相应的资料准备。

34. 验收前需要进行预评估审核吗？

需要。验收前需要根据验收评审细则进行预评估审核。

35. 预评估审核的主要内容包括哪些？

（1）房屋和布局基本要求；
（2）空调净化、设施设备基本要求；
（3）药品、物料贮存基本要求。

36. 正式验收申报的自查报告包括哪几个方面的内容？

正式验收申报的自查报告至少包括：医疗机构的基本情况、静脉用药调配中心（室）的基本情况、人员资质、建筑面积、周围环境、基础设施、调配工作量、自查发现的问题及整改情况。

37. 目前全国已有相当一部分医院建成 PIVAS 并已开展工作多年，可否在验收工作中按新、旧 PIVAS 划分，采取不同的验收标准？

不可以。除非在验收标准中特别提到的条款，PIVAS 验收必须严格按照验收标准进行审核与评估。

38. 验收标准分为几个级别？如何衡量？

验收标准一般只有合格与不合格，以各省、市、自治区验收细则的评分标准为依据。

39. PIVAS 验收都采用哪些方式进行？

PIVAS 验收时一般采取查阅文件资料、现场检查、动态检查、会议与工作记录检查，询问药学技术人员及相关人员等方法进行判断评分。

40. PIVAS 验收要求建立健全哪些基本的规章制度、操作规程和岗位职责？

（1）规章制度
静脉用药调配中心（PIVAS）基本工作制度；

质量管理制度；

药师参与临床静脉用药管理制度；

处方审核制度；

摆药贴签核对工作制度；

静脉用药调配工作制度；

成品输液发放管理制度；

清场工作制度；

废弃物处置管理制度；

文件管理制度；

清洁卫生工作制度；

安全与环保工作制度；

人员培训及考核制度；

静脉用药调配中心（PIVAS）交接班制度；

静脉用药调配中心（PIVAS）药品管理制度；

静脉用药调配中心（PIVAS）网络系统管理制度；

静脉用药调配中心（PIVAS）意外事件的紧急处理预案制度；

一次性无菌医疗用品管理制度等。

（2）操作规程

无菌技术操作规程；

危害药品调配操作规程；

全静脉营养液调配操作规程；

抗菌药物溶液调配操作规程；

静脉药物无菌调配操作规程；

处方的接受和审核操作规程；

摆药和准备操作规程；

贴签核对摆药与核对操作规程；

输液成品核对操作规程；

成品输液包装和分送操作规程；

药品领用操作规程；

洁净工作台使用操作规程；

生物安全柜使用操作规程；

洁净区清洁操作规程；

人员消毒、更衣操作规程；

空气检测操作规程；

初、中效过滤器使用维护操作规程。

（3）岗位职责

静脉用药调配中心负责人岗位职责；

静脉用药调配中心组长岗位职责；

药师参与临床静脉用药岗位职责；

处方审核岗位职责；

摆药贴签核对岗位职责；

静脉用药调配岗位职责；

成品核对岗位职责；

成品包装岗位职责；

成品运送岗位职责；

配送岗位职责；

二级库管理岗位职责。

41. PIVAS 验收对人员的要求有哪些？

（1）静脉用药调配中心（室）负责人，应当具有药学专业本科以上学历，本专业中级以上专业技术职务任职资格，有较丰富的实际工作经验，责任心强，有一定管理能力；

（2）负责静脉用药医嘱审核的人员，应当具有药学专业本科以上学历、5年以上临床用药或调剂工作经验、药师及以上专业技术职务任职资格；

（3）负责摆药、混合调配、成品输液核对的人员，应当具有药士及以上专业技术职务任职资格。

42. PIVAS 验收对硬件的要求有哪些？

（1）静脉用药调配中心（室）建设位置和环境要求；

（2）静脉调配房间布局要求；

（3）静脉调配室内设计要求；

（4）静脉用药调配中心（室）配备相应的仪器和设备；

（5）建设方资质要求。

43. PIVAS 验收标准中对卫生和消毒有哪些基本要求？

（1）静脉用药调配中心（室）应当制订卫生管理制度、清洁消毒程序；

（2）各功能室内存放的物品应当与其工作性质相符合；

（3）洁净区应当每天清洁消毒，其清洁卫生工具不得与其他功能室混用；

（4）清洁工具的洗涤方法和存放地点应当有明确的规定；

（5）选用的消毒剂不会对设备、药品、成品输液和环境产生污染；

（6）定时检测洁净区空气中的菌落数，并有记录；

（7）进入洁净区域的人员数应当严格控制；

（8）洁净区应当定期检查、更换空气过滤器。进行有可能影响空气洁净度的各项维修后，应当经检测验证达到符合洁净级别标准后方可再次投入使用。

44. PIVAS 验收标准中对信息化管理有哪些基本要求？

（1）应建立信息支持系统；

（2）电子处方或用药医嘱信息系统应当建立信息安全保密制度；

（3）工作人员采用身份标识登录电子处方系统完成各项记录等操作并予确认后，系统应当显示工作人员姓名；

（4）应建立合理用药支持系统，输液标签上应提供相应药学服务；

（5）建立信息绩效管理，信息系统支持全医嘱审核系统及全程追溯。

45. PIVAS 验收标准中对质量管理有哪些基本要求？

（1）医嘱审核：①医师应当按照《处方管理办法》有关规定开具静脉用药医嘱；药师应当按《处方管理办法》《静脉用药集中调配质量管理规范》和《电子病历基本规范（试行）》的相关要求审核用药医嘱是否规范、适宜，确保用药适当性及正确性，关注特殊人群用药情况。对有问题的医嘱进行有效干预，及时与医生沟通并有成效记录；②有专职药学人员为临床提供用药咨询，有咨询记录，并对临床常见问题展开合理用药宣传；③有促进临床合理用药持续改进的措施，有专人负责对防范差错工作进行系统检验，对临床不合理用药进行干预效果分析及点评，体现多环节防范与持续改进效果；④对重点关注患者进行全医嘱审核。

（2）工作流程：①建立基本流程岗位：医嘱审核、摆药、贴签核对、输液混合调配、成品输液复核包装运送、病区复核；②完成输液调配应及时填写清场清洁消毒记录；③混合调配好的成品输液由药师以上专业技术人员检查质量，合格并签字（含电子签名）；④每道工序完成后，工作人员应当按操作规程的规定，填写各项记录，内容真实可追溯；⑤有差错登记、报告的制度，并有相关记录；⑥在 PIVAS 内发生调配错误的输液，或成品输液出现质量问题都应重新调配，并有记录；⑦PIVAS 调配的成品输液在临床使用过程中如出现输液反应，药品不良反应，应及时查明原因并及时采取相应处置措施，做好记录，有差错分析制度和改进措施，定期进行差错防范培训；⑧按照药品性质进行区分摆药，危害药品应有独立包装并有醒目标识，危害药品、肠外营养液和非整支（瓶）用量药品实施双人核对。

46. PIVAS 验收标准中对耗材、物料达到验收标准的基本要求是什么?

（1）PIVAS 耗材和物料应当按规定由医疗机构相关部门统一采购，应当符合相关规定；

（2）耗材和物料按其性质与贮存条件要求分类定位存放，不得堆放在过道或洁净区内；

（3）建立医用耗材、物料的有效期管理制度，超过有效期的医用耗材和物料不得使用，有耗材物料管理制度及相关记录；

（4）耗材和物料领用量应与调配规模需用量相符，应定期抽查耗材质量和贮存条件并有记录；

（5）具有相关医疗废物交接记录。

47. 验收标准中一票否决项都有什么?

综合各省医疗机构静脉用药调配中心（室）验收标准中的否决项，一般包括以下 10 项：

（1）负责静脉用药医嘱或处方适宜性审核的人员，应当具有药学专业本科及以上学历、5 年以上临床用药或调剂工作经验、药师及以上专业技术职务任职资格；

（2）设置地点应远离各种污染源，禁止设置于地下室或半地下室，周围的环境、路面、植被等不会对静脉用药调配过程造成污染；

（3）静脉用药调配中心（室）应当配备百级生物安全柜，供抗生素类和危害药品静脉用药调配使用，设置营养药品调配间，配备百级水平层流洁净台，供肠外营养液和普通输液静脉用药调配使用；

（4）静脉用药调配中心（室）洁净区的洁净标准应当符合国家相关规定，经法定检测部门检测合格后方可投入使用，各功能室的洁净级别要求（具体要求见附件）：①一次更衣室、洗衣洁具间为十万级；②二次更衣室、加药混合调配操作间为万级；③水平层流洁净台为局部百级。

（5）其他功能室应当作为非洁净控制区加强管理，禁止非本室人员进出。洁净区应当持续送入新风，并维持正压差；抗生素类、危害药品静脉用药调配的洁净区和二次更衣室之间应当呈 5～10Pa 负压差；

（6）静脉用药调配中心（室）应当将抗生素类药物与危害药品和肠外营养液药物与普通静脉用药的调配分开。需分别建立两套独立的送、排（回）风系统；

（7）淋浴室及卫生间应当在中心（室）外单独设置，不得设置在静脉用药调配中心（室）内，生活区与工作区之间应有缓冲，有避免污染的设施；

（8）静脉用药调配中心（室）应当建立健全各项管理制度、人员岗位职责和标准操作规程；

（9）医师应当按照《处方管理办法》有关规定开具静脉用药处方或医嘱，药师应当按《处方管理办法》有关规定和《静脉用药集中调配操作规程》，审核用药医嘱所列静脉用药混合配伍的合理性、相容性和稳定性，对不合理用药应当与医师沟通，提出调整建议，对于用药错误或不能保证成品输液质量的处方或用药医嘱，药师有权拒绝调配，并做记录与签名；

（10）洁净区内至少每月检查一次、确认各种设备和工作条件是否处于正常工作状态，并有记录，每年至少检测一次净化设施风速、检查一次空气中的尘埃粒子数，每月检查沉降菌落数，并有记录。

48. 验收标准中对人员健康检查有何要求？

与静脉用药调配工作相关的人员，每年至少进行一次健康检查，建立健康档案。对患有传染病或者其他可能污染药品的疾病，或患有精神疾病等其他不宜从事药品调剂工作的，应当调离工作岗位。

第二节 PIVAS 验收流程

49. 哪些部门负责 PIVAS 验收工作？

由县级和设区的市级卫生行政部门核发《医疗机构执业许可证》的医疗机构，设置静脉用药调配中心（室）应当通过设区的市级卫生计生行政部门审核、验收、批准，报省级卫生计生行政部门备案；由省级卫生计生行政部门核发《医疗机构执业许可证》的医疗机构，设置静脉用药调配中心（室）应当通过省级卫生计生行政部门审核、验收、批准。

50. PIVAS 的验收流程有哪些？

开展或即将开展静脉用药集中调配工作的医疗机构向当地卫生计生行政部门提出审核验收申请→卫生计生行政部门收到验收申请后，在既定的工作日内完成资料审核→对审核通过的再组织专家进行现场验收→经验收合格，同意设置静脉用药调配中心（室）的，在卫生行政部门网站公示后，在省卫生行政部门备案或核发《××省医疗机构静脉用药调配中心（室）合格证》。

51. PIVAS 工程建设完成后，可以由医院自行完成净化工程检测吗？

不可以。净化工程检测应由法定检测部门进行检测并出具证明。

52. PIVAS 申请验收时，需要向卫生行政部门提交哪些资料？

审核验收申请表、自查表、自查报告；建设方资质证明；医疗机构总平面布局图及本中心（室）所在位置、静脉用药调配中心（室）设计图全套、静脉用药调配中心（室）的工艺流程图和输液成品质量标准；主要设备目录、检测仪器目录；最近一次检测技术数据、记录与报告；静脉用药调配中心（室）管理制度、工作规章、质量保障等文件。

53. 接到申请的卫生行政部门在多少个工作日内完成审查工作？

接到申请的卫生行政部门在 30 个工作日内完成资料审核工作。

54. 验收是否是强制性的？如果验收不通过，是否需要停业整改？还是不停业限期整改？

是。根据《静脉用药集中调配质量管理规范》要求，建立静脉用药调配中心（室）审核验收制度，实行准入式规范管理，保障患者用药安全。如果验收中达不到合格标准必须要停业整改。

55. 验收合格后，需要多久复审一次？还是终身有效？

验收合格后，核发《静脉用药调配中心（室）合格证》。其有效期全国各省市不尽相同，一般为 5 年，具体情况要向当地卫生行政部门咨询。医疗机构应当在有效期届满前 6 个月按照原申请程序提出再次审核、验收申请。

56. 对于新开展工作的 PIVAS，工作量不大时，每年也要由具有资质的第三方检测净化设施并出具报告书吗？

是的。洁净区应当定期检查、更换空气过滤器，经法定检测部门检测合格后方可投入使用，与工作量无关。

57. 净化区是否需要定期验审？验审的项目包括哪些？

需要。《静脉用药集中调配质量管理规范》中要求：洁净区应当定期更换空气过滤器。进行有可能影响空气洁净度的各项维修后，应当经检测验证达到符合洁净级别标准后方可再次投入使用。具体应根据当地卫生行政部门的要求。

验收项目主要包括：温度、相对湿度、风速及换气次数、悬浮粒子数量、沉降菌数量、静压差和照度。

第三章

PIVAS 规范术语解读

第一节　PIVAS 术语

58. 静脉用药集中调配

指医疗机构（含预防保健机构）药学部门根据医师处方或用药医嘱，经药师审核其合理性，由药学专业和经过药学专业知识培训的护理技术人员按照无菌操作要求，在洁净环境下对静脉用药物进行集中调配，使其成为可供临床直接静脉输注使用的成品输液操作过程，静脉用药集中调配是药品调剂的一部分。

59. 静脉用药调配中心

是指医疗机构中有依据药物特性设计的操作环境，按照静脉用药调配的要求，在药学部门的统一管理下，由受过培训的药学和护理技术人员，严格按照操作程序，进行包括肠外营养液、危害药品和抗生素等静脉用药的调配，为临床提供合格的成品输液和药学服务的功能部门。

60. PIVAS 验收

当地卫生行政部门对建立的医疗机构静脉用药调配中心（室）是否达到国家《静脉用药集中调配质量管理规范》要求的审核、验收、批准过程为 PIVAS 的验收。

61. 静脉药物治疗

将有治疗和营养支持作用的药物，如电解质、抗生素、危害药品、血液制品、中药注射剂、营养药物等通过静脉给药，使疾病得以缓解、好转或痊愈。

62. 注射剂

系指药物与适宜的溶剂或分散介质制成的供注入人体内的溶液、乳状液或混悬液及供临用前配成溶液或混悬液的粉末或浓溶液的无菌制剂。注射剂的给药途径包括静脉注射、肌内注射、皮下注射、皮内注射、脊椎腔注射、穴位注射、腹腔注射、关节腔注射等。近年来一些抗肿瘤药物采用动脉内注入，直接进入靶组织，提高了药物疗效。

63. 输液剂

又称大容量注射剂，是指由静脉滴注输入体内的注射液，注射量从 50ml 至数千毫升。通常包装在玻璃或塑料的输液瓶或袋中，不含防腐剂或抑菌剂。使用时通过输液器调整滴注速度，持续而稳定地进入静脉，以补充体液、电解质、提供营养物质或治疗药物。

64. 成品输液

按照医师处方或用药医嘱，经药师适宜性审核，通过无菌操作技术将一种或数种静脉用药品进行混合调配，可供临床直接静脉输注使用的药液为成品输液。

65. 输液标签

依据医师处方或用药医嘱经药师适宜性审核后生成的标签，其内容应当符合《处方管理办法》有关规定：应当有患者与病区基本信息、医师用药医嘱信息、其他特殊注意事项以及静脉用药调配各岗位操作人员的信息等。

66. 无菌操作技术

在医疗、护理操作过程中，保持无菌物品、无菌区域不被污染、防止病原微生物侵入人体的一系列操作技术。

67. 交叉调配

系指在同一操作台面上由同一人同时进行两组（袋、瓶）或两组以上静脉用药混合调配的操作流程。

68. 清场

每次生产结束后应当进行清场，确保设备和工作场所没有遗留与本次生产有关的物料、产品和文件。下次生产开始前，应当对前次清场情况进行确认。

69. 清洁

是指通过除去尘埃和一切污垢以去除和减少微生物数量的过程。

70. 消毒

是指用物理或化学方法清除或杀灭除芽孢以外的所有病原微生物，使其数量减少到无害程度的过程。

71. 灭菌

是指将物体上的所有微生物包括细菌和芽孢全部杀灭或除去的过程。

72. 手卫生

为医务人员洗手、卫生手消毒和外科手消毒的总称。

73. 洗手

医务人员用肥皂（皂液）和流动水洗手，去除手部皮肤污垢、碎屑和部分致病菌的过程。

74. 卫生手消毒

医务人员用速干手消毒剂揉搓双手，以减少手部暂居菌的过程。

75. 外科手消毒

外科手术前医务人员用肥皂（皂液）和流动水洗手，再用手消毒剂清除或者杀灭手部暂居菌和减少常居菌的过程。使用的手消毒剂可具有持续抗菌活性。

76. 医疗废物

是指医疗卫生机构在医疗、预防、保健以及其他相关活动中产生的具有直接或者间接感染性、毒性以及其他危害性的废物。

77. 洁净区

根据洁净厂房设计规范 GB 50073-2013 的定义，洁净区是指空气悬浮粒子浓度受控的限定空间。它的建造和使用应减少空间内诱入、产生及滞留粒子。空间内其他有关参数如温度、湿度、压力等按要求进行控制。洁净区可以开放式或封闭式。需要对环境中尘粒与微生物数量进行控制的房间，其建筑结构、装备及其使用应当能够减少该区域内污染物的引入、产生和滞留。

《静脉用药集中调配质量管理规范》规定，PIVAS 中的洁净区应包括一更、二更、普通药物及肠外营养液调配间和抗生素类及危害药品调配间。

78. 非洁净控制区

除一更、二更、洗衣洁具间和调配间以外，其他用于实现静脉用药调配中心运行的组成功能区域，包括但不限于以下区域：普通更衣区（间）、审方打印区（间）、药品二级库房（常温区、阴凉区、冷藏区）、脱药品包区（间）、摆药准备区（间）、成品核对区（间）、耗材存放区（间）、普通清洗区（间）、净化空调机房、会议培训区等。

非洁净控制区应控制人员流动、控制未更换外衣、鞋帽的人员进入，控制与静脉用药调配中心以外区域空气对流，控制尘埃。除药品库房和净化空调机房外，本中心以外人员未经批准不得进入上述非洁净控制区。

79. 洁净度

洁净度指洁净空气中空气含尘（包括微生物）量多少的程度。

80. 洁净间（室）

洁净间（室）又称为无尘室或清净室。洁净室是指将一定空间范围内空气中的微粒、有害空气、细菌等污染物排除，并将室内的温度、洁净度、室内压力、气流速度与气流分布、噪音振动及照明、静电等控制在一定范围内而特别设计的房间。

81. 空气净化

空气净化是指针对室内的各种环境问题提供杀菌消毒、降尘除霾、祛除有害残留以及异味等整体解决方案。

82. 初效过滤器

适用于空调系统的初级过滤，主要用于过滤和阻挡空气中的较大微粒，如树叶、飞虫等。

83. 中效过滤器

用于中央空调通风系统中级过滤，捕集 $1\sim5\mu m$ 的颗粒灰尘及各种悬浮物。

84. 高效过滤器

在额定风量下，对粒径 $\geq0.3\mu m$ 粒子的捕集效率在 99.9% 以上的空气过滤器。

85. 送回风系统

静脉用药调配中心中送回风系统是指空调系统的空气循环方式，即新风送入洁净间后，确保不少于30%的空气排出到室外，另外70%的空气循环使用，同时空调系统补充等量新风。

86. 送排风系统

静脉用药调配中心中送排风系统是指空调系统的空气循环方式，又叫全新风系统。即新风送入洁净间后，100%的空气排出到室外，新风全部从室外采集，补充进入净化空调系统。

87. 开放窗口

工作台面上的无菌物品或调配操作时的关键部位需保证第一洁净的空气从其流过。

88. 普通药物及肠外营养液调配间

配备百级水平层流台用于调配普通药物及肠外营养液的洁净区域，净化级别为1万级。

89. 抗生素类和危害药品调配间

配备百级生物安全柜用于调配抗生素类和危害药品的洁净区域，净化级别为1万级。

90. 一更

静脉用药调配中心洁净间一次更衣室，是与非洁净区相连，主要用于换鞋、洗手，为进入二更做准备的区域，净化级别为10万级。

91. 二更

静脉用药调配中心洁净间二次更衣室，是与一更和调配间相连，主要用于戴口罩、更换净化服、戴净化手套，为进入调配间做准备的区域，净化级别为1万级。

92. 洗衣洁具间

通常在一更中设置洗衣洁具区域或相邻的独立的洗衣洁具间，是用于放置洁净间中使用的洁净服、抹布、拖把等物品的区域，其净化级别为10万级。

93. 传递窗（门）

用于药品和输液的传递，主要功能是实现物品传送的同时阻断相邻空间空气的对流。静脉用药调配中心内传递窗（门）通常有：进物传递窗与出物传递窗（门）。

94. 生物安全柜

生物安全柜是为操作原代培养物、菌毒株以及诊断性标本等具有感染性的实验材料时，用来保护操作者本人、实验室环境以及实验材料，使其避免暴露于上述操作过程中可能产生的感染性气溶胶和溅出物而设计的。在 PIVAS 中，主要用来调配抗生素类药物和危害药品。

95. 水平层流洁净台

水平层流洁净台是一种采用净化原理，使操作区的空气得到净化的设备。是改善环境污染，提高产品质量的重要措施之一。该设备广泛应用于生物制药，生物化学环境监测及电子仪器仪表等行业。在 PIVAS 中，主要用来调配普通药品和肠外营养液。

96. 普通更衣区（间）

用于更换静脉用药调配中心专用的工作鞋、工作服的区域，应设置洗手池。

97. 审方打印区（间）

用于静脉用药调配中心接收和审核病区医嘱，并安排调配批次和标签打印工作区域。

98. 药品二级库房

用于静脉用药调配中心输液和针剂药品的储存区域，应包含常温区、阴凉区、冷藏区。

99. 脱包区（间）

用于脱去药品或耗材外包装的工作区域。

100. 摆药准备区（间）

用于摆放已拆除外包装的药品，并对需要调配的药物进行准备的区域。

101. 成品核对区（间）

用于完成调配结束药品的核对和打包工作的区域。

102. 耗材存放区（间）

用于存放静脉用药调配中心中使用的常用耗材的区域。

103. 普通清洗区（间）

主要用于清洗用于辅助工作区的篮筐、抹布、拖把等的物品的区域。

104. 净化空调机房

用于放置洁净区域空气处理机组和空调内机组的区域。

105. 会议培训区

静脉用药调配中心用于会议、人员休息、培训等的区域。

第二节　PIVAS 与临床术语

106. 医嘱

指医师在医疗活动中为诊治患者下达的医学指令，包括医嘱内容及医嘱起始和停止时间。

107. 长期医嘱

指自医师开写医嘱起，至医嘱停止，有效时间在 24 小时以上的医嘱。

108. 临时医嘱

有效时间在 24 小时以内，应在短时间内执行，有的需立即执行（st）通常只执行一次，有的需在限定时间内执行，如会诊、手术、检查、X 线摄片及各项特殊检查等。另外，出院、转科、死亡等也列入临时医嘱。

109. 长期备用医嘱

即 PRN 医嘱，指有效时间在 24 小时以上，需由医师注明停止时间后方为失效。

110. 临时备用医嘱

指自医生开写医嘱起 12 小时内有效，必要时用，过期未执行则失效。

111. 口头医嘱

一般情况下不执行口头医嘱，在抢救或手术过程中医生下达口头医嘱时，执行护士应先复诵一遍，双方确认无误方可执行，事后应及时据实补写医嘱。

112. 处方审核

是指医师开具的用药医嘱或处方通过医院信息系统（HIS）发送至静脉用药调配中心，处方审核岗位的药师对药品的选择、药品名称、规格、用法、用量、药品相互作用、配伍禁忌以及选用的溶媒、载体的适宜性、相容性等进行适宜性审核，以保证患者用药安全的药学技术服务过程。

113. 药品未注册用法

药品未注册用法（unlabeled uses，off-label uses，out-of label usage or outside of labeling），是指药品使用的适应证、给药方法或剂量不在药品监督管理部门批准的说明书之内的用法。药品未注册用法的具体含义包括给药剂量、适应人群、适应证或给药途径等与药品说明书不同的用法。习惯称为超说明书用药或药品说明书之外的用法。

114. 非整支（瓶）用量药品

是指输液用量不是整袋或者所加药品不是整支或整瓶的情形。

115. 输液反应

静脉输液时由热原、药物、杂质、药液温度过低、药液温度过高及输液速度过快等因素引起的反应。临床表现主要为寒战，面部和四肢发绀，继而发热，体温可达 41～42℃。可伴恶心、呕吐、头痛、头昏、烦躁不安、谵妄等，严重者可有昏迷、血压下降，出现休克和呼吸衰竭等症状而导致死亡。

116. 热原反应

静脉输液时由致热原引起的发热反应。与致热原的量、输液速度、污染程度等有关。临床表现为发冷、寒战、面部和四肢发绀，继而发热，体温可达 40℃左右；可伴恶心、呕吐、头痛、头昏、烦躁不安、谵妄等，严重者可有昏迷、血压下降、出现休克和呼吸衰竭等症状而导致死亡。

117. 药品不良反应

指合格药品在正常用法用量下出现的与用药目的无关的有害反应。

118. 过敏反应

过敏反应又称变态反应，是致敏患者对某种药物的特殊反应。药物或药物在体内的代谢产物作为抗原，与机体特异抗体反应或激发致敏淋巴细胞，而造成组织损伤或生理功能紊乱。

119. 毒性反应

是指在剂量过大或药物在体内蓄积过多时发生的危害反应，一般比较严重。毒性反应一般是可以预知的，应该避免发生。包括急性毒性和慢性毒性，致癌、致畸和致突变反应属于慢性毒性范畴。

120. 药物渗出

静脉输液过程中，非腐蚀性药液进入静脉管腔以外的周围组织。

121. 药物外渗

静脉输液过程中，腐蚀性药液进入静脉管腔以外的周围组织。

122. 药物外溢

在药物调配及使用过程中，药物意外溢出暴露于环境中，如皮肤表面、台面、地面等。

123. 气溶胶

系由固体或液体小质点分散并悬浮在气体介质中形成的胶体分散体系，又称气体分散体系。其分散相为固体或液体小质点，其大小为 $0.001 \sim 100\,\mu m$，分散介质为气体。

124. 危害药品

即指能产生职业暴露危险或者危害的药品，即具有遗传毒性、致癌性、致畸性，或对生育有损害以及在低剂量下可产生严重的器官或其他方面毒性的药品，包括肿瘤化疗药品和细胞毒性药品。

125. 现用现配药品

现用现配药品是指说明书中要求现用现配、即用即配、调配后立即使用、新鲜调配等用法的药品。

126. 抗菌药物

抗菌药物是指治疗细菌、支原体、衣原体、立克次体、螺旋体、真菌等病原微生物所致感染性疾病病原的药物，不包括治疗结核病、寄生虫病和各种病毒所致感染性疾病的药物以及具有抗菌作用的中药制剂。

127. 抗生素

是由各种微生物（包括细菌、真菌、放线菌属）产生的代谢产物，低浓度时能杀灭或抑制其他微生物的物质。抗生素包括天然抗生素和人工半合成抗生素两类，前者由微生物产生，后者是对天然抗生素进行结构改造而获得的半合成产品。

128. 肠外营养

肠外营养是指为无法经胃肠道摄取营养物或摄取的营养物无法满足自身代谢需要的患者，经静脉提供包括氨基酸、脂肪、糖类、维生素及矿物质在内的营养素，以抑制分解代谢、促进合成代谢并维持功能蛋白的功能。

129. 全营养混合液

全营养混合液由碳水化合物、脂肪乳剂、氨基酸、水、维生素、电解质及微量元素等基本营养素组成，以提供患者每日所需的能量及各种营养物质，维持机体正常代谢，改善其营养状况。临床上在实施肠外营养支持时，为使输入的营养物质在体内获得更好的代谢、利用，宜将各种营养剂混合后输注，尤其是氨基酸应和能源物质同时输入体内，以利于前者合成蛋白质，避免作为供能物质。

130. 化疗药物

系指对病原微生物（细菌、螺旋体、衣原体、支原体、立克次体、真菌、病毒等）、寄生虫、恶性肿瘤所致疾病的治疗药物，简称化疗药。

化疗药物根据病原体的不同，分为三类：主要包括抗微生物药、抗寄生虫药物和抗恶性肿瘤药物。

131. 药物相互作用

药物相互作用（drug interaction）是指两种或两种以上药物同时或先后序贯应用时，药物之间的相互影响和干扰可改变药物的体内过程及机体对药物的反应性，从而使药物的药理效应或毒性发生变化。

132. 药物的配伍禁忌

配伍禁忌，是指两种或两种以上药物混合使用或药物制成制剂时，发生体外的相互作用，出现使药物中和、水解、破坏失效等理化反应，这时可能发生混浊、沉淀、产生气体及变色等外观异常的现象。有些药品配伍使药物的治疗作用减弱，导致治疗失败；有些药品配伍使副作用或毒性增强，引起严重不良反应；还有些药品配伍使治疗作用过度增强，超出了机体所能耐受的能力，也可引起不良反应，乃至危害患者等。

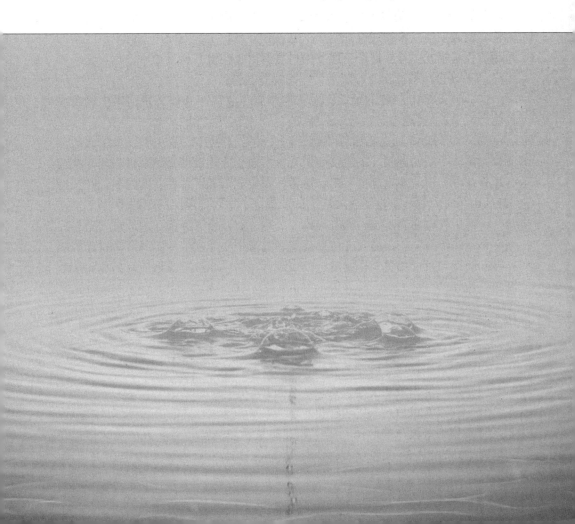

第二篇

PIVAS 建设

第四章

PIVAS 建设基础知识问答

第一节　PIVAS 建设前准备工作

133. 建立 PIVAS 前需要做哪些调研、反馈工作？

对准备建立 PIVAS 的医院，调研工作主要包括：

（1）应分析本院目前输液及静脉药品的使用情况、处方习惯、收费发放流程以及医院信息系统建设现状等信息。在此基础上，与使用方讨论建立新的适用流程与模式，并根据准备服务的科室调研工作量与科室输液输注习惯，以指导 PIVAS 设计的面积及开展后工作的统筹安排；

（2）对 PIVAS 拟建的场地需要实地调研，应符合《静脉用药集中调配质量管理规范》，实地考察物流配送能力；

（3）当 PIVAS 面向临床等待运行时，确定试运行科室并进行多层面的调研，与临床一线的医师、护士就问题充分沟通，并积极地采纳来自临床一线的合理化建议，拟定规章制度、工作流程、岗位职责和汇总存在的问题，在坚持《静脉用药集中调配质量管理规范》的前提下，尽可能满足临床的需求。

反馈工作应在医院统一部署安排下进行，召开由医务部、护理部、感染控制办公室、信息中心、绩效考核办公室、物流中心等参加的协调会，讨论解决存在的问题和通过相关工作制度、工作流程、岗位职责、质量控制标准和绩效考核条例等。

134. 设计一个合理的 PIVAS 需要做哪些准备工作？

（1）明确 PIVAS 服务对象；

（2）输液用量信息收集与分析；

（3）场地勘察及相关建设资料的分析；

（4）使用需求信息收集与评价；

（5）仔细研读《静脉用药集中调配质量管理规范》等相关法规文件，并到运营良好的 PIVAS 交流学习；

（6）医院选择的设计及建设单位应有丰富的 PIVAS 设计建设经验。

135. 医院应组织哪些部门或单位参与 PIVAS 的规划设计和实施建设？

（1）医院内部：院领导、药学部、护理部、医务处、基建科、信息科、设备科、感染控制科等；

（2）医院外部：建筑设计院、PIVAS 设计单位和 PIVAS 施工单位等。

136. 药学部门是否应参与 PIVAS 的设计，其原因和意义是什么？

是。药学部门作为 PIVAS 的管理者，应结合 PIVAS 的工作流程、工作特点和实际需求等因素，参与 PIVAS 的设计工作，这对成功建立 PIVAS 十分重要。原因是《静脉用药集中调配质量管理规范》第十项"静脉用药调配中心（室）由医疗机构药学部门统一管理"及第三项"人员基本要求"中规定 PIVAS 负责人、处方审核、摆药、调配、成品输液核对等岗位都是药学人员担任。由此可见，作为 PIVAS 的主管单位和使用单位，药学部门应作为 PIVAS 项目的重要负责部门之一参与全过程设计和建设。

意义：国内出现过多家医疗机构 PIVAS 建设没有药学部门参与的案例，建成后都存在严重问题需要二次改造甚至重建，即使勉强使用，对 PIVAS 输液调配的质量安全、工作效率等都有不良影响。

137. 如果建设 PIVAS 的外部环境不理想，设计时需要考虑的补救措施有哪些？

（1）如出现 PIVAS 验收标准中的否决项，应更换场地。

（2）选用质量较好的品牌空调机组（洁净区和非洁净控制区使用的空调机组）并充分设计相关参数，运行后加强维护保养；

（3）整改和优化外部环境；

（4）优化设计内部布局及设备设施；

（5）院感部门参与设计，运行后进行重点监控，减少污染风险。

138. 在建立 PIVAS 时，该如何充分考虑到输液用量及调配时间和运送时间的关系？

在建立 PIVAS 时，首先应当对全院的输液用量和用药习惯做一个全面分析。例如，输液总量、肠外营养液输液用量、危害药品输液用量、抗生素类输液用量、儿科输液用量、普通药物输液用量以及临床用药时间的安排习惯等。根据以上的分析结果，安排输液调配的批次、调配的具体时间，并根据调配批次的安排结果进而推算出运送成品输液的时间。

139. PIVAS 的选址有哪些基本要求?

（1）面积：PIVAS 面积应与工作量相适应；

（2）位置：应当位于人员流动少的安静区域，且便于与医护人员沟通以及成品输液的运送；

（3）楼层：禁止设置于地下室或半地下室。建议优先选择低楼层，如一层或二层。如选在高楼层，需要考虑电梯运送能力问题。避免洁净区域上方有污水管道通过，尽量避免 PIVAS 的排水点正下方楼层有强弱电机房，尽量避免与检验科、磁共振室、CT 室相邻；

（4）环境：周围的环境、路面、植被等不会对静脉用药调配过程造成污染。洁净区采风口应当设置在周围 30 米内环境清洁、无污染地区，离地面高度不低于 3 米；

（5）建筑结构：建议为框架结构，梁底标高建议在 3.5 米以上，核心工作区域空间宽度≥10 米；

（6）工程施工：在 PIVAS 区域室外附近要有安放空调外机并易通风散热的位置。

140. 如果可以达到《静脉用药集中调配质量管理规范》和《PIVAS 验收标准》中的洁净度等技术参数要求，PIVAS 可否建在半地下室或者地下室?

不能。《静脉用药集中调配质量管理规范》中明确指出："PIVAS 设置地点应远离各种污染源，禁止设置于地下室或半地下室"，各省的 PIVAS 验收标准也将此项列为否决项。

141. 中心药房（或住院药房）与 PIVAS 是否能合并共用?

不建议合并使用。中心药房与 PIVAS 均隶属于药学部门，但各自洁净要求、工作时段、管理要求不同，且在药品种类、管理制度、工作流程、岗位职责等均有较大的差别，所以原则上两者不宜合并使用。但由于各医院的实际情况不同，可综合考虑。

142. PIVAS 选址要远离污染源，污染源有哪些?

PIVAS 需要远离的常见污染源有：

（1）周边污染的河流；

（2）周边临街的马路；

（3）有粉尘污染的工厂；

（4）污染的地下水；

（5）化粪池；

（6）卫生间；

（7）锅炉房；

（8）食堂；

（9）车库；

（10）供应室等。

143. PIVAS 场地选择时，对房屋结构及层高有何要求？

（1）核心工作区域宽度≥10m 为宜；

（2）最好为框架结构，无法拆除的承重墙较少；

（3）场地的梁底标高≥3.5m 为宜；

（4）PIVAS 选址需要考虑专用电梯（至少在某个时段可以专用）用于药品的运送；

（5）PIVAS 洁净区吊顶内不得分布给排水和暖通管道。

144. PIVAS 面积与调配输液量的关系如何？

PIVAS 面积应与工作量相适应，每日调配输液 500 袋（瓶）以下，面积 200～250m²；每日调配输液 501～1000 袋（瓶），面积 250～350m²。每日调配输液 1001～2000 袋（瓶）：面积 350～500m²；每日调配输液 2001～3000 袋（瓶）：面积 500～650m²；每日调配输液 3001 袋（瓶）以上，每增加 500 袋（瓶）递增 30m²。PIVAS 各功能区面积受到全院输液用量、未来服务科室数量、PIVAS 信息化、未来调配输液数量以及 PIVAS 内自动化程度等因素的影响，因此不可一概而论，需要根据各功能室的主要作用以及未来承接的工作量综合，进行评估和推算而得出结果。

第二节　PIVAS 功能布局及其要求

145. PIVAS 房屋设施建设的法规及相关规定有什么？

（1）《静脉用药集中调配质量管理规范》（2010 年 4 月 20 日发布，卫办医政发〔2010〕62 号）

（2）《二、三级综合医院药学部门基本标准（试行）》（2010 年 12 月 3 日发布，卫医政发〔2010〕99 号）

（3）《医药工业洁净厂房设计规范》（2009 年 6 月 1 日实施，GB 50457-2008）

（4）《洁净厂房设计规范》（2013 年 9 月 1 日实施，GB 50073-2013）

（5）《洁净工作台》（2011 年 8 月 1 日实施，JGT 292-2010）

（6）《Ⅱ级生物安全柜》（2013 年 6 月 1 日实施，YY 0569-2011）

（7）《医疗机构消毒技术规范》（2012 年 8 月 1 日实施，WS/T 367-2012）

146. 在 PIVAS 房屋设施设计和布局时，应遵守的消防与环保标准有哪些？

（1）消防方面：PIVAS 内非洁净控制区，应设置烟感及喷淋系统（由大楼统一设计安装），洁净区内仅安装烟感探头。如果在 PIVAS 区域内有消防楼梯，应设置单向常闭门，一旦发生火灾可逃生。主要门的选择应符合防火安全要求，通道不宜过窄。具体消防要求应在设计阶段与设计院相关专业人员进行沟通确认。

（2）环保方面：PIVAS 建造所使用的主材及辅材均应是环保材质，不产生对人体及环境有害的物质。

147. PIVAS 的功能区布局应遵循的基本规则有哪些？

（1）PIVAS 总体区域设计布局、功能室的设置应与工作量相适应；

（2）保证洁净区、非洁净控制区的划分，不同区域之间的人流和物流出入应按照规定合理走向；

（3）不同洁净级别区域间应有防止交叉污染的相应设施，严格避免流程布局上存在的交叉污染风险；

（4）不得在 PIVAS 内设置卫生间和淋浴室；

（5）洁净区应当包括普通药物及肠外营养液调配间和其相对应的一更、二更、洗衣洁具间以及抗生素类和危害药品调配间和其相对应的一更、二更、洗衣洁具间；

（6）非洁净控制区应当包括：普通更衣区（间）、摆药准备区（间）、耗材存放区（间）、审方打印区（间）、普通清洗区（间）、成品核对区（间）、推车存放区（间）、净化空调机房、药品库房、脱包区（间）等；

（7）条件允许的情况下，可以设置：人员休息室、办公室、会议室、培训室等。

148. PIVAS 洁净区各功能房间的压差是如何要求的？

（1）普通药物及肠外营养液洁净区空调系统压差梯度：

非洁净控制区＜一更＜二更＜普通药物及肠外营养液调配间

（2）抗生素类及危害药品洁净区空调系统压差梯度：

非洁净控制区＜一更＜二更＞抗生素类及危害药品调配间

注：压差梯度：10Pa≥相邻区域压差≥5Pa，一更与相邻非洁净控制区之间压差为 10～15Pa。

149. PIVAS 内部人流、物流必须分开设置吗，设置有何要求？

必须分开设置。PIVAS 功能室布局设计时，人员流向和药物及物品流向必须分开，以防止交叉污染。具体设置要求如下：

（1）非洁净控制区和洁净区的人员和物流均需设置不同的入口和出口；

（2）非洁净控制区和洁净区的物流入口和出口不得有迂回；

（3）洁净区的人员和物流出入应在不同洁净级别区域间有防止交叉污染的相应设施。

150. PIVAS 的洁净级别与现行 GMP 中洁净级别控制标准是否一样，有何区别？

不一样。PIVAS 的洁净级别是按照《静脉用药集中调配质量管理规范》要求控制，该规范采用《GB 50457-2008 医药工业洁净厂房设计规范》中的洁净级别标准——百级、万级、十万级进行分级。

现行 GMP 采用了欧盟和 WHO 的 A、B、C、D 分级标准，规定无菌药品生产所需的洁净区可分为 A、B、C、D 四个净化级别。

虽然两个标准中要求的洁净级别相近，但控制标准并不完全一致。

151. 危害药品调配间与抗生素类调配间直接建在一起，不做物理隔断是否合理？

视不同情况确定。当危害药品调配量较少或空间不足时，可直接建在一起；若危害药品调配量较大时或空间适宜时，建议进行物理隔断或设计建设独立洁净空调。

按《静脉用药集中调配质量管理规范》规定，PIVAS 应配备 II 级 A 型生物安全柜，供调配抗生素类和危害药品使用，这是标准中的基本要求；危害药品调配与抗生素类调配间为独立的送排风系统，空气被吸入生物安全柜的腔体中，在其内部循环，然后全部排出，该洁净空调系统的设计原理能够保障日常工作中的操作安全。

危害药品调配间与抗生素类调配间分设不同房间，便于危害药品调配人员在独立区域开展工作，能最大程度加强调配人员的职业防护。

152. 洗衣洁具间的设计要求如何？

根据《静脉用药集中调配质量管理规范》要求，洗衣洁具间的洁净级别与一更相同，为十万级净化，设计建设要求与一更相同。需要特别注意的是，洗衣洁具间等洁净区不得设置地漏。

153. PIVAS的非洁净控制区设计有哪些注意事项？

PIVAS的非洁净控制区设计时应当注意人流、物流走向的合理性，避免交叉；宜考虑流程的合理性，其设备布局应与其流程相匹配，保证合理性的同时兼顾人员工作的舒适性。例如：审方打印区（间）宜设置在摆药准备区附近，打印输液标签后可按照标签内容拿取药品；并且审方打印区（间）宜设置在采光较好的区域，为PIVAS工作人员创造舒适的工作环境。

154. PIVAS药品二级库房要求设置哪些功能区？其温湿度要求分别是什么？

PIVAS药品二级库房通常包括常温区、阴凉区和冷藏区，其温湿度根据2015版《中华人民共和国药典》和《静脉用药集中调配质量管理规范》要求如下：

（1）常温区：温度为10~30℃，相对湿度：40%~65%；

（2）阴凉区：温度为≤20℃，相对湿度：40%~65%；

（3）冷藏区：温度为2~10℃，相对湿度：40%~65%。

155. 在PIVAS中，摆药区和药品二级库房可否设为同一区域？

根据各自实际情况而定。如果二级库房面积适宜，可以分为不同区域；如果二级库房面积有限，药品全部拆除外包装后并符合摆药区的要求，可以设为一个区域。

156. PIVAS内是否可设置卫生间、淋浴室？

不能。根据《静脉用药集中调配质量管理规范》要求，PIVAS内不得设置卫生间、淋浴室。PIVAS应有自己的卫生间、淋浴室，但PIVAS的洁净区和非洁净控制区不得设置。

第三节　PIVAS建设注意事项

157. PIVAS基础设施建设时有哪些防止污染的措施？

（1）装饰专业：选材、净化圆角等细节满足净化要求，PIVAS的人员、物品的出入口应远离污染源，PIVAS 内不得设置卫生间和淋浴间；

（2）暖通专业：所有的回/排风口应安装初效过滤网，并便于拆卸清洗，成品核对区设换气排风；

（3）给排水专业：PIVAS 内的用水位点应限制在指定区域内，且所有下水位点在楼板下预留存水弯头；

（4）电气专业：洁净区内灯具应使用净化专用型号，接口严密并便于清洁，洁净区开关应采用大按钮开关，可供工作人员肘压，减少手触摸污染的发生。

158. PIVAS 的主要工程材料有什么要求？

PIVAS 的工程建设主要分为洁净区域的建设和非洁净控制区域的建设，洁净区域建设的主要工程材料和非洁净控制区域建设的主要工程材料要求如下：

（1）洁净区域建设的主要工程材料：洁净间建造使用的材料需要严格按照国家相关规定，符合环保、净化、防火等级要求，使用易清洁、不落屑、接缝处密封好的材料。

（2）非洁净控制区域建设的主要工程材料：非洁净控制区域建造使用的材料需要严格按照国家相关规定，符合环保、洁净、防火等级要求，使用易清洁、不落屑、接缝处密封好的材料。

159. 为什么在 PIVAS 洁净区域的墙面、吊顶以及地面的连接部位都采用圆弧圆角？

《静脉用药集中调配质量管理规范》中规定："顶棚、墙壁、地面应当平整、光洁、防滑，便于清洁，不得有脱落物；洁净区房间内顶棚、墙壁、地面不得有裂缝，能耐受清洗和消毒，交界处应当成弧形，接口严密"。

吊顶、墙面和地面应平整光滑，接口严密，无脱落物和裂缝，能耐受清洗和消毒，吊顶、墙面与地面的交界处应用净化圆角连接；洁净区内的窗户、技术夹层、进入室内的管道、风口、灯具与墙壁或顶棚的连接部位均应密封，以减少积尘、避免污染和便于清洁；洗衣洁具间应采用与其他洁净区域相同的施工工艺。地面应平整光滑，接口严密，无脱落物和裂缝，能耐受清洗和消毒。

160. 对于调配间传递窗设计有何具体要求？传递窗内是否应该设有风淋？

（1）密闭性良好；

（2）具有双向互锁功能，即同时只可单侧开启；

（3）检修功能：传递窗互锁装置应确保传递窗故障时可以手动开启窗门，以防误操作导致另一侧无法开启，影响工作。

风淋一般用于净化车间的人员出入、大批量产品的进出过程，避免外界空气进入洁净区。PIVAS的传递窗是双向互锁密闭设施，因此传递窗内可不设风淋装置。

161. 门窗建设应遵守哪些基本原则？

（1）洁净要求：洁净区域的门窗应当符合洁净要求。

（2）防火等级要求：使用材料和建设方式均符合国家相关消防规定。

（3）建筑材料要求：使用易清洁、不落屑、接缝处密封好的材料。

（4）建设安装要求：洁净门接缝处密封，便于清洁消毒。普通药物及肠外营养液调配间、抗生素类及危害药品调配间每扇门需设闭门器。洁净区内的观察窗与墙壁或顶棚的连接部位均应密封，以减少积尘。需要设置安全门时，应采用可击碎式钢化安全玻璃并且配备安全锤。

（5）使用要求：各功能房间的门窗应根据工作操作要求进行设计建设，如药品库房设置双开门。

162. 地面建设应遵守哪些基本原则？

（1）洁净区地面建筑材料需要严格按照国家相关规定，符合环保、净化、防火等级要求，使用易清洁、不落屑、接缝处密封好的材料；

（2）非洁净控制区地面应平整光滑，接口严密，无脱落物和裂缝，耐磨，易清洁。

163. PIVAS洁净区域的门是由低洁净区向高洁净区开吗，原因是什么？

不是。原则上正确的开门方向应表述为：由静压差较低的一侧向较高的一侧开。原因是有利于保持门在关闭状况下的密封性，对于维持房间的洁净度是有益的。但实际操作中，由于现场场地局限或者消防要求，开门方向可能有所不同，由于净化门均要求安装闭门器，所以规范未对开门方向有强制要求。

164. PIVAS设置可视密闭玻璃的目的是什么？

在PIVAS洁净区设置玻璃窗的目的在于帮助调配间内外人员进行互动沟通，同时也改善调配间内工作人员的视觉感官，减少压抑感觉，还可为参观人员提供便利，提高美观度。

165. PIVAS 调配间的传递门窗侧的墙体材料，与彩钢板相比，全玻璃设计的优缺点有哪些？

全玻璃用于 PIVAS 调配间的传递门窗侧的墙体材料出现于最近几年，两者存在较大的差异，见表 4-1。

表 4-1　全玻璃设计与彩钢板的优缺点比较

	优点	缺点
全玻璃	1. 通透性 2. 平整度 3. 耐腐蚀性 4. 美观度 5. 视觉开阔	1. 施工难度大 2. 对工艺有较多限制，比如无法设置风管 3. 造价高 4. 防撞性差
彩钢板	1. 成本相对低廉 2. 便于施工 3. 开门开窗便捷可自选位置 4. 防撞性好 5. 角落均为圆角便于清洁	1. 通透性取决于开窗情况，相对全玻璃较差 2. 机制板的平整度略低

166. PIVAS 设置可视密闭玻璃的安装注意事项有哪些？

可视密闭玻璃窗安装时需注意：

（1）玻璃材质为钢化玻璃，安装时应进行牢固支撑，保证其稳定性；

（2）安装密闭玻璃窗时，必须保证墙体的密闭性；

（3）安装边界应尽量减少小角度折角，便于日常清洁。

167. 空调机房的位置、面积有何设计要求？

（1）尽量靠近洁净区，缩短风管长度；

（2）新风口位置离地高度应≥3 米；排风口应位于新风口下风方向，与新风口距离应≥3 米或位于建筑物不同侧面；

（3）新风口位置周围 30 米内应没有污染源；

（4）净化空调机房应设于人员相对较少的区域，最大程度减少噪音的影响；

（5）净化空调机房的面积与洁净区面积相关，这将影响到机组的尺寸，一般建议机房面积≥25m²；

（6）一更、二更及其调配间都需要设置单独的温湿度监测设备，并且需要每天进行记录。

168. PIVAS 空调系统夏季出现冷凝水，会对吊顶或照明的电路系统造成影响，存在安全隐患，那么在房屋设计或施工中如何解决冷凝水问题？

PIVAS 空调系统分洁净区与非洁净控制区。洁净区空调系统的空调机组一般落地安装在空调机房内，在安装空调机组时将冷凝水管连接至大楼排水主管，且应设存水弯。非洁净控制区空调系统的空调设备一般吊装在吊顶上方的夹层内，冷凝水水平干管应沿水流方向保持≥2‰的坡度，水盘的泄水支管应保持不<1% 的坡度。所有冷媒管道、带有温度处理的通风及排风管道及部件均应做保温处理。

169. PIVAS 回/排风夹道设计施工中有何要求？

PIVAS 回/排风夹道应采用墙体材料围护而成，墙体材料连接部位应密封，以减少积尘、避免污染；不得直接使用裸露的墙体夹层作为回/排风通道，应在 PIVAS 回/排风夹道中设置回/排风管道。

170. PIVAS 的给排水安装布置有何要求？

给排水设计中，为了避免下水管成为污染源，应对 PIVAS 内的水点进行控制、合理布局。一般来说，需要布置水点的区域有：普通更衣室、普通清洗间、一更、洗衣洁具间；其他辅助区域如：办公室、会议培训室等。

171. PIVAS 内哪些区域可以设地漏，哪些区域不可以设地漏？

《静脉用药集中调配质量管理规范》中规定："静脉用药调配中心（室）内安装的水池位置应当适宜，不得对静脉用药调配造成污染，不设地漏。"

172. 下水管设置 U 型存水弯的目的是什么？

下水管 U 型存水弯的目的在于在 U 型底部位置形成水封，将室内空间与下水管系统分隔，以免下水管中的污染物、气味扩散到室内，尤其是洁净区。U 型存水弯的设置是给排水工程的基本要求。

173. PIVAS 的二更与调配间内不安装水池的原因有哪些？

二更和调配间内不得设置用水位点。原因如下：

（1）下水管道：下水管道系统都是相通的，内部充斥着各种微生物以及腐败气味，虽然要求在下水处安装了 U 型存水弯形成水封以隔绝，但仍需要控制下水点数量，以减小污染洁净区的可能。各 PIVAS 洁净区水池的下水处往往是清洁的死角，通常也是洁净区内洁净度最差的地方。

（2）水源：上水处虽然较整洁，但使用过程中的迸溅，会将水洒到各处，尤其是房间角落，形成积水。长时间的积水增加了微生物滋生的可能性，降低地坪的使用寿命，同时积水也会使地面变得湿滑，增加人员跌倒的概率。

174. PIVAS 各区域的照度有何要求？

PIVAS 各区域的照度要求，见表 4-2。

表 4-2 PIVAS 各区域的照度要求

区域	照度
房间工作区域	300 ~ 400Lx
水平层流洁净台工作区域	≥300Lx
生物安全柜工作区域	≥650Lx

175. PIVAS 内部灯具有何安装要求？如安装的灯具为嵌入式洁净灯，安装上应有哪些注意事项？

灯具应满足工作区域照明度要求，PIVAS 工作区域照明度要求 300 ~ 400Lx。洁净区内的灯具与墙壁或顶棚的连接部位均应密封，以减少积尘、避免污染和便于清洁。如安装嵌入式洁净灯，应注意：①增加吊顶的吊顶强度；②便于灯管的维护。

176. PIVAS 是否应设置应急灯，原因是什么？

应该设置。依据国家相关消防要求规定，任何公用建筑均应设计应急灯。PIVAS 应急灯是作为应急照明使用的，是在发生火灾或者其他自然灾害或人为事故时，正常照明电源切断后，引导被困人员疏散或展开救援行动而设置的。在日常工作中，要定期进行检查，防患于未然。

177. PIVAS 的压差表安装设计有何要求？

压差表作为压差检测设施，在对压差要求较严格的 PIVAS 内非常重要。考虑到日常监测的需求，各洁净间压差表的设置可以按以下规则进行设置，见表 4-3：

表4-3 各洁净间压差表设置规则

压差表位置	压差表设置
一更压差表	一更对辅助区
二更压差表	二更对辅助区
调配间压差表	调配间对辅助区

压差表的安装也可以分为分散式和集中式，即分别安装在相邻房间的隔墙上或统一安装在便于人员操作与观察的位置，建议集中式安装。

178. 温湿度表应安装在哪些房间，有何安装要求?

应至少在摆药准备区（间）、贴签核对区（间）、药品库房、混合调配间、成品核对区（间）安装。

温湿度表的安装应具备便于读数与记录、对净化环境影响小的特点，尽可能提高效率，保证 PIVAS 运行质量。

179. PIVAS 是否需设置门禁和监控系统，为什么?

建议安装。根据《静脉用药集中调配质量管理规范》的要求，PIVAS 的人员进出及药品进出需要进行严格管理，有条件的 PIVAS 建议安装门禁和监控系统。

180. PIVAS 各出（入）口需要有何种防尘防虫措施?

PIVAS 出入口应设置灭蚊灯和挡鼠板。各处门窗应注意关闭，洁净区安装闭门器；各处窗户应安装纱窗，防止蚊虫进入。详细内容可参考院感要求。

第五章

PIVAS 净化系统基础知识问答

第一节 PIVAS 净化系统设计参数

181. PIVAS 空气洁净系统基本设计参数要求？

普通药物及肠外营养液调配间和其相对应的一更、二更为一套独立的送回风系统；抗生素类和危害药品调配间和其相对应的一更、二更为一套独立的送排风系统（表5-1）。

表 5-1 各洁净间基本参数设计要求

功能区域 检测项目	一更、洗衣洁具间		二更、调配间	
洁净级别	十万级		万级	
尘埃粒子数	≥0.5μm	≥5μm	≥0.5μm	≥5μm
	≤3500000 个/m³	≤20000/m³	≤350000/m³	≤2000/m³
细菌测试	沉降菌		沉降菌	
	≤10 个/皿		≤3 个/皿	
换气次数	≥15 次/小时		≥25 次/小时	
静压差	非洁净控制区＜一更＜二更＜普通药物及肠道外营养液调配间 非洁净控制区一更＜二更＜抗生素类及危害药品调配间 （10Pa≥相邻区域压差≥5Pa，一更与相邻非洁净控制区之间压差为10～15Pa）			
温度	18～26℃			
相对湿度	40%～65%			
环境噪音	≤60dB			
设备噪音	≤67dB			
工作区域照度	300～400Lx			
抗生素间排风量	根据抗生素间的设计规模确定			

182. 在设计和建设时如何处理 PIVAS 空气洁净系统的噪音？

PIVAS 洁净区环境噪音应≤60dB，其噪音主要来源有：净化空调机组、风管内风速及风管振动、高效送风口、上部增压风机箱及排风机。其设计和建设时主要通过以下方法控制噪音：

（1）净化空调机组

噪音主要来自于送风机、新风段入口和送风段出口。设计时需注意：

1）送风机的合理选型；送风机做减振减噪处理；

2）送风段入口和送风段出口设计大小合理；

3）净化空调室内机组外箱箱体减噪处理；

4）空调机房墙体需减噪处理，设备安装时应有减振措施。

（2）风管内风速及风管振动

1）通风管道的风速、风管厚度应严格按照 GB 50073-2013《洁净厂房设计规范》要求设计；

2）尽量减少风管的弯道及交叉；

3）安装减噪材料；

4）风管安装稳固，减少振动；

5）通风管道主管进出口应设置消音装置。

（3）高效送风口、上部增压风机箱排风

1）设计合理的高效送风口大小；

2）增压风机箱安装减噪装置。

（4）排风机

排风机通常为吊顶式，所以排风机的合理选型和安装位置很重要，一般尽量安装在人员活动较少的区域，并需要配备减噪装置。

183. 为什么要控制洁净区各房间的静压差，其原理是什么？

原因：为了避免相邻房间之间，相对洁净度较高的洁净环境受到污染。

原理：静压差是通过控制送风量与回（排）风量之间的差值实现，送风量与回（排）风量差值越大，洁净室（区）（相对室外大气）的静压差就越大。

184. PIVAS 中应防止不同洁净级别区域间的交叉污染，相应的措施有哪些？

（1）维持洁净区之间的静压差。

（2）房间门窗安装和使用时作好密封措施。

（3）两个洁净调配区设置单独的洗衣洁具间，仅用于清洁消毒洁净区用品，如拖把、抹布、拖鞋。洁净区用品不得在普通清洗间进行清洁。普通药物及肠外营养液洁净区与抗生素类及危害药品洁净的清洁用品不得交叉清洁和使用。

（4）传递窗必须双向互锁，保证洁净区与非洁净控制区空气不直接连通，物品进行传递时，应按要求进行清洁消毒。

185. PIVAS 各区域之间的门为什么不能常开？

由于各个区域之间的洁净等级不一致，设计了相应的静压差梯度，保证门短暂开启时，空气由静压差高的房间流向静压差低的房间，若各区域之间的门常开，不同房间（区域）的空气连通，房间之间的静压差也随之消失，相应工艺要求的洁净度则因空气的交叉污染而无法保证，故各区域之间的门不能常开。

186. 摆药区域为非洁净控制区，调配间为洁净区，洁净区使用的传输设备（如传送带）能否穿越较低级别区域？

不能。洁净区使用的传输设备（如传送带）穿越较低级别区域会导致非洁净控制区空气直接与洁净区空气相连通，使得洁净区环境被污染。通常使用双向互锁传递窗连接洁净区域与非洁净控制区域，因为传递窗是一个相对密闭的独立空间，且双向互锁不能同时开启，在使用时不会造成洁净区与非洁净控制区之间的交叉污染。

187. 洁净区的净化空气如何循环使用？

普通药物及肠外营养液调配间和其相邻的一更、二更为送回风系统，净化空气可循环使用。该系统的洁净空气可通过回风管道回到空调机组中，与室外新风混合，经初效过滤器、中效过滤器及高效过滤器进行三级过滤处理后重新送入洁净房间，需要注意的是，新风在送风总量中的比例≥30%，故洁净区循环使用的洁净空气比例＜70%。

抗生素类及危害药品调配间和其相邻的一更、二更为送排风系统，该调配间所调配的药物若被人员吸入会对人体产生危害，所以该洁净区的洁净空气不能循环使用。

188. PIVAS 洁净区温度、湿度、压差不符合要求时该采取什么措施，可否使用空气加湿器或者除湿机？

PIVAS 洁净区温湿度及压差不符合要求时应对净化空调系统进行检修，通过净化空调系统调节温湿度和压差。不得在洁净区中使用加湿器或者除湿机，因为加湿器或者除湿机本身无法清洁消毒，会破坏洁净环境和滋生细菌，洁净区的湿度应当由净化机房内的空调机组进行控制。

189. 洁净区内可否设置监控设备及消防喷淋？

洁净区内可设置监控设备，但尽可能选择表面光滑、不积尘、易于清洁的设备设施，不得影响洁净环境。洁净区不得设置消防喷淋，可以设置烟感，但需符合国家相关消防要求。

190. 为什么普通药物及肠外营养液调配间与抗生素类及危害药品调配间需要不同的送回（排）风系统？

普通药物及肠外营养液调配间使用送回风空调系统，抗生素类及危害药品调配间使用送排风空调系统。原因是两个调配区调配药品的药物特性不同，普通药物和肠道外营养液对人体无危害，而抗生素类药物和危害药品对人体危害性较大，普通药物和肠道外营养液调配间采用百级水平层流洁净台进行药品调配，主要防止微粒在调配的过程中进入成品输液。而抗生素类及危害药品调配间内采用 A2 型生物安全柜进行调配，不仅能够起到防止微粒进入成品输液的作用，还能防止调配过程中产生的有害气溶胶接触人体，可以对调配人员进行有效的职业防护。

191. PIVAS 中调配危害药品的生物安全柜，排风口加装活性炭过滤器的作用及意义是什么？

PIVAS 中调配危害药品的生物安全柜设置排风高效过滤器，排风口也加装活性炭过滤器，其作用及意义在于将含有有害物质的气体经过过滤和处理后再排入室外大气，避免有害物质污染大气环境。

192. 空调洁净系统送风、回（排）风口应该如何设计，是否应该对称分布？

调配间及相邻的一更、二更均要求上送风，下回（排）风。

送风、回（排）风口应根据设计原理及工艺要求进行设计及建设，不一定是对称分布。回（排）风口应按照洁净系统的气流组织形式均匀布置，以重点保证主要操作区的空气洁净度，达到房间空气的洁净度均衡性。设计时在保证以上两点的前提下，可利用房间布局中存在的边角区域设置风口，提高调配间面积的利用率，不必刻意要求对称分布。

193. 抗生素类及危害药品调配间持续送入新风，与二更维持负压差
的原因是什么？

抗生素类及危害药品调配间与二更之间维持 5~10Pa 的负压差，以防止调配间内的空气外泄，对周围环境和工作人员造成风险。

非洁净控制区＜一更＜二更＞抗生素类及危害药品调配间。

第二节　PIVAS 净化系统工作原理

194. PIVAS 常用净化空调机组及舒适型空调机组的类别都有哪些？
中央空调系统送风经净化后是否可以应用于 PIVAS 洁净系统？

PIVAS 洁净区常用恒温恒湿组合式空调机组。冷源可以采用水冷式冷水机组和氟冷式冷水机组。非洁净控制区一般采用普通吊顶式空调即可，不做特别要求。PIVAS 洁净区需要两套独立洁净空调系统，不能和大楼中央空调共用；非洁净控制区可以与大楼中央空调共用，但季节交替时，大楼中央空调不运行，PIVAS 又相对密闭，无独立空调，人员的舒适度会显著下降。

195. 空气净化消毒装置主要为了去除空调通风系统中哪些物质？

空气净化消毒装置主要是为了去除空气中的活体微生物、颗粒物和气态污染物。

196. PIVAS 洁净区与非洁净控制区在空调系统设计中，应该如何区
别对待？

PIVAS 洁净区在空调系统设计中应按照《静脉用药集中调配质量管理规范》的要求，并参考《医药工业洁净厂房设计规范》等规范和标准的内容，分别按照相应的洁净等级进行净化空调系统（含生物安全柜相关通风参数）、建筑装饰、电气（包括自动化控制）等专业的设计，并达到各项空气和环境检测指标要求。

PIVAS 非洁净控制区因无空气洁净度要求，故不要求空调系统送风达到洁净级别，但由于 PIVAS 各项工作的安全需得到充分的保障及维护，因此这些区域（审方区、摆药区、核对区、普通清洗间等）的空调系统及空气要求有：①区域空气不能与外界直接相通；②有舒适的空调系统送风及足够的空气。

197. PIVAS 抗生素类及危害药品调配间的送、排风过滤器种类有哪些？其安装位置及过滤效率是多少？

过滤器种类：新风过滤网、初效过滤器、中效过滤器、高效过滤器、生物安全柜内的送风高效过滤器、生物安全柜内的排风高效过滤器、排风机内活性炭过滤器。

各种过滤器的安装位置及分别的过滤效率，见表5-2：

表 5-2　各种过滤器安装位置及其过滤效率

类别	安装位置	过滤能力和效率
新风过滤网	新风入口	过滤大颗粒，如灰尘、蚊虫
初效过滤器	空调机组负压端	过滤粒径≥5μm 的粒子
中效过滤器	空调机组正压端	过滤粒径≥0.5μm 的粒子效率为70%以下
高效过滤器	送风管末端	过滤粒径≥0.3μm 的粒子效率为99.9%以上
安全柜内的送风高效过滤器	安全柜送风端	过滤粒径≥0.3μm 的粒子效率为99.9%以上
安全柜内的排风高效过滤器	安全柜排风端	过滤粒径≥0.3μm 的粒子效率为99.9%以上
活性炭过滤器	排风机箱内	吸附有害物质离子，效率90%以上

第三节　PIVAS 净化系统指标

198. 抗生素类及危害药品调配间与相连二更之间应当呈5~10Pa 负压差。压差超过10Pa 算不算达到要求？

不符合要求。《静脉用药集中调配质量管理规范》要求如下：

非洁净控制区一更＜二更＞抗生素类及危害药品调配间（一更＜抗生素类及危害药品调配间）。

10Pa≥相邻区域压差≥5Pa，一更与相邻非洁净控制区之间压差为10~15Pa 所以压差超过10Pa 不符合《静脉用药集中调配质量管理规范》的要求。

199. 调配工作结束多久后可以关闭净化系统?

调配工作结束后,清场清洁消毒完成半小时后即可关闭混合调配间净化系统。

200. 洁净区空调操作面板设置有什么要求?

PIVAS 洁净区空调面板位置应安装在便于日常操作、维修维护的位置,空调面板有条件的应尽可能的集成空调开关、温湿度调节等功能。

201. PIVAS 的非洁净控制区回风口安装有哪些要求?

由于 PIVAS 非洁净控制区无洁净度要求,按医院一般控制区进行管理,故非洁净控制区一般采用舒适性空调系统进行温湿度控制,其回风口应根据舒适性空调系统布置方式,结合吊顶布置、灯具位置、消防探头、喷淋头的位置进行综合布置。回风口形式应采用可开式单层百叶带滤网回风口,便于进行常规的清洁维护。

202. 净化系统风管及保温材料应采用什么样的材质?

净化系统风管宜采用 0.5~1.5mm 镀锌钢板,采用符合消防要求的风管保温材料。

203. 调配间内高效过滤器的安装位置有何要求?

高效过滤器应安装于净化空调系统的末端即使用房间的顶部,其位置应根据房间气流组织形式、房间面积、天花板布置及灯具布置方式进行综合布置,其布局原则是充分保证房间和重要操作区空气洁净度的稳定性和均衡性,安装时应注意密封完好无泄漏。

204. 如果调配间压差不达标,可能会导致哪些问题?

可能会导致空气产生交叉污染,高洁净度等级区域的空气受到低洁净等级或无洁净等级区域空气的影响而出现洁净度不达标的情况,进而可能造成调配的成品被污染,还有可能对环境和操作人员带来危害。

第四节 PIVAS 净化系统的维护及监测

205. 混合调配间新风应该 24 小时持续送入还是仅在工作时间工作?

新风采集是由净化空调机组同步完成的,混合调配间的洁净级别是通过空气流动及多重过滤器共同实现的，针对空调的关闭时间，建议常规清场结束后关闭离开，但如有残留药味或消毒液气味可以延长空调循环时间半小时到一小时，实现持续换气，不建议长时间循环净化系统，避免系统的消耗与衰减。

206. PIVAS 洁净室及净化空调系统的维护、保养应该由医院哪个部门负责？PIVAS 净化空调系统的维护内容及维护周期如何？

PIVAS 洁净室及净化空调系统的维护、保养，应由专业人员负责，不同医院对洁净室及净化空调系统的维护部门不同，如设备科、后勤保障科等。

PIVAS 净化空调系统的维护应包括初效、中效、高效过滤器的维护；空调主要部件（如风机、加湿器、电加热等）的检查维护；电气线路和箱柜、自动控制部件的检查维护；空调管道、阀门的检查维护等。

净化空调系统维护至少每月检查一次、确认各种设备和工作条件是否处于正常工作状态，并有记录；每年至少检测一次洁净度指标。

207. 新风过滤网，回排风过滤网，初效、中效、高效过滤器的维护方法及频率？

空调机组、新风机组应定期检查，保持清洁。①新风机组初效滤网宜每 2 天清洁一次；初效过滤器宜 1~2 个月更换一次；中效过滤器宜每周检查，3 个月更换一次，如发现污染、破损和堵塞应及时更换；末端高效过滤器宜每年检查一次，当阻力超过设计初阻力 160Pa 或已经使用 3 年以上时应更换。空调机组中的中效过滤器宜每年更换，发现污染、破损和堵塞及时更换。

定期检查回风口过滤网，宜每周清洁一次，每年更换一次。如遇特殊污染，及时更换，并用消毒剂擦拭回风口内表面。设专门维护管理人员，遵循设备的使用说明进行保养与维护；并制订运行手册，有检查和维护记录。

208. PIVAS 洁净区中最大的污染源是什么？如何减轻此污染？

人是 PIVAS 最大的污染源，人体会产生大量的微粒，还会携带细菌，并且人在洁净区内的活动会有扬尘效应，破坏洁净环境，因此 PIVAS 设置了严格的更衣流程。

（1）人员进入 PIVAS 后在普通更衣区更换专用的工作鞋和工作服，并戴发帽；

（2）调配工作人员在一更（十万级）换鞋、洗手后进入到二更（万级）更换洁净服、戴乳胶手套和口罩等；

（3）洁净区工作人员应尽量减少在调配间内走动和不必要的技术动作，减少对洁净环境的破坏。

209. 洁净区的专用鞋的质地有什么要求？

质地柔软、防滑，舒适性较好，不易掉屑，易于清洁消毒，不产尘。

210. PIVAS洁净室（区）的监测内容有哪些？监测周期分别为多长时间？

PIVAS洁净室的监测内容有：沉降菌、洁净度、温度、湿度、压差、照度、噪音、风速等。

其中温度、湿度和压差应每天查看并记录，沉降菌每月检测一次并有记录，空气洁净度、照度、噪音宜每年检测一次并有记录。

211. 中效过滤器和高效过滤器更换后应该检测哪些项目？

中效过滤器更换后应检测洁净房间的静压差是否处于正常状态；高效过滤器更换后应由法定部门对净化空调系统进行洁净度的全项检测，检测指标包括洁净度、沉降菌、静压差、风速等，合格后方可使用。

212. 调配间净化空调维修后需要检测洁净度吗？

视情况而定。净化空调在不涉及送风管道、回风系统的重大改动、高效过滤器更换的情况下，不需要检测洁净度，反之则需要检测全项洁净控制指标。

213. PIVAS内部员工可以在内部固定区域内进餐休息吗？进入PIVAS洁净区域有人数限制吗？

不可以。如果在PIVAS内部设置休息室，工作人员仅可在内部休息室喝水。有条件的医院可以在PIVAS外设置休息室用于工作人员用餐。

有。非工作人员进入PIVAS，需经过批准登记后进入，非工作人员不得进入洁净区，且进入人员应有计划提前安排，进入人数上限也应根据洁净区域规模及工作量进行控制。

214. 非洁净控制区空气质量如何监测？

一般情况下不用监测，但出现特殊状况时，可根据事件发生原因或可能的后果进行检测。

第六章

PIVAS 仪器设备基础知识问答

第一节　PIVAS 主要仪器设备及工作原理

215. 在 PIVAS 中，各区域的基本设备主要都包括哪些内容？

PIVAS 内需要配备的基本设备，见表 6-1。

表 6-1　PIVAS 内需要配备的基本设备

洁净区基本设备	非洁净控制区基本设备
生物安全柜	货架
水平层流洁净台	不锈钢运输车
不锈钢货架	电脑桌椅
不锈钢转椅	电脑
不锈钢推车	文件柜
洗衣机（烘干）	打印机
不锈钢更衣柜	封口机
不锈钢鞋柜	医用冰箱
温湿度计	更衣柜
振荡器	核对桌
	包装桌
	鞋柜

216. Ⅱ级 A 型、B 型生物安全柜的工作原理是什么？两种型号的生物安全柜的主要差异是什么？

Ⅱ级 A 型生物安全柜工作原理：该设备为一种垂直单向流型局部空气净化与隔离设备。工作腔内的空气经由台面前后两侧的散流回风口（吸风槽）

被风机吸入静压箱。其中 30% 空气通过排风高效过滤器过滤后经顶部排风口排出安全柜，70% 空气通过送风高效过滤器过滤后从出风面均匀吹出，形成高洁净的垂直单向气流（空气洁净级别达百级）。洁净的单向气流以一定的断面风速流经工作区，从而形成高洁净度的工作环境。操作台面前侧的散流回风口同时还会吸入房间的空气进入静压箱，从而补充已排出的空气。生物安全柜采用负压双层箱体结构，有效地将不洁气溶胶封闭在受控的区域内，构成了高效安全的样品、人员保障系统，见图 6-1。

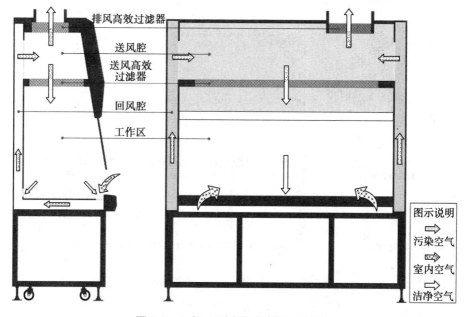

图 6-1　Ⅱ级 A 型生物安全柜工作原理

Ⅱ级 B 型生物安全柜工作原理：该设备与Ⅱ级 A 型生物安全柜原理相似，但由于安全柜内部没有循环风，导致结构有所差异。外部空气流经预过滤器过滤后由送风机加压，再经过送风高效过滤器过滤后送入工作区，并形成洁净垂直单向流。洁净的气流以一定的断面风速流经工作区的各个层面，从而形成高洁净的工作环境。工作区的气体一部分与前散流口的流入气流汇合后进入工作台面下方的回风通道；另一部分通过工作区后侧回风口进入回风通道，两股回风气流混合后，通过排风高效过滤器过滤，在外接排风机作用下，经排风管道 100% 排到室外。Ⅱ级 B 型生物安全柜也采用负压双层箱体结构，有效地将不洁气溶胶封闭在受控的区域内，构成了高效安全的样品、人员保障系统。

Ⅱ级 B 型生物安全柜与Ⅱ级 A 型的差异在于气流设置：室内的空气一部分在生物安全柜风机吸力作用下作为前窗流入气流进入排风腔，形成气幕；另一部分经由专门新风管道送入送风腔，经高效过滤器过滤后送达工作区，因此，Ⅱ级 B 型生物安全柜的新风为全新风。Ⅱ级 B 型生物安全柜新风管道如果从室内采风，会对净化空调系统带来极大负担，需在 PIVAS 前期设计规划时充分考虑。如果通过管道从外界采风，则新风缺乏充分的空调处理，在实际操作中也会存在一定的问题，见图 6-2。

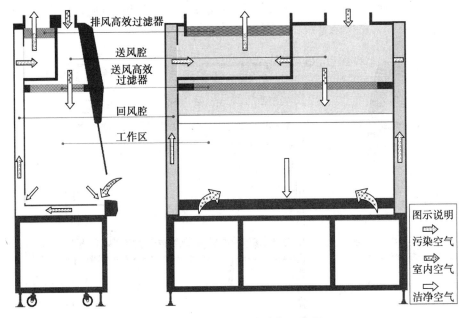

图 6-2　Ⅱ级 B 型生物安全柜工作原理

217. Ⅱ级 A 型和 B 型生物安全柜的工作特点有哪些？

Ⅱ级 A 型生物安全柜与 B 型生物安全柜特点见表 6-2。

表 6-2　Ⅱ级 A 型生物安全柜与 B 型生物安全柜特点

Ⅱ级 A 型	Ⅱ级 B 型
1. 前窗散流孔流入气流的最低平均流速为 0.50m/s	1. 前窗散流孔流入气流的最低平均流速为 0.50m/s
2. 下降气流为 30% 流入气流和 70% 循环气流混合后经过高效过滤器过滤送至工作区的洁净气体	2. 下降气流 100% 来自生物安全柜外部，经过高效过滤器过滤送至工作区（即生物安全柜内的气体不再循环使用）
3. 部分混合气流经过高效过滤器过滤后可以经安全柜的外排接口，通过统一排风管道排到室外	3. 全部混合气流经过高效过滤器过滤后通过独立排风机和排风管道排到室外

续表

Ⅱ级 A 型	Ⅱ级 B 型
4. 安全柜内所有生物污染部位均处于负压状态或者被负压通风系统环绕	4. 安全柜内所有生物污染部位均处于负压状态或者被负压通风系统环绕
5. Ⅱ级 A 型安全柜可用于进行以微量挥发性有毒化学品和痕量放射性核素为辅助剂的相关操作，必须连接功能合适的排风系统	5. Ⅱ级 B 型安全柜可以用于以挥发性有毒化学品和放射性核素为辅助剂的相关操作

218. PIVAS 中Ⅱ级 A 型与 B 型生物安全柜是否是一个净化系统？

不是。Ⅱ级 A 型生物安全柜设备内部形成一套送、回、排风净化空气系统；Ⅱ级 B 型生物安全柜设备内部形成一套送排风净化空气系统。该净化系统实现了设备内部的相对负压状态，实现对操作人员、操作样品、环境的最大限度的保护。

219. 水平层流洁净工作台的工作原理是什么？

该设备为一种水平单向流型局部空气净化设备。室内空气经预过滤器（一般为类初效过滤器，位于设备顶部）过滤，由离心风机将其压入静压箱，再经设备背部（操作人员正前方）的高效过滤器过滤后从出风面水平吹出形成水平层流洁净气流（空气洁净级别达百级）。洁净气流以均匀的断面风速流经工作区域，从而形成高洁净的工作环境，工作原理见图 6-3。

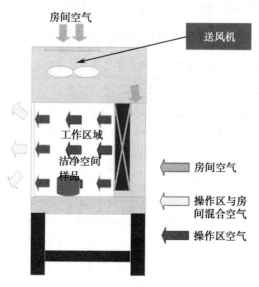

图 6-3　水平层流洁净台工作原理

220. 水平层流洁净台工作区域如何划分?

水平层流洁净台工作区域一般可分为三部分,见表6-3:

表6-3　水平层流洁净台工作区域划分

区域	位置	内容
内区	靠近高效过滤散流板 10～15cm	用于放置已开启的安瓿、已开包装的无菌物体及已消毒的小件物品
操作区	内区和外区之间	用于输液调配操作
外区	距离操作台边缘15～20cm	用于放置未拆外包装的注射器及未消毒的小件物品

221. 到达生物安全柜、水平层流洁净台操作区的空气经过了几级过滤?

四级(至少)过滤。由于PIVAS使用的生物安全柜和水平层流洁净台安装于万级洁净房间中,因此进入操作台的空气是净化空调系统进行三级过滤后的洁净空气。

从室外至操作台面共四级(至少)过滤:净化空调系统的初效过滤器、中效过滤器、高效过滤器以及洁净操作台自身的高效过滤器。

222. Ⅱ级生物安全柜和水平层流洁净台有什么区别?

Ⅱ级生物安全柜和水平层流洁净台的区别,见表6-4。

表6-4　Ⅱ级生物安全柜和水平层流洁净台的区别表

比较项目	Ⅱ级生物安全柜	水平层流洁净台
适用范围	1. 操作原代培养物、菌毒株以及诊断性标本等具有感染性的实验材料 2. PIVAS内用于调配抗生素类及危害药品	1. 一般为细菌、细胞实验 2. PIVAS内用于调配普通药物及肠外营养药物
排风系统	有外排风系统	无外排风系统
分类	依照流入风速、排气方式和循环方式可分为4个级别:A1型,A2型,B1型和B2型	根据气流方向分为垂直层流洁净工作台和水平层流洁净工作台

续表

比较项目	Ⅱ级生物安全柜	水平层流洁净台
操作区空气状态	百级层流，操作区与室内空气呈负压状态	百级层流，操作区与室内空气呈正压状态
系统保护	实现对操作人员的保护 实现对操作样品的操作 实现对环境的保护	实现对操作样品的操作

223. PIVAS 中应使用哪种类别的生物安全柜和洁净工作台？

结合 PIVAS 实际工作需求，采用的操作台型号分别是：

（1）Ⅱ级 A 型生物安全柜：用于抗生素类和危害药物调配；

（2）水平层流台：用于普通药物及肠外营养液的调配。

224. 抗生素药品、危害药品为什么要在生物安全柜内进行调配？

抗生素是一类具有杀灭或抑制细菌生长的药物，主要用于治疗各种细菌感染引起的疾病。抗生素的不良反应有过敏反应、毒性反应、二重感染、耐药性、局部刺激等，如果长时间处于接触抗生素的工作环境中，且没有做好足够的职业防护措施，则会对人体产生一定程度的危害。

危害药物均有不同程度的毒副作用，药物在消灭肿瘤细胞的同时也破坏正常细胞。危害药物的毒性不仅对患者产生副作用，对调配用药和执行化疗的医护人员的健康同样造成威胁，有一定的潜在危害。

因此，为避免两者对调配人员造成身体的危害，应在洁净环境下的生物安全柜中，由受过培训的药学和护理技术人员，严格按照操作程序，进行抗生素类和危害药物的调配。

225. 是否要设置专门调配危害药品的生物安全柜？是否必须采用Ⅱ级 B 型生物安全柜？

PIVAS 相关规范中未明确要求专门设置，但为了保证输液用药安全和调配人员的职业安全，需要指定专门调配危害药品的生物安全柜。在有条件的情况下，建议单独设置危害药品调配间，生物安全柜统一采用Ⅱ级 A 型即可。原因如下：Ⅱ级 A 型生物安全柜能够满足危害药品调配需求，若采用Ⅱ级 B 型生物安全柜，前期投入加大，机组风量一般会增至三倍，噪音及能耗大幅提升，房间压差变化剧烈、不易控制，降低了净化空调系统的稳定性和操作人员的舒适性，后期维护的压力也会增加。

226. PIVAS 所用办公用品、货架必须是不锈钢材质吗？钢质喷塑材料药架可以吗？

洁净间内使用的货架、推车、凳子等物品的材质必须为耐腐蚀的不锈钢材质，不得用易产尘、产屑材质，如木质、棉质等；洁净间洗手池、拖把池材料建议选用陶瓷或不锈钢；非洁净控制区域不要求必须使用不锈钢材质用品。铁质漆皮药架可以设置在非洁净控制区域使用。

第二节　PIVAS 仪器设备的检定和认证

227. PIVAS 中哪些仪器和设备须经国家法定部门认证合格？

生物安全柜、水平层流洁净台作为医疗器械产品管理，需医疗器械生产许可证和医疗器械注册证。其中生物安全柜为三类器械、水平层流洁净台为二类器械，无上述证书的产品不能使用。

压差表、温湿度计属计量器具，应按《计量法》的规定，定期检定或校正（检定或校正应在质量技术监督部门法定计量检定机构进行，首次使用也应具备计量合格证书。如果为校正证书则应进行比较，评估其是否适合继续使用）。

228. PIVAS 衡量器具已有生产企业产品合格证，为何仍需计量检定认证？

生产企业产品合格证仅代表该衡量器具在出厂时的合格状态。而衡量器具作为精密设备，在使用过程中由于磨损和老化等原因，其示值准确度等计量特性可能受到影响。为了确保衡量器具读数的偏差在规定允许的误差范围内，保证 PIVAS 各项运行参数指示精确，就必须按检定规程规定的检定周期，对衡量器具进行定期检定。

229. 我国企业生产的生物安全柜和水平层流洁净台应分别符合哪些相应标准？

生物安全柜与水平层流洁净台标准，见表 6-5。

表 6-5　生物安全柜与水平层流洁净台标准

	生物安全柜	水平层流洁净台
发布时间	2011 年	2010 年
发布组织	国家食品药品监督管理局	中华人民共和国住房和城乡建设部
标准名称	中华人民共和国医药行业标准《Ⅱ级生物安全柜》	中华人民共和国建筑工业行业标准《洁净工作台》
标准编码	YY 0569-2011	JG/T 292-2010

230. PIVAS 使用的生物安全柜主要依据哪些标准进行检测? 生物安全柜在何种情况、由何人检测?

　　PIVAS 使用的Ⅱ级生物安全柜生产执行国家标准：国家食品药品监督管理局发布的《Ⅱ级生物安全柜》中华人民共和国医药行业标准 YY 0569-2011。通常选取部分主要参数进行针对性检测。①检测：生物安全柜在大型维修（生物安全柜的风机系统或高效过滤器系统维修）之后，需由具备相关检测资质的第三方检测机构进行检测并出具合格报告后方可使用。②监测：生物安全柜在检测合格、正常运行过程中，为实现对设备运行状态的监督，需按要求对设备的主要参数指标进行定期监测。

第三节　PIVAS 仪器设备的使用

231. PIVAS 内各物品摆放遵循的主要原则?

　　(1) 非洁净控制区：

　　1) 安全：不易混淆，不易出错；

　　2) 高效：常用的东西方便拿取；

　　3) 符合 PIVAS 设计原理和流程要求；

　　4) 美观整洁。

　　(2) 洁净区：洁净区内物品摆放与非洁净控制区基本一致，另洁净操作台还应注意：

　　1) 操作台工作区域内尽量减少物品摆放；

　　2) 物品的摆放间距适宜，任何物品均不得遮挡层流操作区域内的各排风口，大件物品相距最少 15cm，小件物品相距最少 5cm，距离工作台边缘不少于 15cm。

232. PIVAS 中生物安全柜的放置环境有哪些要求?

（1）应放置在洁净级别为万级的调配间内;

（2）房间的新风量、排风量设计应能满足生物安全柜正常运行的需要;

（3）保持工作状态下房间相对二更呈 5~10Pa 负压差;

（4）生物安全柜所放置房间气流组织形式应为上送风、侧下排风。

233. 生物安全柜如何安装调整?

（1）生物安全柜应置于相应的清洁环境中使用;

（2）生物安全柜安装的地点要远离高速尘源和震源;

（3）生物安全柜开箱和就位过程中，应小心轻放，严禁碰撞或横倒;

（4）生物安全柜附近，不得有超过生物安全柜正面吸入风速（>0.5m/s）的气流。禁止在有人员频繁进出的场所、门和通道口处及流通空气入口处附近安装使用生物安全柜。以免空气干扰操作口以及排气口气流;

（5）生物安全柜需连接外排风管道和外置专用排风机箱;

（6）在生物安全柜周围应留有保养检修空间;

（7）正常使用时，务必用设备底部的四个支撑调节螺杆将设备支撑固定，避免设备在使用时移动而造成伤害;

（8）生物安全柜安装后，检查各个部位是否正常，在准备工作之前，先用有效的消毒剂等进行彻底的杀菌;

（9）生物安全柜安装后，检查供电网输入电源与设备的额定电压、频率参数是否相符，必须在确认后再接通电源;

（10）设备移动到位后，将设备底部的四个移动脚轮拆除，并将四个支撑调节螺旋杆全部旋入。

234. 为什么生物安全柜操作台面四周的散流孔不应当有任何阻挡物?

生物安全柜操作台面四周的散流孔是排风口或进风口（前窗处），安全柜内的空气经过这些风口进入安全柜内腔体形成完整的送回/排风系统，若这些散流孔被阻挡物堵塞，安全柜内的气流组织就会被破坏，影响生物安全柜的气流速度，从而对安全柜前窗气幕造成影响，可能导致柜内气体的外泄，给人员和环境带来危害。

235. 普通药物调配间为何不用生物安全柜?

普通静脉药物在调配过程中操作环境的气溶胶对人体及环境没有危害，在调配过程中只需对药品本身进行保护即可。从调配安全、节能、减噪、降低运行成本、操作方便等方面考虑，普通药物调配间使用水平层流洁净台即可，没有必要使用Ⅱ级生物安全柜；另外调配肠外营养药物使用水平层流洁净台比生物安全柜更加方便。

236. 抗生素类药物调配是否可以在水平层流洁净台上进行？

抗生素药物和危害药品调配不可以在水平层流洁净台上进行。因为抗生素药物和危害药品在调配过程中产生的气溶胶对操作人员存在不同程度的危害，因此此类药物的调配需在具有负压系统的生物安全柜内进行操作，水平层流洁净台无法满足要求。

237. 如何避免生物安全柜里面的紫外线灯对调配工作者的损害？

紫外线灯作为 PIVAS 日常使用的消毒设备，应对人员加强管理及相关安全培训。根据 YY 0569-2011 规范要求，"安全柜安装连锁装置保证前窗完全关闭后紫外线灯方可运行"，此时风机在互锁作用下处于关闭状态。可见 2011 年之后生产的安全柜可以从设计机制上对紫外线灯的危害进行控制。针对 2011 年及之前生产的安全柜，在进行紫外线灯消毒期间，操作人员不得操作设备。

238. 如何判定洁净操作台的运行是正常的？

（1）设备开启后无报警事件；
（2）生物安全柜参数显示在正常范围内；
（3）水平层流洁净台参数显示在正常范围内，且无明显波动；
（4）照明正常；
（5）风机无异响；
（6）每月进行的洁净操作台细菌监测指标合格。

239. 水平层流洁净台有液体朝高效过滤器方向飞溅时，应进行如何处理？

水平层流洁净台正前方高效过滤器有两层保护，最外面一层是不锈钢散流板，可以阻挡绝大部分的飞溅液，散流板可以用洁净抹布擦拭清洁；第二层是高效过滤器表面的匀流膜，可以对穿过不锈钢散流板的药液进行完全阻挡，匀流膜可以进行拆卸更换，能对高效过滤器起到屏障作用。

若药液量较大，导致穿至第二层保护——匀流膜，但没有污染高效过滤器，则需立即更换匀流膜。

若药液量太大，导致穿过第二层保护——匀流膜并污染高效过滤器，则需立即联系厂家更换匀流膜和高效过滤器。

240. 比较水平层流洁净台与生物安全柜在结构、清洁消毒与操作流程的差异？

（1）结构上的差异有：

1）工作腔内的气流流动方向不同，水平层流洁净台气流流向为水平方向，生物安全柜气流方向为垂直方向；

2）水平层流洁净台没有负压风道设计，生物安全柜有负压风道设计，因此后者工作腔内呈现负压，并有安全防护玻璃窗设计。

（2）清洁消毒与操作流程上的异同点：

1）清洁消毒程序相同，具体为先用清洁抹布去除表面污渍，再用75%的酒精仔细消毒，清洁时应遵循从污染低处到污染高处，消毒时从无菌要求高处到无菌要求低处；

2）使用紫外线灯进行消毒灭菌的时间与注意事项相同，均为30分钟，照射时注意确保没有人员在场的情况下再开启紫外线灯；

3）为实现工作区域自净，应提前开启水平层流洁净台与生物安全柜运行30分钟后，再进行正式调配操作；

4）因在生物安全柜内所调配的为抗生素或危害药品，对身体有潜在危害，需要在工作结束后，要继续保持生物安全柜正常运行10分钟后再关机，使危害气溶胶等不良气体的处理达到合格标准。

241. 水平层流洁净台、Ⅱ级 A 型生物安全柜的安全操作原则与注意事项有哪些？

（1）安全操作原则：

1）缓慢移动原则：洁净设备内部气流处于动态平衡，为了避免影响正常的气流状态，操作时动作应该尽量平缓，避免剧烈运动。此原则适用所有洁净环境。

2）物品（包括药品及耗材等，下同）平行摆放原则：为了避免物品和物品之间的交叉污染，在柜内摆放的物品应该尽量呈横向一字摆开，避免回风过程中造成交叉污染。

3）最少物品摆放原则：洁净操作台作为操作设备，仅提供混合调配操作空间，其内部的气流设置处于动态平衡，物品的放置和操作会对这种平衡造成影响，因此，除必须物品外，不应放置额外的物品。

4）避免振动原则：柜内尽量避免振动仪器（例如振荡器等）的使用和操作可能带来的振动，因为振动会对摆放的药品和人员操作带来潜在影响，造成安全隐患。

5）物品柜内移动原则：柜内两种及以上物品需要移动时，一定遵循低污染性物品向高污染性物品移动原则，避免污染性高的物品在移动过程中产生对柜体及其他物品的污染。

（2）注意事项：

1）前一天清场工作结束之后开启紫外线灯30分钟；

2）使用前用75%的酒精擦拭台面及四壁，然后开启设备风机，启动自循环30分钟，才可以开始使用；

3）系统稳定运行后，应对相关参数给予记录并能保存，如下降气流风速、流入气流风速（设备控制器上应有显示）或压力表读数，以及环境温度、湿度等；

4）工作结束后应对设备进行全面清理、擦净，包括台面下、回风槽、积液盘、出风网孔板等都要认真擦拭；再用75%酒精擦拭，并用肉眼观察无痕迹；

5）定期检查设备供电是否良好，如接地，全排安全柜的三相供电、电源插座附近是否保持干燥等；

6）任何时间不能有物品遮挡生物安全柜各方向的回（排）风口；

7）任何时间不得对操作台的高效过滤器喷洒液体；

8）在使用生物安全柜的过程中，应注意不要将软质、细微的物品放在风口附近，以免被吸入风通过散流孔吸入负压风道和风机中，影响设备的运行；

9）电气维修时绝对不能碰到高效过滤器；

10）高效过滤器只可以更换，不可清洗；

11）在进行高效过滤器的更换、保养检修等作业时，须先对生物安全柜进行严格灭菌处理后方可进行；

12）高效过滤器的更换和处理必须由厂家专业人员负责，不得擅自碰触。

242. 压差表和压力表的区别是什么？

压力表只测一个压力值（绝对压力）；压差表则是通过两个压力值差异，测量出压差值。

压力表只有一个空气探测口，检测控制点空气绝对压力；压差表有两个空气探测口，检测两个控制点的空气相对压力差。

243. 压力表和压差表量程选择注意哪些？

（1）为了保证压力表弹性元件能在弹性变形的安全范围内可靠地工作，压力表量程的选择不仅要根据被测压力的大小，而且还应考虑被测压力变化的速度，其量程需留有足够的余地。使用压力表测量稳定压力时，最大工作压力不应超过量程的 2/3；

（2）使用压力表测量脉动压力，最大工作压力不应超过量程的 1/2；

（3）使用压力表测量高压时，最大工作压力不应超过量程的 3/5，为了保证测量准确度，最小工作压力不应低于量程的 1/3。

PIVAS 洁净系统的重点在于压力梯度，因此压差表在使用中更加便利。

第四节　PIVAS 仪器设备的维护保养

244. PIVAS 哪些仪器设备需要定期维护保养、定期更换？

仪器设备在使用过程中不可避免地会有所磨损、老化，为了掌控仪器设备运行状态、控制运行风险，PIVAS 中所有仪器设备均需定期维护保养。

净化空调系统的初效、中效过滤器需要定期清洗或更换；洁净房间使用的高效过滤器、生物安全柜和水平层流洁净台的高效过滤器均需要定期检查，根据运行检测结果确定是否更换。检测结果达临界值时不得在清洁后继续使用，需由专业人员在特定条件下进行更换。

245. PIVAS 仪器设备中的哪些衡量器具需要定期校正？

PIVAS 内需要定期校正的衡量器具包括温度计、湿度计。衡量仪器需要定期送法定的计量检定机构进行检定或校正，如果为校正证书则应进行比较，评估是否适合继续使用。通常周期为一年。部分 PIVAS 在尝试使用自动盘点机辅助日常工作，该机器的称重部分也属于衡量器具，因此也需进行定期的校正，不可忽视。压差表属于 C 级压力表，监视用，不需周期检定，发生一次故障即更换。

246. PIVAS 使用的每台设备是否需要专人维护？对维护人员有何要求？

PIVAS 内使用的所有设备都必须置于有效管理之下，因此每台或每类设备均需要专人维护。合格的维护人员需达到以下要求：

（1）具有强烈的责任心，对设备的工作原理、使用方式和维护保养有基本意识；

（2）接受过每类设备标准操作和维护保养的定期培训，并保持考核合格；

（3）熟悉各类设备的工作原理、标准操作流程等知识，对设备结构有一定了解；

（4）对每台设备作好设备维护计划和记录，并能够监督执行；

（5）出现特殊情况时，如设备损坏或更新，必须及时上报并提出解决方案建议。

247. 如何有效持续保证 PIVAS 的仪器设备保养与维修，从而正常使用？

保证 PIVAS 仪器设备使用正常的关键要求如下：

（1）仪器设备操作者经过标准操作培训并考核合格；

（2）仪器设备操作者应严格按其标准操作流程进行操作；

使用者严格按照标准操作流程使用设备是 PIVAS 的仪器设备长期、稳定正常使用的最大保障。采用专人管理、定期管理、划分责任是保证 PIVAS 内的仪器和设备得到持续的保养与维修的最好方法。

248. Ⅱ级 A 型和 B 型生物安全柜、水平层流洁净台日常养护内容有哪些？

（1）Ⅱ级 A 型和 B 型生物安全柜：①设备的高效过滤器、静压箱及风道负压区是活性微生物等细菌及病毒的聚集区，需按照洁净度周期检测指标情况及时更换高效过滤器。②生物安全柜柜体内部被设计成风道，使用者不得自行拆卸或拆除这些部件的螺钉。③台面上靠近前窗处的隔栅是进风口，同时也作为污水的排水口使用，台面下端有排污阀门，专门用于排放污水。该阀门应保持关闭，以免造成污染。④设备由上下两部分组成，移动或搬运应避免设备倾斜造成颠覆。

（2）水平层流洁净台：高效过滤器长期使用后，积累的微粒量增加，导致气流阻力增大风速减小，需每年检测，检测结果达正常运行临界值时需更换高效过滤器。更换高效过滤器应通知厂家，由厂家负责更换处理。当高效过滤器被损伤或因密封不严造成渗漏时，也应更换高效过滤器。

249. 生物安全柜和水平层流洁净台的初、高效过滤器应如何维护？更换生物安全柜高效过滤器后是否可以直接投入使用？

（1）生物安全柜和水平层流洁净台的初效过滤器的维护：当初效过滤器有任何穿孔损坏，须进行更换。

（2）生物安全柜和水平层流洁净台的高效过滤器的维护：每月进行沉降菌检测，每年进行空气洁净度检测，如以上检测指标达到正常运行临界值时需进行高效过滤器更换；每天进行设备参数运行检查，一旦发现数据异常，需停止使用，联系生产厂家进行检测维护。

（3）更换生物安全柜和水平层流洁净台的高效过滤器后，设备不能直接投入使用，应由有资质的第三方检测机构进行检测，合格后方可投入使用。

250. PIVAS 内水平层流洁净台和生物安全柜检测周期的规定是多久？

洁净操作台每月至少检查一次，确认各种设备和工作条件是否处于正常工作状态，并有记录；每年至少检测一次尘埃粒子数并有记录；每月检查沉降菌落数并有记录。

251. 生物安全柜和水平层流洁净台的高效过滤器使用寿命是多少年？

视使用情况而定。结合每月的沉降菌检测结果和每年的空气洁净度检测结果，生物安全柜和水平层流洁净台的任何一项指标若达到正常运行临界值应更换高效过滤器。

252. 生物安全柜的回风道应当如何清洁？

生物安全柜运行时，室内空气和部分下送气流经吸风槽混合后进入生物安全柜回风道，使污染气溶胶不会通过操作窗口向外界扩散。在这一过程中，许多药物残留物、玻璃碎屑及清洁台面时渗入的溶媒都会蓄积在台面下的风道内，因此要定期对回风道进行清洁。清洁时，应关闭生物安全柜，用蒸馏水擦拭清洁后，再用 75% 酒精消毒。

253. 如因某些原因（如工作量减少、工作人员少）调整工作安排导致调配间闲置，闲置调配间该如何维护？

如果闲置的调配间和其他正在使用的调配间是共用的净化和空调系统，需要同时开启运行，如果是独立的净化、空调系统可以不用开机，做好登记工作即可。同一调配间内的操作台闲置可以不开闲置操作台的风机，因操作台的风机维持的是局部百级的环境，并不影响其他操作台的局部百级环境。

254. 医用冰箱的使用注意事项和维护方法有哪些？

（1）医用冰箱放置在干燥通风，不受阳光照射的环境中，设备左右两侧、上部及背部留有一定空气流通的空间。在高温高湿环境下，玻璃门可能会凝集水雾，属正常现象，不影响箱内储藏温度。如出现凝露现象，请尽快改善通风条件与环境温度；

（2）医用冰箱仅限于存放需冷藏（2～10℃）的药品，不得存放其他物品；

（3）存储药品量应与医用冰箱容积匹配，药品存放时不能遮挡医用冰箱内温度感应探头及风道，以免破坏箱体内温度稳定性，同时温度显示应定期校准；

（4）设备使用过程中，严格控制医用冰箱的开门频率及时间，以保持内部温度的相对稳定；

（5）医用冰箱应由专人管理，每天监控温度并记录，不具备自动除霜功能的需定期除霜，定期清理冷凝器、防尘罩的灰尘，保持散热面的通风和清洁，以保证设备正常运行；同时使用过程中注意门封垫的定期清洗消毒以及老化更换；

（6）医用冰箱长期不使用时，应将电源关闭；

（7）医用冰箱应统一编号管理。

255. 压差表的使用注意事项和维护方法有哪些？

（1）压差表应选择量程合适的型号，安装在易观察和易检修的地方，垂直设置；

（2）压差表使用前应进行严格校准；

（3）测定洁净区各房间压差时，首先应保持房间送风系统及净化设备运行稳定，同时应保持房间门窗处于关闭状态，并减少人员走动；

（4）压差表在使用过程中：如发现精度降低、示值不稳定或指针跳动等现象时，应找出原因后酌情重新校验，合格后才能使用。

256. 洗衣烘干机的使用注意事项及维护方法有哪些？

（1）开启及关闭机器门时禁止蛮力操作；

（2）严格控制投入机器内的衣物量，应在机器的额定容量范围内；

（3）清洗前，应清理衣袋，将多余物品取出，以减少对机器内壁的损伤；

（4）洁净区衣物清洗，洗涤剂应选用洗衣液，不应使用洗衣粉，以减少颗粒物对洁净度的影响；

（5）清洗或烘干工作完成后，应用干净抹布擦拭机器外表，去除水渍、污渍，保持机器清洁，同时应打开机门一段时间（约1小时）后再关闭，防止内部潮湿和异味；

（6）工作结束应切断机器电源，关闭水阀；

（7）定期清洁机器内的线屑过滤网，定期对机器进行消毒，以保证衣物的洁净；

（8）洗衣机进水阀的过滤网易被水中杂质堵塞，阻碍进水，每月应刷洗一次。

257. 不锈钢制品的使用注意事项和维护方法有哪些？

PIVAS内的不锈钢制品主要包括：不锈钢推车、不锈钢洗涤池、不锈钢传递窗、不锈钢工作台面、不锈钢更鞋柜、不锈钢更衣柜、不锈钢货架等。

（1）不锈钢推车使用时应注意平稳慢推，避免所载物品滑落或推车撞到墙体造成墙体凹陷或玻璃破碎；使用后应归位放置，保持 PIVAS 的整洁。

（2）不锈钢制品使用后，应及时清洁保养，用软布蘸清水或洗涤剂擦拭后用干布擦干或擦拭酒精挥发干，避免大量水渍停留不锈钢表面产生水锈。常用的洗涤剂和消毒剂：肥皂水、中性洗涤剂、不锈钢专用清洗剂、酒精等。

（3）清洁不锈钢制品表面时切忌使用硬质钢丝球、化学剂擦拭或钢刷磨洗，否则会造成刮痕或侵蚀。

（4）若不锈钢制品表面产生锈迹，可用 10% 硝酸擦拭，再用苏打水中和，然后清水擦拭干净。也可用专门的去锈产品处理。

258. 标签打印机的使用注意事项和维护方法有哪些？

为了保证标签打印机持续、良好的工作性能，需定期进行清洁维护，打印机使用频率越高，清洁维护也应越频繁。打印机的维护方法，见表 6-6。

表 6-6　打印机的维护方法

部件	方法
打印头的清洁	1. 要规律性清洁打印头，清洁工具使用蘸有酒精的棉签，清洁时关掉打印机电源，打开打印头，将打印头翻起，移去色带、标签纸，擦拭时使棉签沿同一方向轻擦打印头直至干净，避免来回移动擦拭污物 2. 在进行打印头的清洁之前，应取下手上的金属物品：戒指、手表、长项链等金属物 3. 维护前，请先确保清除自身的静电，静电过多会损伤打印头
胶辊的清洁	1. 要规律清洁打印机胶辊，清洁工具使用蘸有酒精的棉签，保持胶辊清洁，既可以保持良好的打印效果，也可延长打印头的寿命 2. 如果胶辊上粘有异物，可用蘸有酒精的棉签轻轻擦拭干净，切不可用刀具等硬物切割
滚筒的清洁	清洗打印头后，用浸有少许 75% 酒精的棉签（或棉布）清洗滚筒。方法是一边用手转动滚筒，一边擦洗，待干净后，擦干。上述两个步骤的清洗间隔一般是三天 1 次，如果打印机使用频繁，最好一天 1 次
传动系统和机箱内的清洁	因为一般标签纸为不干胶，其胶容易粘在传动轴和通道上，再加上有灰尘，直接影响到打印效果，故需经常清洁。一般一周 2 次，方法是用浸有酒精的棉签（或棉布）擦洗传动的各个轴、通道和表面以及机箱内的灰尘，干净后，擦干

续表

部件	方法
传感器的清洁	传感器包括色带传感器和标签传感器（其位置见说明书），一般1~3个月清洗一次，方法是用鼓风装置（吸球即可）吹去传感器上的灰尘及异物
进纸导槽的清洁	导槽一般不会导致严重问题，但有时因为人为因素或介质质量问题会导致标签粘贴在导槽，则需清理干净
其他注意事项	1. 电源接地线：以防因静电累积过多、电压异常波动损坏打印头及机器主板 2. 打印机不能带电插拔，热插拔容易烧坏打印机主板。插拔数据线前要先关闭电源 3. 打印机的日常维护直接关系到打印头的使用寿命，如维护不好很容易缩短打印头使用寿命，甚至损坏打印头及机器主板

259. 扫描器的使用注意事项及维护方法有哪些？

根据条码类型（一维码、二维码等）及大小样式选择合适的扫描器，以提高扫描速率：

（1）扫描器在使用过程中，应轻拿轻放、勿摔勿撞，以保护好扫描器内部的光学成像部件；

（2）扫描器在不工作时，应关闭电源，减少元部件损耗，延长使用寿命；

（3）日常保持扫描器外观清洁，用半湿抹布或酒精擦拭，但应注意不能碰到扫描器玻璃平板，若玻璃平板有尘，则应通过吹风或酒精擦拭挥发干进行清洁；

（4）对设备的电源线，信号连接线进行检查，看是否有信号线松动和电源线破损的情况。

260. 移动式手持终端扫描器的使用注意事项及维护方法？

移动式手持终端为电子设备类，应有专人管理及维护，放置在指定位置。

（1）严禁震动或挤压设备，使用时应尽量减少插拔连接线次数，保证连接口的稳定；

（2）工作结束后，应及时关闭设备电源。若设备长期不使用，应注意防尘防潮，定期充电维护；

（3）若扫描器表面有灰尘，应用洁净软布蘸酒精轻轻擦拭清洁。

261. PIVAS 地面保养维护方法及注意事项?

（1）不同阶段的养护方法：

地板铺设完毕后/使用前清洁保养：①先将地板表面上的灰尘、杂物清除；②用擦地机加 3M 红色磨片或同类产品低速清洁（用强力通用清洁剂1∶20兑水稀释后加入擦地机内），除去地板表面的保护蜡、油脂、灰尘及其他污垢，用吸水机将污水吸干；③用清水过洗、吸干；④视需要，上 3～4 层高强面蜡。清洁剂为强力通用清洁剂、高强面蜡。工具为磨地机、红色磨片、吸水机、蜡拖、榨水机。

（2）日常清洁保养

湿拖：用地板清洁上光剂按 1∶20 兑水稀释，用半湿的拖把拖地；如有需要，也可以用擦地机配合低速清洗。清洁剂为地拖牵尘剂、地板清洁上光剂。工具为尘推、拖把。

（3）定期清洁保养（每三个月 1 次）

1）推尘或吸尘器吸尘；

2）地板清洁上光剂按 1∶20 兑水稀释，进行拖地或配合高速抛光机加红色磨片进行磨洗；

3）上 3～4 层高强面蜡；

4）视需要，可以配合高速抛光机加白色抛光垫抛光处理。清洁剂为地板清洁上光剂、高强面蜡。工具为尘推、磨地机、红色/白色磨片、吸水机、蜡拖榨水机。

（4）彻底翻新处理

1）推尘或吸尘器吸尘；

2）用强力除蜡水 1∶10 稀释后均匀涂在地面上，等 5～10 分钟，用擦地机加红色磨片低速清洁、去蜡。及时用吸水机将污水吸干；

3）用清水过洗、吸干，直到地面不留任何残余清洁剂；

4）视需要，上 3～4 层高强面蜡。清洁剂：地板清洁上光剂、高强面蜡。工具：尘推、磨地机、红色/白色磨片、吸水机、蜡拖榨水机。

（5）特殊污垢的处理

1）油污：局部油污，将水性除油剂原液直接倒在毛巾上擦拭；大面积油污，将唯特水性除油剂按 1∶10 稀释后，用擦地机加红色磨片低速清洁。

2）黑胶印：用喷洁保养蜡配合高速抛光机加白色抛光垫抛光处理。对于时间比较长的黑胶印，可以将强力黑胶印去除剂直接倒在毛巾上擦拭处理。

3）胶或口香糖：用专业的强力除胶剂直接倒在毛巾上擦拭去除。

（6）保养维护的注意事项

1）应及时清除地面的各种污物；

2）绝对禁止将地板浸泡在明水中，尽管有些地面采用防水胶隔断水源（如地漏、水房等处），但是长时间地被水浸泡，会严重影响地板的使用寿命。清洗过程中及时用吸水机将污水吸干；

3）对于人流较多、磨损较大的地方应缩短维护周期，增加高强面蜡的上蜡遍数；

4）绝对禁止使用坚硬、粗糙的清洁用具（如钢丝球、百洁布等），防止尖锐物体碰撞弹性地坪；

5）强烈推荐在人流量高的公众场所入口放置蹭脚垫，以防止带入污垢砂粒等玷污划伤地材。

262. PIVAS 物流小车使用维修保养及注意事项？

（1）请勿在轨道附近堆放与小车无关的物品，以免影响小车的正常使用；

（2）如发现轨道内有曲别针、夹子等导电物品时，立即通知总控室，以免造成短路，损害站点；

（3）请勿擅自关闭站点控制器，出现任何异常，请与总控室联系；

（4）发车错误时，请勿人为将小车制动，应记住车号，与总控室联系；

（5）每辆小车只能输入一次指令，如小车无法正常驶离站点，请与总控室联系，请勿重复输入指令；

（6）站点人员交替时，熟悉小车操作的人员应对接替人员进行小车操作的讲解，确保正常使用；

（7）成品输液暂时不发时，请不要提前放入小车，随时保持车盖关闭，以免其他人误发、误存，导致液体丢失；

（8）小车最大载重量为 10kg，严禁超载；

（9）发送成品输液时，为防止输入错误，必须认真核对小车编号及目标站点，确认无误后点击 OK；

（10）暂无发送任务时，请及时存车，保留空车位，以便其他小车进站；成品输液较多时，为保证小车充足，请在发车过程中同时点击调车；

（11）物流小车系统各部件保养周期：①站点：每周外观检查；②轨道：每月外观检查并清洁，每六个月进行完整检查；③小车：运行 300 个小时进行小型检查，运行 600 个小时进行大型检查；④转轨器：每两个月或运行 30000 个运行周期后外观检查并清洁，每 6 个月或运行 80000 个运行周期后进行小型的检查，每 12 个月或运行 160000 个运行周期后进行大型的检查；⑤防火门：每月进行功能性检查，每年进行大的型检。

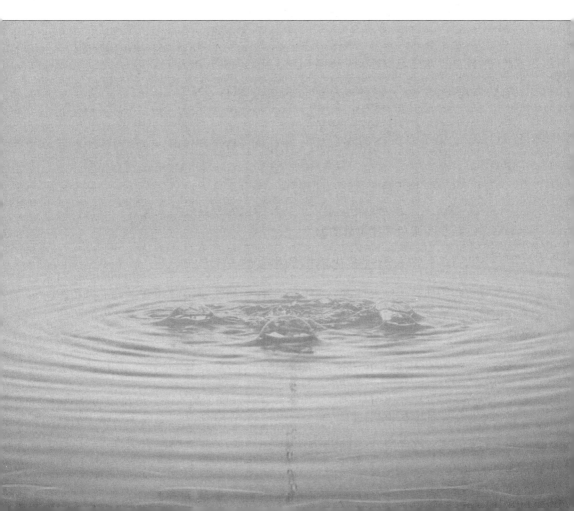

第三篇

PIVAS 人员管理

第七章

PIVAS 工作人员规范化培训基础知识问答

第一节　PIVAS 工作人员规范化培训的目的与意义

263. PIVAS 工作人员规范化培训的目的是什么？

为医院培养具有良好的职业道德、扎实的药学知识和熟练的实践操作技能，能独立、规范地承担 PIVAS 各岗位工作的专业技术人员。

264. PIVAS 工作人员规范化培训的意义是什么？

（1）培养工作人员的职业素养；

（2）加深工作人员对 PIVAS 的工作环境、流程、管理及服务理念的全面认识；

（3）提高工作人员主动学习的能力；

（4）增强工作人员的安全意识，从开始就养成良好的调配操作习惯，能够有效地减少和避免医疗事故的发生。

265. PIVAS 工作人员规范化培训的重要性是什么？

规范化培训是工作人员进入 PIVAS 工作后的重要组成部分，对于提高医疗质量极为重要，具有承前启后的重要作用，是高水平人才形成过程的关键所在。

266. 在规范化培训中心理培训有何重要性？

PIVAS 的工作环境相对封闭，工作具有高强度、高风险、高压力的性质，难免会产生压抑、焦虑的情绪，若不加以正确引导和教育，就会产生强大的负面效应。因此，专业的心理培训对 PIVAS 工作人员正确疏散心理压力、培养积极乐观的工作态度有重要意义。

267. 在规范化培训中职业道德培训目的是什么?

(1) 以人为本，践行宗旨

(2) 遵纪守法，依法执业

(3) 尊重患者，关爱生命

(4) 优质服务，医患和谐

(5) 廉洁自律，恪守医德

(6) 严谨求实，精益求精

(7) 爱岗敬业，团结协作

(8) 乐于奉献，热心公益

268. 在规范化培训中培养 PIVAS 工作人员团队合作能力的意义是什么?

(1) 规范个人行为;

(2) 提升团队成员每个人的工作能力;

(3) 促成个人与团队的双赢;

(4) 创新 PIVAS 内部工作流程;

(5) 提高工作品质与效率;

(6) 营造和谐向上的工作氛围。

269. PIVAS 建立规范化培训档案的目的是什么?

(1) 规范化管理与培训工作相关的各项资料;

(2) 档案中的各项资料可作为今后工作中制订培训计划的基础;

(3) 培训过程中的各项考核记录可作为员工工作考评的参考指标;

(4) 培训档案的不断充实亦可辅助 PIVAS 管理团队持续改进相关培训计划与内容。

270. PIVAS 岗前规范化培训的目的和意义是什么?

通过岗前规范化培训，了解医院、科室各种管理制度;帮助新员工熟悉和了解工作环境;掌握专业基础理论知识及常见操作技能;同时，培养工作中需要的其他技能，如进行有效沟通与交流的能力，抵抗压力和挫折的能力等。

第二节　PIVAS 工作人员规范化培训的
形式与内容

271. PIVAS 工作人员规范化培训形式有哪些?

规范化培训形式主要有三种:岗前培训、在岗培训、拓展培训。

272. PIVAS 工作人员规范化培训方式有哪些?

主要有以下七种方式:

(1) 专题讲座:适用于职业道德培训和内部业务学习等,可以采取专题讲座的形式进行。

(2) 教学观摩:适用于 PIVAS 基础操作培训,采用 PPT 或视频教学,结合现场操作和观摩,如:计算机操作、调配间内无菌操作培训等,以便受训者更直观地掌握操作要领。

(3) 小组研讨:适用于新理论、新技术的培训学习,通过小组讨论的形式,可以激发员工智慧,不断创造新技术。

(4) 专家指导:针对疑难问题邀请业内专家进行现场指导。

(5) 参观考察:通过对其他医院的参观、考察、交流,汲取新的理念。

(6) 继续教育培训:结合工作经验,将优良的管理、先进的技术和创新的理念,通过举办或参加继续教育项目,和业内同行分享。

(7) 课题研究:针对工作中的问题,进行课题研究。

273. PIVAS 工作人员岗前规范化培训需要多长时间?

PIVAS 工作人员岗前规范化培训分为院内岗前规范化培训与科室岗前规范化培训。

(1) 院内岗前规范化培训:医院于招聘员工后安排为期三周的新进人员培训,由人事部门协调有关职能科室制订培训计划并实施。培训完毕,进行考核,考试成绩存档。

(2) 科室岗前规范化培训:新进人员入科后,由医院药学部会同医务处、护理部等相关部门制订培训计划,并实施三个月,后通过考核,合格者方可上岗。

274. PIVAS 工作人员在岗规范化培训时间是多长?

PIVAS 工作人员在岗规范化培训计划是由医院药学部会同医务处、护理部等相关部门制订并实施，培训时间建议为期七个月，并进行相应的理论知识和操作技能考核。

（1）理论知识集中培训：为期两周；

（2）操作技能集中培训：为期两周；

（3）临床实践学习：为期六个月，在不同的科室进行轮转学习；

（4）药学专业知识学习：临床实践学习期间，每周定期安排药学部老师进行集中授课，学习药品相关理论知识。

275. PIVAS 工作人员规范化培训的考核方法？

考核方法主要有专业理论知识、操作技能、综合能力考核等。

276. PIVAS 对不同学历（职称）的员工进行有针对性地培训是否更加合理？

是。PIVAS 各环节工作流程繁琐，各环节之间结合紧密，随着培训内容的由浅入深，不同学历（职称）的培训对象，其培训时间、培训方式、培训目标及考核等方面有不同的要求，因而需要对不同学历（职称）的员工进行针对性培训，实行综合能力层级培训及考核，因地制宜、因材施教，不断提高 PIVAS 工作人员的全面综合素质。

277. PIVAS 长期病假、产假人员返岗后是否需要培训，如何培训？

长期病假、产假返岗后的工作人员应强化培训 1~2 周，主要从以下方面进行培训：

（1）心理指导：静脉用药调配中心工作人员的责任、工作强度、心理压力均比较大，长期休假后心态的转变尤其重要，通过心理指导使休假人员能够更快进入到工作状态；

（2）新修订的工作制度、操作规程与岗位职责；

（3）对一些需要反复强调的内容进行再培训：如无菌操作技能、清洁消毒程序等，以强化返岗人员的技能和安全意识；

（4）对返岗人员进行理论和操作考核，合格后方可上岗。

278. 检查规范化培训计划落实情况应多久进行一次？

可根据对 PIVAS 员工所制订的规范化培训计划 1~3 个月进行一次，考核结束后对考核结果进行总结分析，并做相应的调整。

279. PIVAS 工作人员规范化培训的对象有哪些？

包括内部人员和外部人员。内部人员是指 PIVAS 工作人员，包括新员工、轮转人员及长期在 PIVAS 工作的人员；外部人员是其他进修人员以及各院校的实习生。

280. PIVAS 工作人员规范化培训项目都有哪些？

（1）相关法律、法规、政策的培训；

（2）职业道德和工作作风的培训；

（3）管理制度和标准操作规程的培训；

（4）"三基三严"培训。

281. PIVAS 工作人员规范化培训具体内容都有哪些？

（1）相关法律、法规、政策的培训：《药品管理法》《处方管理办法》《医疗机构药事管理规定》《静脉用药集中调配质量管理规范》等；

（2）职业道德和工作作风的培训：《医疗机构从业人员行为规范》、《医德医风》、《医学伦理》、心理素质及行风等；

（3）规章制度及突发事件处理的紧急预案严格的培训：医院各项规章制度、部门各项规章制度的培训等；标准操作规程的培训：净化区域与操作台的清洁消毒规程、人员进出净化区域的消毒、更衣规程；信息系统操作规程、设备原理、保养及操作规程等；

（4）"三基三严"培训：药学、护理基本理论、基础知识与基本技能培训等。

282. PIVAS 岗前规范化培训内容包括哪些？

（1）介绍静脉用药调配中心工作意义；

（2）医院、科室相关法律、法规、政策；

（3）职业道德和工作作风；

（4）标准操作规程和管理制度；

（5）PIVAS 基础理论知识和实际操作技能；

（6）本岗位的特殊要求及操作规程；

（7）净化空调系统操作及维护培训；

（8）生物安全柜/水平层流洁净台操作、维护保养培训；

（9）按岗位培训操作指南实施工作的每一个步骤；

（10）通过基础理论、基本知识和基本技能考核，合格者方可上岗。

283. PIVAS 在岗规范化培训主要内容包括哪些？

（1）PIVAS 各环节工作流程培训；

（2）抗菌药物的合理化使用培训；

（3）危害药品混合调配操作培训；

（4）肠外营养液混合调配操作培训；

（5）PIVAS 应急预案培训；

（6）药学专业知识培训；

（7）有效沟通技巧培训；

（8）压力缓解培训；

（9）研究课题及论文撰写培训。

284. PIVAS 年度培训计划的要求有哪些？

（1）应根据不同能力层级、不同工作岗位的工作人员来进行；

（2）PIVAS 工作人员规范化培训要具有实用性、针对性、科学性；

（3）建立连续性培训体系，以保证每个工作人员都接受规范的培训，不但熟悉本岗位工作要求，还要掌握相关岗位工作制度；

（4）做到信息共享、管理共享，同时还要做到相互支持，相互配合，确保工作高效、高质完成。

285. 如何制订 PIVAS 在岗工作人员规范化培训计划？

PIVAS 在岗工作人员规范化培训计划，见表 7-1。

表 7-1　PIVAS 规范化培训计划

季度	月份	内容		层级
第一季度	1 月	审方工作流程	XXX（基础知识、基本理论）	N1 ~ N4
		临时医嘱工作流程	XXX（基础知识、基本理论）	N1 ~ N4
		分配输液顺序原则	XXX（基础知识、基本理论）	N3、N4
		不合理处方汇总分析	XXX（基本技能）	N3、N4
		网络瘫痪应急预案	XXX（基本技能）	N1、N2、N3、N4
		交接班制度	XXX	N1
	2 月	摆药工作流程	XXX（基础知识、基本理论）	N1 ~ N4
		药品盘点管理	XXX（基本技能）	N1、N2、N3、N4
		摆药制度	XXX	N1、N2

续表

季度	月份	内容		层级
第一季度	3 月	贴签核对工作流程	XXX（基础知识、基本理论）	N1 ~ N4
		药品破损管理	XXX（基本技能）	N1、N2、N3、N4
		核对制度	XXX	N1 ~ N4
第二季度	4 月	混合调配工作流程	XXX（基础知识、基本理论）	N1 ~ N4
		REPEATER 泵培训	XXX（基本技能）	N1、N2、N3、N4
		机器维修保养	XXX（基本技能）	N3、N4
		辅助配置制度	XXX	N1、N2
	5 月	肠外营养液调配流程	XXX（基础知识、基本理论）	N1 ~ N4
		无菌技术隔离技术	XXX（基础技能）	N1、N2
		肠外营养液质量管理制度	XXX	N1
	6 月	危害药品调配流程	XXX（基础知识、基本理论）	N1 ~ N4
		危害药品溢出应急预案	XXX（基本技能）	N1、N2、N3、N4
		职业防护制度	XXX	N1 ~ N4
第三季度	7 月	复核包装工作流程	XXX（基础知识、基本理论）	N1 ~ N4
		成品输液运送管理	XXX（基本技能）	N1、N2、N3、N4
		复核包装与发放制度	XXX	N1
	8 月	清场清洁消毒流程	XXX（基础知识、基本理论）	N1 ~ N4
		院内感染控制	XXX（基本技能）	N3、N4
		医用耗材管理	XXX（基本技能）	N3、N4
		锐器刺伤应急预案	XXX（基本技能）	N1、N2
		废弃物管理制度	XXX	N1、N2

续表

季度	月份	内容		层级
第三季度	9月	临床调研工作流程	XXX（基础知识、基本理论）	N1～N4
		沟通技巧	XXX（基本技能）	N1～N4
		临床调研制度	XXX	N1～N4
第四季度	10月	踪近差错汇总分析	XXX（基础知识、基本理论）	N1～N4
		品管圈培训	XXX（基本技能）	N1、N2、N3、N4
		目视管理	XXX（基本技能）	N1、N2、N3、N4
		差错事故管理制度	XXX	N1
	11月	文件文档管理	XXX（基础知识、基本理论）	N1～N4
		表格文书登记	XXX（基础技能）	N1
		文件文档管理制度	XXX	N1
	12月	应急预案	XXX（基础知识、基本理论）	N1～N4
		火灾应急预案	XXX（基本技能）	N1～N4
		突发事件应急管理制度	XXX	N1～N4

视频：《静脉用药调配中心操作流程》《静脉用药调配中心优化工作流程》。

教程：《静脉用药调配中心（室）教程》。

备选课件：《PIVAS 践行及管理》《定置管理在 PIVAS 的应用》《PIVAS 管理探索与实践》《PIVAS 管理出效益》《PIVAS 规范化质量管理》《PIVAS 调配质量管理》《PIVAS 的时间管理》《目视管理在 PIVAS 的应用》《PIVAS 质量管理》《PIVAS 应急预案与管理》《PIVAS 安全输液践行》《PIVAS 风险管理》《PIVAS 团队之护士的角色和作用》《PIVAS 机械化调配与流程再造》《科室文化建设》《PIVAS 管理与质量——关键环节关键点》《PIVAS 体现药学服务新内涵》《用药系统确保用药安全》《完善用药系统确保中药注射剂的用药安全》《抗菌药物临床合理应用》《JCI 标准下的危害药品安全管理系统》《关于 JCI 医院评审高警示药品管理》。

286. PIVAS 如何体现专业技术人员能力？

PIVAS 实行层级管理来体现专业技术人员能力，一般分为四级。

（1）N1（工作年限≤2年）；

（2）N2（工作年限2～5年）；

（3）N3（工作年限5～10年）；

（4）N4（工作年限＞10 年）。

287. PIVAS 专业技术人员层级管理中 N1 人员的任职资格、岗位工作能力及技术水平有哪些要求？

（1）任职资格：

1）学历：大专及以上；

2）资历：已经执业注册或通过初级职称考试成绩合格者，药士、护士及以上职称，工作年限≤2 年的工作人员。

（2）岗位工作能力及技术水平要求

1）熟悉医院规章制度及法律法规，掌握药学、护理核心制度和科室规章制度；

2）熟练掌握贴签核对、混合调配工作岗位流程及职责；

3）熟练掌握无菌操作、消毒隔离、感染控制、手卫生等专业理论和科室基本操作相关理论知识并按照要求正确执行；

4）学习并熟练掌握科室常用仪器设备操作、相关技术操作知识；

5）学习有效沟通方法，能够及时向上级人员反馈问题；

6）明确文书记录书写要求，各项表格记录书写规范、字迹清楚；

7）在上级老师指导下学习课件制作；

8）在上级老师指导下参与品管圈活动。

288. PIVAS 专业技术人员层级管理中 N2 人员的任职资格、岗位工作能力及技术水平有哪些要求？

（1）任职资格

1）学历：大专及以上；

2）资历：药师、护师及以上职称，工作年限 2～5 年的工作人员。

（2）岗位工作能力及技术水平要求

1）熟悉医院规章制度及法律法规，掌握药学、护理核心制度和科室规章制度；

2）熟练掌握摆药、贴签核对、混合调配工作岗位流程及职责；

3）熟练掌握无菌操作、消毒隔离、感染控制、手卫生等专业理论和科室基本操作相关理论知识，并按照要求正确执行，熟练掌握科室药品基本药理毒理、用法用量、配伍禁忌和不良反应；

4）熟练掌握科室常用设备操作、维护方法及相关技术操作知识；

5）具备与临床医护人员有效沟通的能力，能够及时解决临床反馈的问题；

6）明确文书记录书写要求，各项表格记录书写规范、字迹清楚；

　　7）具备带教下级人员的能力，担任一定教学任务；

　　8）在上级老师指导下参与品管圈活动，负责科室某项管理工作。

289. PIVAS 专业技术人员层级管理中 N3 人员的任职资格、岗位工作能力及技术水平有哪些要求？

　　（1）任职资格

　　1）学历：大专及以上；

　　2）资历：主管药师、主管护师及以上职称，工作年限 5～10 年的工作人员。

　　（2）岗位工作能力及技术水平要求

　　1）熟悉医院规章制度及法律法规，掌握药学、护理核心制度和科室规章制度；

　　2）熟练掌握审方、分配输液批次、摆药、贴签核对、混合调配、复核包装、临床调研等各工作岗位流程及职责；

　　3）熟练掌握无菌操作、消毒隔离、感染控制、手卫生等专业理论和科室各项操作相关理论知识并按照要求正确执行，熟练掌握科室药品基本药理毒理、用法用量、配伍禁忌和不良反应；

　　4）熟练掌握 PIVAS 的 HIS 系统操作，熟练掌握科室常用设备操作、维护方法及各岗位操作程序；

　　5）具备与临床医护人员有效沟通的能力，能够及时解决临床反馈的问题，运用沟通技巧开展临床调研工作；

　　6）明确文书记录书写要求，各项表格记录书写规范、字迹清楚，按照规范要求进行部分文书的检查工作；

　　7）具备带教下级人员的能力，担任一定教学任务；

　　8）负责品管圈小组活动，负责科室某项管理工作，积极参加院内组织的学术会议，结合理论与实践，撰写论文。

290. PIVAS 专业技术人员层级管理中 N4 人员的任职资格、岗位工作能力及技术水平有哪些要求？

　　（1）任职资格

　　1）学历：大专及以上；．

　　2）资历：副主任药师、副主任护师及以上职称，工作年限 >10 年的工作人员。

　　（2）岗位工作能力及技术水平要求

　　1）具有培训医院规章制度及法律法规的能力并定期授课培训，具有培训药学、护理核心制度和科室规章制度的能力并定期授课培训；

2）具有参与审方、分配输液批次、摆药、贴签核对、混合调配、复核包装、临床调研等各工作岗位的能力；

3）具有培训无菌操作、消毒隔离、感染控制等专业理论的能力，具有培训科室各项操作相关理论知识的能力，具有培训科室药品基本药理毒理、用法用量、配伍禁忌和不良反应的能力；

4）熟练掌握 PIVAS 的 HIS 系统操作，熟练掌握科室常用设备操作及维护方法，熟练掌握科室各岗位流程和操作细则；

5）具备与临床医护人员有效沟通的能力，能够及时解决临床反馈的问题，运用沟通技巧开展临床调研工作；

6）督促各岗位人员各项表格记录书写规范、字迹清楚，负责检查各类文书及表格的记录；

7）具备带教下级人员的能力，担任一定教学任务；

8）负责科室全面质量管理和科室品管圈活动，积极参加各种学术会议，撰写较高水平的科研论文，或进行科研课题的立项与研究。

291. 层级晋升的考核方式有哪些？

统一进行考核，包括理论考核、技能考核、综合能力考核三部分，考核合格后方可晋升。

292. N1 的培训目标、培训内容及方法、考核方式、层级晋升是什么？

（1）培训目标

1）巩固专业思想，强化以患者为中心的服务理念；

2）加强"三基"培训，掌握各项基础护理操作技能，做好基础工作；

3）通过学习了解医院的各项规章制度及相关医疗法律法规，重点掌握护理核心制度；

4）能够掌握基础药理知识，掌握无菌操作技术规程，了解各工作环节及操作流程；

5）能够完成一般的调配工作，尽快适应 PIVAS 初级工作人员的角色；

6）掌握院内感染控制的相关知识，加强个人防护；

7）通过培训与实践，工作人员夯实基本理论基本知识和基本技能，经过考核达到 N2 水平。

（2）培训内容及方法

1）理论知识培训：①基础理论：培训方式为自学；②理论讲座：基础药

理知识，医院规章制度及法律法规知识等。采用科室授课方式进行。

2）技能培训：无菌操作技术规程，由带教老师现场指导进行培训。

3）实践培训：在带教老师的指导下完成，主要内容为无菌操作及药品的调配。

（3）考核方式

1）理论考核：每年度根据培训内容及指定教材出题进行考试，负责人根据培训计划进行考试，成绩纳入培训档案；

2）操作考核：按照培训计划进行抽考，带教老师根据科室培训计划进行考核，成绩记入培训档案；

3）实践考核：由负责人及带教老师对其培训内容进行综合考评。

（4）晋级

完成 N1 培训规定的项目，考核合格，可晋升为 N2。考核不合格者延期一年晋升，经补考合格后方可晋升。

293. N2 的培训目标、培训内容及方法、考核方式、层级晋升是什么？

（1）培训目标

1）熟练掌握基础药理知识，能独立完成工作任务；

2）熟悉 PIVAS 各环节工作流程；

3）注重专业能力培养；

4）熟练掌握医院的规章制度及相关医疗法律法规；

5）培养其对突发事件的应急能力；

6）通过培训、实践，提高护士技能水平，经过考核达到 N2 水平。

（2）培训内容及方法

1）理论知识培训：①基础理论：培训方式为自学与科室授课相结合；②理论讲座：基础药理知识、PIVAS 各工作流程细则、医院规章制度及法律法规知识等，采用科室授课方式进行。

2）技能培训：各岗位均应熟悉，由带教老师现场指导进行培训。

3）实践培训：在带教老师的指导下完成 N2 培训规定的项目，主要内容为常见病的理论知识、基础的药理知识及各工作流程的实施细则。

（3）考核方式

1）理论考核：每年根据培训内容及指定教材出题组织统一考核。负责人根据培训计划进行考试，成绩纳入培训档案；

2）操作考核：每年按照培训计划抽取一项进行考核，带教老师根据培训计划进行考核，成绩记入培训档案；

3）实践考核：由负责人及带教老师对其培训内容进行综合考评。

（4）晋级

完成 N2 培训规定的项目，考核合格，可晋升为 N3。考核不合格者延期一年晋升，经补考合格后方可晋升。

294. N3 的培训目标、培训内容及方法、考核方式、层级晋升是什么？

（1）培训目标

1）熟练掌握基础药理知识，能独立完成工作的基础上注重核心能力的培养；

2）熟练掌握医院的规章制度及相关医疗法律法规；

3）熟练掌握各工作流程及突发事件的应急处理；

4）成为科室的骨干力量，并有意识培养教学、管理、科研能力，能指导 N1、N2 人员进行相关工作；每年撰写护理论文 1~2 篇；

5）通过培训、实践、进修，逐步提高技能水平，经过考核达到 N3 水平。

（2）培训内容及方法

1）理论知识培训：①基础理论：在 N2 指定学习内容的基础上增加培训内容，培训方式为自学；②理论讲座：专科知识、前沿动态、医疗法律法规知识等，采用集中授课与自学方式相结合。

2）技能培训：PIVAS 各岗位细则及突发事件的应急能力。

3）学术会议：尝试论文撰写，积极投稿参加学术会议。

（3）考核方式

1）理论考核：每年度根据培训内容及指定教材出题组织统一考核，负责人根据培训计划进行考试，成绩记入培训档案；

2）操作考核：每年按照培训计划抽考，带教老师根据培训计划进行考核，成绩记入培训档案；

3）实践考核：由负责人及带教老师对其培训内容进行综合考评。

（4）晋级

完成 N3 规定的项目，考核合格，可晋升为 N4。考核不合格者延期一年晋升，补考合格后方可晋升。

295. N4 的培训目标、培训内容及方法、考核方式、层级晋升是什么？

（1）培训目标

1）在熟练掌握基础药理知识基础上，加强新理论、新技术学习；

2）熟练掌握仪器设备的使用与维护；

3）参与教学、科研工作，具备较好的带教与管理能力；

4）协助负责人做好科室管理工作；

5）通过培训、临床实践，逐步达到 PIVAS 专科人员水平。

（2）培训内容及方法

1）理论知识培训：①基础理论：管理学、科研及专科书籍等，培训方式为自学；②理论讲座：相关专业知识、前沿动态、医院法律法规知识等，采用统一授课方式进行。每年参加培训不少于 20 学时。

2）院外参观、进修学习。

3）参加学术会议，进行经验交流。

（3）考核方式

1）理论考核：每年度根据培训内容及指定教材出题组织统一考试，负责人根据科室培训计划进行考试，成绩纳入培训档案；

2）操作考核：每年度根据培训计划进行抽考，带教老师根据科室培训计划进行考核，成绩记入培训档案。

（4）晋级

完成 N4 培训规定的项目，考核合格可有资格培训成为 PIVAS 专家。

第三节　PIVAS 规范化培训注意事项

296. PIVAS 规范化培训老师应该具备哪些素质？师资来源有哪些？

（1）PIVAS 规范化培训老师应该具备以下素质：

1）具有本科及以上学历、中级及以上专业技术职称，具有良好的医德医风、严谨的治学态度、较强的事业心和责任感，认真履行各项工作职责；

2）具有扎实的专业理论及基础知识，坚实的业务水平；

3）具有较好的外语水平及沟通能力；

4）能够熟练操作 HIS 系统和 PIVAS 工作系统进行医嘱审核工作；

5）具有解决医院常用静脉用药配伍变化及药品不良反应的能力；

6）熟练掌握 PIVAS 的整个工作流程，并具有自主解决问题的能力。

（2）PIVAS 的师资来源包括：

1）院内：人事处、医务处、药学部、PIVAS、护理部、院感科、保卫处、急诊科等科室安排工作经验丰富、责任心强的高年资带教老师负责 PIVAS 工作人员规范化培训相关专业知识的带教工作；

2）院外：聘请医药学专家进行药学前沿知识和行业发展趋势等内容的授

课；聘请专业心理专家、消防工作人员进行心理学知识与消防知识的讲座；聘请专业职业规划专家，指导 PIVAS 工作人员的职业规划。

297. PIVAS 规范化培训带教老师的职责有哪些？

（1）应严格按照医院制订的培训计划开展培训和考核工作，不得随意变更培训计划、流程和内容。

（2）应负责指导 PIVAS 工作人员基本理论、基本知识、基本技能。

（3）应正确指导 PIVAS 工作人员认真阅读专业书籍，督促其参加相关学术活动。

（4）应定期督导检查 PIVAS 工作人员培训计划执行完成情况及效果。

（5）关心 PIVAS 工作人员思想、生活情况，帮助他们解决学习、工作中出现的各种问题，注重培养无菌意识、质量意识、责任意识和服务意识。培养敬业精神和良好的医德医风，教育 PIVAS 工作人员遵守院纪院规。

（6）对培训存在的问题及时处理并向负责人汇报。

298. PIVAS 规范化培训中为什么要进行临床实践学习？

PIVAS 是药师从药房走进临床的重要途径之一。长久以来，药师从事药品调剂工作，对临床用药习惯及治疗方案了解甚少，缺乏静脉用药调配的实际操作能力。因此，在 PIVAS 工作人员进行规范化培训期间，将临床实践学习纳入培训计划具有重要意义。

299. 临床实践学习阶段应注意哪些事项？

（1）注重无菌操作技术的规范化、熟练化；

（2）注重构建与临床科室医护人员的友好关系；

（3）注重学习、归纳临床用药中发现的药物配伍禁忌、不良反应等问题；

（4）注重定期总结、归纳所学知识。

300. PIVAS 工作人员规范化培训期间带教新员工有哪些注意事项？

（1）新员工需提前一天报到，熟悉工作环境、班次安排及带教老师；

（2）实行一对一带教制度，合理引导新员工进入新的环境、熟悉新的工作流程，尽快被团队接纳；

（3）交接班时让新员工自我介绍并欢迎，使其感受到被尊重；

（4）带教老师要注意带教的方式方法和技巧，对工作中出现的问题及时解决并总结经验，让新员工尽快熟悉工作流程；

（5）对工作制度、薪酬福利、考勤要明确；

（6）对待工作要有责任心，积极向上，建立良好的工作氛围；

（7）实行人性化管理，及时了解新员工的所需所想，适时沟通，建立团结和谐的工作关系。

301. PIVAS 工作人员规范化培训期间应怎样进行考勤管理？

为保证规范化培训工作的正常开展，保证轮转科室的排班有序推进，医院实行管理部门和轮转科室的双重考勤制度，严格按照日常考勤管理规定执行，并切实履行下列手续：

（1）PIVAS 工作人员严格执行轮转计划，遵守各轮转科室的规章制度，服从科室安排，考勤情况记入本人档案；

（2）PIVAS 工作人员因任何原因请假，必须事先由本人提出申请，带教老师和 PIVAS 主管人员同意并签字后，再将假条交由 PIVAS 备案；

（3）PIVAS 工作人员不经请假擅自离岗，或未经其临床科室负责人同意而离岗，按旷工处理，情节严重者延长培训期限或取消培训资格。

302. PIVAS 工作人员培训记录应包括哪些基本信息？

（1）培训目的，即此次培训的计划书；

（2）培训对象，即参加培训人员的花名册（应附人员联系方式）；

（3）培训内容，即培训课程及时间的安排表；

（4）讲师资料，即授课人员简介及课件；

（5）培训收效，即此次培训结束后的考核。

303. PIVAS 工作人员培训文档应包括哪些内容？

（1）培训期间的考勤记录；

（2）各项理论培训授课课件、出勤情况及考核结果；

（3）各项实践技能培训记录、出勤情况和考核结果；

（4）转科期间各临床科室定期考核记录；

（5）团队活动记录；

（6）会议记录；

（7）参加培训人员定期工作总结记录。

304. PIVAS 仪器设备使用前需要培训哪些内容？

为保证仪器设备运行正常、延长仪器设备的使用寿命，提高工作效率，在使用新的仪器设备前，需要对使用者进行理论与实践相结合的操作前培训。内容包括：

（1）仪器设备的用途；

（2）仪器设备的基本构造；

（3）仪器设备的基本工作原理；

（4）仪器设备的正确使用方法及使用时的注意事项；

（5）仪器设备的基本养护方法；

（6）仪器设备常见故障的处理方法及基本维修知识；

（7）树立个人安全意识及公共财产保护意识。

305. 如何对 PIVAS 工作人员进行药品培训学习？

应从以下方面对人员进行专业理论培训：

（1）岗前规范化培训：结合本院用药情况对工作人员进行临床输液知识、科室用药习惯及输液特性、常用药品的药物相容性及配伍禁忌、高警示药品调配注意事项、抗菌药物的合理用药知识等专题培训。

（2）在岗规范化培训

1）制订学习计划，对各类药品进行循环学习；

2）及时整理每日发现的不合理医嘱，学习医嘱中药品的正确使用方法；

3）新进的药品要连续 3 天对比学习。第一天侧重点为药品说明书，第二天学习与同类品种的药品相关知识，第三天进行横向、纵向的学习。

（3）拓展规范化培训：定期举办 PIVAS 内部讲座，对疑难药物进行深度解析学习。邀请科室其他部门主管药师或科主任作专题讲座。PIVAS 的药师积极参加院内、外举办的相关会议、学术论坛及培训班，并与大家分享学习成果。

306. PIVAS 药学人员是否需要进行无菌技术相关知识的培训？

需要。PIVAS 全体工作人员必须严格遵守无菌技术操作方法，在洁净环境下进行静脉用药的混合调配，以确保静脉用药的无菌性。对 PIVAS 的全体工作人员进行严格规范的无菌技术培训和相关知识继续教育，可以使工作人员严格遵守管理制度，强化无菌操作意识，熟练掌握无菌操作规程，杜绝静脉用药在调配过程中的污染，确保临床静脉用药质量和患者安全。

307. PIVAS 护理人员是否需要进行处方审核相关知识培训？

需要。PIVAS 护理人员主要负责静脉用药混合调配工作，混合调配时要注意发现药品理化性质的变化，遇到药品质量问题、配伍禁忌时应该停止混合调配，并及时报告。护理人员通过学习用药医嘱的适宜性、选用溶媒的相容性与稳定性等处方审核相关知识，在药学理论指导下进行混合调配，可以及时发现审方药师未纠正的用药错误或可能影响药物调配质量的潜在问题，变被动执行医嘱为积极主动的防止差错事故的发生，提高用药安全性。

308. 对临床医师、护士进行与PIVAS相关的培训应包括哪些内容？

（1）静脉医嘱开具及执行的注意事项；

（2）PIVAS基本工作流程及各批次成品输液配送时间；

（3）常用静脉药物的应用及注意事项；

（4）退药相关管理制度及流程；

（5）成品输液交接注意事项。

309. PIVAS药学、护理进修人员的培训目标？

（1）熟悉PIVAS环境设施、物品摆放布局；

（2）能够掌握基础药理知识，掌握无菌技术规程；

（3）了解PIVAS各岗位职责、工作流程；

（4）在带教老师的指导下，了解PIVAS各工作环节，能够独立审核处方、分配输液顺序、贴签核对、混合调配、复核包装等；

（5）对所学的知识能够及时总结，能够独立制作PPT。

310. PIVAS药学、护理进修人员的培训规程及考核方式是什么？

培训规程及考核方式如下：

（1）药学、护理进修人员进科第一天，由带教老师带领熟悉PIVAS环境设施、物品摆放布局，讲解PIVAS的规章制度，并重点讲解进修人员制度及在工作中的注意事项；

（2）选择经验丰富的PIVAS工作人员带教，详细讲解岗位工作内容和流程，学习常用药品的相关理论知识，每周进行一次小讲座；

（3）进修第一个星期：主要熟悉科室环境、岗位职责以及无菌操作的培训；第二、三个星期：主要学习科室各环节工作流程，对PIVAS审方、摆药、贴签核对，混合调配，复核包装，临床调研都有进一步的了解；第四个星期：在带教老师的指导下培养其综合能力；

（4）学习制作PPT并在例会上对一个月的进修进行总结；

（5）考核方式为在进修结束前进行一次理论和操作考核。

第四节　PIVAS工作人员继续教育

311. 何为继续教育？其目的和意义是什么？

继续教育是继高等院校基本教育和毕业后规范化专业培训之后，以学习新理论、新知识、新技术、新方法为主的一种终生教育。是对专业技术人员进行知识更新、补充、拓展和能力提高，进一步完善知识结构，提高创造力和专业技术水平的一种高层次的追加教育。继续医学教育的目的和意义是使专业技术人员在整个职业生涯中保持高尚的职业道德，不断提高专业工作能力和业务水平，跟上学科发展的要求。

312. PIVAS 工作人员继续教育与规范化培训有何区别?

PIVAS 工作人员继续教育与规范化培训的区别是:

(1) 对象和时间不同

规范化培训的人员是高等院校毕业，从事医院药学工作的 PIVAS 工作人员，是毕业后的专业培训，其培训时间建议为 5 年;参加继续教育活动的人员是继高等院校基本教育和毕业后规范化专业培训之后的所有 PIVAS 工作人员，每年参加并获得规定的学分，需要终生学习。

(2) 目标不同

规范化培训的目标是达到《卫生技术人员职务试行条例》规定的主管药师基本标准和要求;继续教育的目标是不断提高专业技术人员的专业工作能力和业务水平，跟上学科发展的要求。

(3) 方法不同

规范化培训分为两个阶段:第一阶段为三年，第二阶段为二年。第一阶段在医院药学部(药剂科)下属二级科(室)轮转为主，是基础专业培训;第二阶段以专人指导为主进行定向专业培训。

继续教育活动是参加学术讲座、学术会议、专题讨论会、研讨班、讲习班、学习班和自学等，通过不同渠道、不同形式的教育，达到相应的要求。

313. PIVAS 工作人员需要持续在岗规范化培训和继续教育吗?

需要。PIVAS 工作量大、责任重大、风险性高，其工作质量直接关系到患者的用药安全，因此，从领导到职工，从老员工到新员工进行持续的在岗规范化培训和继续教育是 PIVAS 不断发展的动力。根据案例开展"压力培训"，培训员工进行科学的自我"加压"和"减压"，保持良好的工作心态。针对不同岗位、不同人员，开展"轮岗培训"，实现职工全能化、整体化素质的提升，杜绝"以岗择人"的管理弊端，最大程度发挥人才效益，为适应现代化医学的发展，提高 PIVAS 的整体服务性。除了完成医院及科室统一组织的各类培训及考核外，职工还要利用业余时间，攻读完成硕士及博士研究生的深造，不断提升个人综合知识水平，推动 PIVAS 更快更好的发展。

314. PIVAS 工作人员参加继续教育对日常工作有何辅助作用?

PIVAS 工作人员参加继续教育对日常工作的辅助作用是:PIVAS 工作人员通过参加继续教育,不断更新专业知识,有效做好知识衔接,提升专业素质;提高工作人员在日常工作中解决实际问题的能力,保证工作质量;强化工作人员的岗位操作技能,有效提高工作效率;转变与更新工作人员的服务理念,增强竞争力;全面提升科室质量管理水平。

315. 对 PIVAS 工作人员的继续教育应从哪几方面入手?

PIVAS 工作人员的继续教育应从学习掌握国内外相关专业、管理、法规等方面的新理论、新知识、新技术和新方法,提高工作人员的知识水平和业务能力,保持良好的职业道德,以适应临床服务的需要入手,注重针对性、实用性和先进性,不断更新、补充、拓展和提高工作人员的知识与技能,以确保药品质量及患者用药安全。

316. 如何能将继续教育内容落到实处?

将继续教育内容落到实处应做到以下几点:

(1)坚持理论联系实际,讲求实效的原则,制订规范详细的继续教育计划;

(2)根据学习对象、学习条件等具体情况确定与专业领域和技术岗位相关的学习内容,编写教材;

(3)按照继续教育计划和学习内容培养师资人员,师资人员应该做到教学态度端正、教学形式灵活、语言表达清晰准确、课程内容准备充分,注重理论联系实际;

(4)配备适应先进技术推广应用的教学设备,由专人负责管理和维护,确保教学设备正常使用;

(5)参加继续教育的人员应明确学习的总体要求,有针对性地学习目标内的技能和知识;

(6)严格落实继续教育考勤制度,做好相关记录工作;

(7)对参加继续教育学习的人员进行考试和考核;

(8)建立继续教育学习档案,将工作人员参加继续教育学习情况与绩效考核相结合。

317. 平时听取科室讲课和学习药品说明书是否属于继续教育?

属于。科室讲课主要是从规章制度、专业知识、工作流程、技术操作规范和业务技能等方面进行学习和培训，注重更新、补充工作人员的基础知识和专业知识，进一步完善知识结构，提高工作人员的技术操作水平。学习药品说明书是掌握药品，特别是新药的适应证、禁忌证、使用方法和注意事项以及药物不良反应等药学知识最便捷、有效的途径。两者都是继续教育内容的重要组成部分。

318. 继续教育和自身晋升考核有相关性吗？

继续教育和自身晋升考核具有相关性。按照《继续药学教育试行办法》和《继续护理学教育试行办法》要求：药学技术人员须按规定取得每年接受继续药学教育的最低学分数，作为业绩考核、聘任以及晋升高一级专业技术职务的条件之一；护理技术人员须按规定取得每年接受继续护理学教育的最低学分数，才能作为再次注册、聘任及晋升高一级专业技术职务的条件之一。

319. 是否有公开的平台能够及时提供继续教育的相关信息？继续教育过程中是否有确定的学分？

有。提供继续教育相关信息的平台：国家卫生计生委能力建设与继续教育中心和省、自治区、直辖市以及各地市继续医学教育委员会的继续教育网络平台，举办继续教育活动的专业学术机构、高等院校、医疗单位的网络平台、发布专业信息的互联网平台以及专业期刊等。

320. 继续教育过程中如何划分学分等级？

继续教育过程中有确定的学分。继续医学教育（包括继续药学教育）实行分级管理和学分制。按活动性质学分分为一类学分、二类学分。一类学分是授予由国家卫生计生委能力建设与继续教育中心和省、自治区、直辖市继续医学教育委员会和全军继续医学教育指导委员会审批认可的项目；或卫计委直属院校、直属单位和中华医学会总会举办，向卫计委医学教育委员会专项备案的项目。二类学分是授予由各地和各单位举办的其他类型的学习班、学术会议等学术活动；还包括自学内容和发表的论文、出版的专著、获得的科技成果和基金、出国学习以及参加的教学工作等。各种类型的学分如何计算有详细的规定，要严格按照规定来执行。

321. PIVAS 工作人员每年继续教育应达到多少学分数？

按照《继续医学教育学分授予试行办法》，药学、护理技术人员每年参加经认可的继续教育活动的最低学分数为 25 学分，其中护理技术人员 I 类学分须达到 3~10 学分，II 类学分达到 15~22 学分。省、自治区、直辖市级医院

的主管护师及其以上人员 5 年内必须获得国家级继续护理学教育项目授予的
5~10个学分。

322. 常用药品标准信息类专著有哪些?

常用药品标准信息类专著:《中华人民共和国药典》《中华人民共和国药典临床用药须知》《中国国家处方集》《国家基本药物处方集》《新编药物学》《中国医师药师临床用药指南》《马丁代尔药物大典》《热病》等。

323. 政府网、专业学术机构及其他药学信息网站有哪些?

(1)政府网

中华人民共和国国家卫生和计划生育委员会:http://www.nhfpc.gov.cn/

中华人民共和国国家中医药管理局:http://www.satcm.gov.cn

国家食品药品监督管理总局:http://www.sda.gov.cn/

国家药典委员会:http://www.chp.org.cn/index.html

专业学术机构网站:

中国药学会:http://www.cpa.org.cn

中华护理学会:http://www.cna-cast.org.cn

中国药学会医院药学专业委员会:http://www.cpahp.org.cn

国家卫生计生委医院管理研究所药事管理研究部中国医院协会药事管理专业委员会:http://www.chinadtc.org/

中国药物滥用防治协会:http://www.cadapt.com.cn

中国医药生物技术协会:http://www.cmba.org.cn

海峡两岸医药卫生交流协会:http://www.cemagp.org

(2)药学信息网站

丁香园:http://www.dxy.cn

药圈:http://www.yaoq.net

临床药师网:http://www.clinphar.cn

用药安全网:http://www.yongyao.net

药学之窗:www.winpharm.net

医脉通:http://www.medlive.cn/

中国医药信息网:http://www.cpi.gov.cn

药智网:http://www.yaozh.com

324. 常用医药文献数据库有哪些?

常用医药文献数据库

CNKI 中国知网：http：//www. cnki. net

万方数据库：http：//www. wanfangdata. com. cn

维普网：http：//www. cqvip. com

中国生物医学文献数据库（CBM）：http：//www. sinomed. ac. cn

中国医院知识总库：http：//kns. chkd. cnki. net/

PubMed 数据库：http：//www. ncbi. nlm. nih. gov/pubmed

Cochrane 图书馆：http：//www. cochrane. org/

外文文献服务网：http：//book. spousecare. com

中国人民解放军医学图书馆：http：//www. mlpla. org. cn/

325. 获取输液专科信息的微信平台有哪些?

点滴安全：Baxter- MDS

肠内肠外营养：CSPEN2004

安全输液：anquanshuye

静脉输液：jingmaishuye

安全大输液：injection- Safety

第八章

PIVAS 文化建设基础知识问答

第一节　PIVAS 文化建设知识

326. 什么是科室文化?

科室文化是科室在长期工作中形成的一种全体人员认同、拥护和维护的群体意识和行为规范,是科室进步取之不尽、用之不竭的精神源泉。科室文化建设是一个系统工程,包括科室精神的培养、团队意识的建设、科室形象的树立、科室环境的营造、组织机构的建立、规章制度的制订、管理体制的完善、文体活动的开展等。

327. PIVAS 建设科室文化的意义?

科室文化是科室发展的风向标,它指出了科室发展的使命和追求,也提出了科室发展的方向和目标。科室文化是科室团队建设的"文化场",它营造出每位员工自律和他律的舆论氛围,也激发出科室凝聚力和归属感。所以,文化建设对每位员工来说,是激发积极性的能源,对科室生命来说是长寿的种子与土壤。

328. PIVAS 文化建设的基本原则是什么?

PIVAS 的文化建设基本原则是系统性、战略性、动力性、创造性、亲密性、以人为本。

329. PIVAS 进行文化建设有何作用?

(1) 导向作用

科室文化反映一个科室的行为目标和发展方向,对科室整体的价值取向、行为方式,以及科室成员个体的思想行动起导向作用。在科室文化氛围中,群体行为准则和道德规范,造成强大的使个体行为从众化的心理压力和动力,在潜移默化中使科室成员形成科室共同价值观念,自觉把科室目标作为个人追求的目标。

（2）凝聚作用

当一种文化的核心即价值观被科室成员认同后，它就能从不同层次、不同类别的成员融合团结起来。科室文化是一种强力黏合剂，使科室内部形成大家所接受的价值观念和行为规范，使科室成员产生同舟共济、共同发展的整体意识，增强了实现目标的责任感、使命感。

（3）激励作用

科室文化对科室成员的激励不是靠外在的推动，而是通过积极向上的思想观念和行为准则，调动科室成员的积极性，唤起大家的职业荣誉感和自豪感，使科室成员自觉维护科室形象，从内心深处自觉产生为科室拼搏的奉献精神。

（4）辐射作用

科室文化一旦形成较为固定的模式，它不仅在科室内发挥作用，对本科室员工产生影响，而且也会通过各种渠道对社会形成辐射和传播。良好的科室文化有利于科室树立良好的社会形象，吸引更多的就诊患者，创造更多的经济效益。有利于科室吸引人才，增强发展的实力。有利于取得上级领导和有关部门对科室的理解、支持和帮助，促进科室的发展。

（5）教育作用

良好的文化氛围，能够熏陶人、教育人，使先进更先进，后进变先进，并能形成一种良好的传统和作风，不断教育和熏陶一代代员工。

（6）宣传作用

科室文化不仅对科室内部有重要的影响和作用，对外部也有很强的宣传和感染作用。通过科室文化可以使人了解科室宗旨、树立科室形象、增强科室信誉，从而不断提高精神文明水平，起到推动和促进作用。

330. PIVAS 的价值观是什么？

PIVAS 的价值观应当是以患者为中心，以确保药品质量为核心，以促进合理安全用药为工作重点。

331. PIVAS 服务宗旨是什么？

（1）质量、安全、服务、费用；

（2）服务好、质量好、医德好、患者满意。

332. PIVAS 科室的文化精髓是什么？

（1）业务要精；

（2）操作要细；

（3）工作要勤；

（4）物要整洁；

（5）人要精神。

333. PIVAS 建设科室文化要做到哪些？

科室文化建设是一项复杂的"软工程"。它不是简单的提口号，也不是一时的经验总结，而是要经过较长时期的挖掘、积累、研究、构思。特别要做到以下几点：

（1）科室文化建设必须与科室和整个社会的物质文明水平相适应，不能脱离实际提口号；

（2）科室文化建设必须要由员工共同参与，不能仅靠少数人关起门来做文章；

（3）科室文化建设要抓住科室的主要矛盾和主要特征，有自己的特点和个性，不能千篇一律；

（4）科室文化建设要尊重民族优良的传统文化和习惯，与宏观文化融为一体，而不能脱离国情；

（5）科室文化不仅要恰当建立，而且还要付诸实施。

334. PIVAS 为什么要建立科室文化网络？

文化网络是指科室进行科室文化宣传教育、沟通联络和贯彻落实的方式和渠道。它既包括一定的组织和宣传方式，也体现在科室的各种行为和成果中。在科室文化的宣传和贯彻中，还要充分体现在科室的各种行为和物化成果上。为此，科室在建立文化网络中，除了建立必要专门的组织和渠道外，还必须在制度建设、环境规划、科室标志、服务态度等各种行为和物化结果中充分体现文化品位。

335. 如何理解 PIVAS 的文化是医院文化的延伸和支撑？

科室文化是在医院的核心价值体系的基础上形成的，具有延续性的共同的认知系统和习惯的行为方式。这种共同的认知系统和习惯性的行为方式，使科室员工彼此之间能够达成共识，形成心理契约。

336. PIVAS 文化建设包括哪些基本内容？

PIVAS 的文化建设应当是以团结协作、质量安全、开拓创新为目的，开展精神文化建设、制度文化建设、学术文化建设、品牌文化建设、环境文化建设、质量文化建设。

337. 如何理解文化理念的执行力与科室执行力的关系?

文化理念的执行力是构成科室执行力的首要和重要因素，决定科室执行力的方向。

338. 如何保证核心凝聚力?

保证核心凝聚力的关键在于责任精神、奉献精神、协作精神、挑战精神和荣誉精神在团队内部的形成、培养和激发，这五种核心要素成为促进团队成长的支柱力量，让团队成员都能够自觉以上述要素为行为准则。

339. 什么是安全文化?

安全文化是一个互信的环境，在这个环境中，所有工作人员均可以随心所欲地讨论安全问题及其解决方法，而不至担心其行为遭到惩罚或观点遭到忽视，并认为报告了这些过失环节是一个汲取教训、优化系统的机会。

第二节　PIVAS 文化建设管理

340. PIVAS 文化建设的常用手法都有哪些?

PIVAS 文化建设的常用手法有：培养职业道德、规范医疗行为、树立团队精神、增强凝聚能力、建立规章制度、合理应用奖惩、加强内涵建设、创建学习型科室、提升服务理念、注重人文关怀等。

341. PIVAS 文化建设应处理好的关系有哪些?

PIVAS 文化建设需要处理好以下关系：学习借鉴和自主创新的关系、着眼长远与立足当前的关系、领导重视与依靠群众的关系、"教"与"学"的关系、文化建设和队伍建设的关系、文化活动与业务工作的关系。

342. 是否可以把 PIVAS 独有的科室文化用徽章的形式表现出来?

PIVAS 的科室文化既有其独有工作特点，也是对医院文化的继承和发扬。可与医院或上级科室徽章有机结合，形成继承性、特殊性、有识别度的徽章。

343. PIVAS 应该如何开展文化活动，让职工以科室的文化理念为行为准则?

文化建设的目的是培养对医院、集体、岗位的热爱，树立积极工作、多做奉献、争创一流的团队精神，强化对集体的认同、归属与荣誉感。文化建设应体现在工作的各个角落，文化活动应定期、有计划开展，形式应丰富多样。

344. PIVAS 通过什么方式提高员工的文化素养？

（1）挖掘人文资源，营造医院及科室的文化氛围；

（2）不仅要关注员工的职业生涯，而且要关注伴随其职业生涯的心路历程；

（3）尊重员工，根据员工不同层次的人生需求，帮助他们规划人生发展，提供适当培训，实现全面发展；

（4）举办报纸专栏及网站、出版书籍专刊、开展专题调研、开办人文论、进行人文员工评选等多种活动，调动广大员工参与文化建设的积极性，真实表达自己的人文感悟，发现身边的真善美，宣扬闪耀人性光辉的人和事，不断增添扬善抑恶、自我激励、深化人文服务和人文管理的动力，营造浓烈的人文氛围。

345. PIVAS 如何采取措施把大家凝聚起来？

PIVAS 应从制度和文化方面采取措施形成凝聚力。制度方面是指 PIVAS 需要结合每个被激励的岗位或团队，认真分析调动积极性、形成凝聚力的关键行为和要素，以团队视角进行考核和评价，让员工一起完成一些很有成就感的工作，如举办集体活动、文化娱乐活动等，让员工在责任承担和成就方面形成团队意识和共识。文化方面主要指组织的士气和氛围，建立以团队为导向的文化活动，让凝聚力团队文化形成持久的规则和氛围。一方面可以充分利用业余时间、下班后时间，分批次、多项目、多种方式地安排业余文化生活。另一方面可以挖掘工间休息时间，群策群力，发挥员工主观能动性，如开展审方技能比赛、主题辩论赛、药品调配比赛、药物知识竞赛等能够充分体现 PIVAS 特色的竞技比赛。

346. PIVAS 应该组织怎样的科室活动来体现科室的执行力与凝聚力？

PIVAS 可以通过应急预案演习、突发事件应对、集体活动的参与度和完成度来体现和测试科室的执行力与凝聚力。

347. 如何进行团队精神的培养和教育？

团队精神的培养和教育需要培养员工的团队情感、建立团队共同目标；鼓励员工参与、加强成员的沟通、建立互信；建立团队准则和规范；鼓励协作、防止不正当竞争；有效解决团队冲突；同时管理者应以身作则。

348. 什么是慎独思想?

"慎独",语出《礼记·中庸》。所谓"慎独",指的是人们在个人独处的时候,也能自觉地严于律己,谨慎地对待自己的所思所行,防止有违道德的欲念和行为发生,从而使道义时时刻刻伴随主体之身。慎独,是衡量一个人道德水准的试金石。在医德中,慎独是在医务人员在独自工作,无人监督的情况下,仍能坚持医德信念,履行原则和规范。

349. 如何进行慎独思想的培养和教育?

首先,从思想上让工作人员领会慎独精神:定期组织学习思想道德教育,每周科会组织全科人员认真学习医德医风,提高医务人员的职业道德素质,开展视患者为亲人活动,换位思考,唤起工作人员的同情心、责任感;明是非、知荣辱,端正医院行业作风,改善和提高医疗服务质量及医院管理水平,全心全意为患者、为群众服务,在工作中自觉坚持慎独精神。

其次,加强工作人员的慎独精神可以从以下几个方面入手:①加强业务能力学习及与临床沟通能力,从自身做起,这是养成慎独精神的前提和手段,也是优良道德产生的基础;②管理者应从各方面调动工作人员的主观能动性;③严格执行科室制度,落实每一环节规定的各项慎独,照章办事,教育大家克服浮躁、侥幸的心理,扎扎实实保质保量做好每一环节工作;④制订详细的考核标准和细则,规范各项行为,加强各项工作的检查力度,不断总结。

350. 如何树立以患者为中心、以质量为核心的理念?

(1) 加强教育培训,提高员工认识,提升整体素质;

(2) 加强交流,学习他人经验;

(3) 加强领导,营造良好工作氛围;

(4) 加强管理,严格质量控制,建立质量控制体系。

351. 如何增强PIVAS工作人员的服务意识、提高PIVAS工作人员的工作热情?

(1) 加强教育培训,提高员工认识,提升整体素质;

(2) 通过文化建设,注重团队精神的培养,强化服务意识;

(3) 设计合理的工作流程,减轻劳动强度;

(4) 加强内部管理,建立更完善、更合理和有操作性的考核体系和激励机制。

352. 作为 PIVAS 的一员，应具有怎样的工作态度？

PIVAS 的员工都应该具有细致、耐心、关爱及高度的责任感。

353. 如何提高 PIVAS 工作人员的责任感和主人翁意识？

（1）建立完善的责任制度，提升员工的责任感和主人翁意识；
（2）打造良好的责任文化，培养员工的责任感和主人翁意识；
（3）实施有效的激励措施，激发员工的责任感和主人翁意识。

354. 为了 PIVAS 的长远发展，可采取哪些科学有效的管理模式？

有一些管理模式已经被证实有其合理性，也适合 PIVAS 的特点，值得推广，如 5S 管理、目视管理、定置管理、时间管理、质量管理、走动管理等。更科学合理、更能帮助 PIVAS 发展的管理模式需要我们今后共同持续探索。

第四篇

PIVAS 标准操作规程

第九章

PIVAS 审核处方工作基础知识问答

第一节　合理用药基础知识

355. 什么是合理用药?

目前尚无一个公认明确的合理用药定义。绝对合理的用药也是难以达到的，一般所指的合理用药只是相对的，当今比较公认的合理用药是应包含安全、有效、经济、适当这 4 个基本要素。

世界卫生组织（WHO）1985 年在内罗毕召开的合理用药专家会议上，把合理用药定义为："合理用药要求患者接受的药物适合他们的临床需要、药物的剂量符合他们个体需要、疗程足够、药价对患者及其社区最为低廉。"

《医疗机构药事管理暂行规定》中将合理用药定义为安全、有效、经济。

356. 合理用药的标准都有哪些?

1987 年 WHO 提出合理用药的标准是:

（1）处方的药应为适宜的药物。

（2）在适宜的时间，以公众能支付的价格保证药物供应。

（3）正确地调剂处方。

（4）以准确的剂量，正确的用法和疗程服用药物。

（5）确保药物质量安全有效。

357. 什么是合理用药的十大原则?

（1）优先使用基本药物。

（2）用药应遵循能不用的就不用、能少用的就不多用，能口服的不肌注、能肌注的不输液的原则。

（3）买药要去合法的医疗机构和药店，注意区分处方药和非处方药，处方药必须凭执业医师的处方购买。

（4）仔细阅读药品说明书，特别要注意药物的禁忌、慎用、注意事项、不良反应和药物间的相互作用等说明。

（5）处方药要严格遵照医嘱使用，切勿擅自变更。特别是抗菌类药物和激素类药物，不能自行调整用量或停用。

（6）任何药物都有不良反应。非处方药长期、大量地使用也会导致不良后果。

（7）孕期及哺乳期妇女用药要特别注意禁忌。儿童、老人和有肝脏、肾脏等疾病的患者，用药更加谨慎，用药后要注意观察生命体征的变化。从事驾驶、高空作业等特殊职业的从业者要注意药物对工作的影响。

（8）药品的存放要科学、妥善，谨防儿童及精神异常者误服、误用。

（9）接种疫苗是预防一些传染病最有效、最经济的措施，国家免费为需要接种疫苗者提供一类疫苗，有关人员应按时接种。

（10）保健食品不能替代药品。

358. PIVAS 常见的不合理用药有哪些？

PIVAS 常见的不合理用药类型主要包括溶媒选择不当、给药剂量不当、给药频次或给药时间不当、给药浓度不当、给药途径不当、药物配伍禁忌、重复给药、应单用的药品未单用、医师录入医嘱错误等。

359. 药物相互作用的方式有几种？

药物相互作用的方式分为以下两种：

（1）药物体外相互作用即药物的配伍禁忌。

（2）药物体内相互作用：①药代学的相互作用，是指一种药物改变了另一种药物的吸收、分布或代谢；②药效学的相互作用，是指激动剂和拮抗剂在脏器受体部位的相互作用。

360. 药物相互作用是如何分级的？

药物相互作用按照严重性进行如下分级：

（1）轻度药物相互作用：造成的影响临床意义不大，无需改变治疗方案。

（2）中度药物相互作用：药物联用虽会造成确切的不良后果，但临床上仍会在密切观察下使用。

（3）重度药物相互作用：药物联用会造成严重的毒性反应，需要改变剂量、药物和给药方案。

361. 药物配伍禁忌是如何分类的？

药物配伍禁忌可分为以下三类：

（1）物理性配伍禁忌：一般有外观变化，由于药物析出、凝结而致混浊、沉淀，从而对药效发生影响。

（2）化学性配伍禁忌：可出现或不出现变色、产气、沉淀等外观变化，导致药物减效、失效或毒性增强。

（3）药理性配伍禁忌：是指在不同药物合用后产生药效降低或失去药效、毒副作用增加，可致危及生命的后果。

理化配伍变化最易忽略的是混合液中肉眼不能辨别的微粒增多、超标，注射后成为滞留于人体组织不能排出的异物而导致组织反应。

362. 根据注射药物的理化性质，将注射剂配伍变化的预测符号分为哪几类？

根据注射药物的理化性质，将预测符号分为 7 类。

AI 类：水不溶性的酸性物质制成的盐，与 pH 较低的注射液配伍时易产生沉淀。青霉素类、头孢菌素类、卡巴克络、异戊巴比妥、苯妥英钠、甲苯磺丁脲等。

BI 类：水不溶性的碱性物质制成的盐，与 pH 较高的注射液配伍时易产生沉淀。红霉素乳糖酸盐、盐酸氯丙嗪、磷酸可待因、利血平、盐酸普鲁卡因等。

AS 类：水溶性的酸性物质制成的盐，其本身不因 pH 变化而析出沉淀。维生素 C、氨茶碱、葡萄糖酸钙、甲氨蝶呤等。

BS 类：水溶性碱性物质制成的盐，其本身不因 pH 变化而析出沉淀。去氧肾上腺素盐酸盐、硫酸阿托品、盐酸多巴胺、硫酸庆大霉素、盐酸林可霉素、马来酸氯苯那敏等。

N 类：水溶性无机盐或水溶性不成盐的有机物，其本身不因 pH 变化而析出沉淀，但可导致 AS、BI 类药物产生沉淀。氯化钾、葡萄糖、碳酸氢钠、氯化钠、葡萄糖氯化钠注射液、甘露醇等。

C 类：有机溶媒或增溶剂制成不溶性注射液（如氢化可的松），与水溶性注射剂配伍时，常由于溶解度改变而析出沉淀。氢化可的松、氯霉素、维生素 K、地西泮等。

P 类：水溶性的具有生理活性的蛋白质（如胰岛素），pH 变化、重金属盐、乙醇等都影响其活性或使产生沉淀。血管紧张素胺（增压素）、玻璃酸酶、缩宫素、肝素等。

363. 药物的物理及化学配伍变化有哪些特点？

（1）药物物理的配伍变化指药物的溶解度改变导致药物析出；

（2）药物化学的配伍变化指药物溶液颜色的改变、混浊或沉淀、药物分解破坏，效价降低。

364. 什么是用药错误？其可分为哪几级？

用药错误是指合格药品在临床使用全过程中出现的、任何可以防范的用药不当，依据差错引起后果的严重程度可将用药错误分为以下9级，见图9-1：

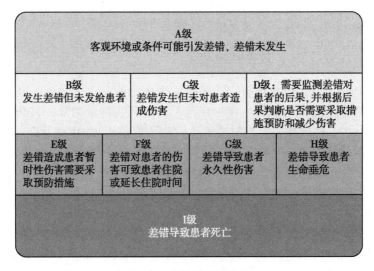

A级 客观环境或条件可能引发差错，差错未发生			
B级 发生差错但未发给患者	C级 差错发生但未对患者造成伤害	D级：需要监测差错对患者的后果，并根据后果判断是否需要采取措施预防和减少伤害	
E级 差错造成患者暂时性伤害需要采取预防措施	F级 差错对患者的伤害可致患者住院或延长住院时间	G级 差错导致患者永久性伤害	H级 差错导致患者生命垂危
I级 差错导致患者死亡			

图9-1 用药错误的分级

365. 什么是联合用药？

联合用药指为了达到治疗的目的而采取的两种或两种以上药物同时或先后应用。联合用药可发生药物之间或机体与药物之间的相互作用，导致药物的吸收、分布、生物转化、排泄及作用效应等各方面的相互干扰，从而改变药物的效应和毒性。合理的联合用药可以增强疗效，减少毒性作用。如异烟肼和乙胺丁醇合用能增强抗结核作用，乙胺丁醇还可延缓异烟肼耐药性的产生。不合理的联合用药会降低疗效，增加毒性，应予以注意。如庆大霉素若与依他尼酸钠和呋塞米（速尿）配伍，可致永久性耳聋；若与阿米卡星、链霉素配伍可导致肾功能损害、神经性耳聋等。又如维生素C若与磺胺类合用，会使药效降低。静脉点滴青霉素的患者不能同时口服利君沙，因为后者可干扰青霉素的杀菌效能。因此，药物的相互作用已成为合理用药内容的组成部分，护士应根据用药情况，从药效学、药动学及机体情况等方面分析，判决联合用药是否合理，并指导患者安全用药。尤其临床静脉滴注药物时，要遵守"常见药物配伍禁忌"的规定。

366. 联合用药的目的有哪些?

(1) 增强疗效。

(2) 减少单一药物的用量。

(3) 减少药物的不良反应。

(4) 同时治疗多种疾病。

(5) 延缓机体耐受性或病原微生物耐药性的产生。

(6) 缩短治疗疗程,提高药物治疗效果。

367. 影响药物作用的因素有哪些?

(1) 药物剂量。药物剂量大小与效应强弱之间呈一定关系,药物必须达到一定的剂量才能产生效应。在一定范围内,药物剂量增加,其药效相应增强;剂量减少,药效减弱。当剂量超过一定限度时则产生中毒反应。在使用安全范围小的药物,如洋地黄类药物时,护士应特别注意监测其中毒反应情况。有些药物,如氯化钾溶液,还必须注意单位时间内进入机体的药量,特别要控制静脉输液时的速度,速度过快会造成单位时间内进入体内的药量过大,引起毒性反应。

(2) 药物剂型。常用药物的剂型依据给药途径的不同可分为内服药、注射药、外用药等。不同剂型的药物由于吸收量与速度不同,从而影响药物作用的快慢和强弱。如口服给药时,液体制剂比固体制剂吸收快;肌内注射时,水溶液比混悬液、油剂吸收快,因而作用发生也较快。

(3) 给药途径与时间。不同的给药途径能影响药效的强弱和起效快慢,合理安排用药时间对药疗有重要的影响。为了提高疗效和降低毒副作用,不同药物有各自不同的用药时间,如抗生素药物给药的次数与间隔时间取决于药物的半衰期,应以维持药物在血中的有效浓度为最佳选择。

368. β-内酰胺类抗菌药物主要有哪些? 其抗菌作用机制是什么?

(1) 包括青霉素类、头孢菌素类(分四代头孢)、碳青霉烯类、β-内酰胺类复方制剂及单环类等;

(2) 主要通过抑制细菌细胞壁的合成起作用。β-内酰胺类作用于胞质膜上的青霉素结合蛋白(PBP),抑制转肽酶的作用,影响黏肽的合成,造成细胞壁缺损,由于菌体内的高渗透压,水分由胞外不断渗入,使细胞膨胀、变形,在自溶酶的影响下,细胞破裂溶解而死亡。

369. 多肽类、多烯类抗菌药物的作用机制是什么?

多肽类抗菌药物主要影响细胞膜通透性。多肽类抗生素具有表面活性作用，选择性的与革兰阴性菌胞质膜中的磷脂结合；而多烯类抗菌药物则与真菌胞质膜上的固醇类物质结合，从而使胞质膜的通透性增加，菌体内的主要成分如蛋白质、氨基酸、核苷酸、磷脂等外漏，导致死亡。

370. 喹诺酮类抗菌药物的作用机制是什么？

喹诺酮类抗菌药物主要抑制核酸代谢起作用。喹诺酮类抑制 DNA 回旋酶，阻止 DNA 复制，导致 DNA 降解及细菌死亡。

371. 抑制或干扰细菌细胞蛋白质合成起作用的抗菌药有哪些？

大环内酯类、四环素类、氨基糖苷类。

372. 抗菌药物联合应用需要有哪些明确指征？

单一药物可有效治疗感染，不需要联合用药，仅在下列情况时有指征联合用药：

（1）病原菌尚未查明的严重感染，包括免疫缺陷者的严重感染；

（2）单一抗菌药物不能控制的需氧菌及厌氧菌混合感染，两种或两种以上病原菌感染；

（3）单一抗菌药物不能有效控制的感染性心内膜炎或败血症等重症感染；

（4）需长程治疗，但病原菌易对某些抗菌药物产生耐药性的感染，如结核病、深部真菌病；

（5）由于药物协同抗菌作用，联合用药时应将毒性大的抗菌药物剂量减少。

373. 抗生素药物的作用特点？

（1）直接作用于菌体细胞，抗生素能选择性作用于菌体细胞 DNA、RNA 和蛋白质合成系统的特点环节，干扰细胞的代谢作用，妨碍生命活动或使停止生长，甚至死亡。而不同于无选择性的普通消毒剂或杀菌剂。

（2）具有选择性抗菌谱，抗菌药抑制或杀灭病原微生物的范围，称抗菌谱。抗生素的作用具有选择性，不同抗生素对不同病原菌的作用不一样。

（3）有效作用浓度，抗生素是一种生理活性物质。各种抗生素一般都在低浓度下对病原菌发生作用，这是抗生素区别于其他化学杀菌剂的主要特点。各种抗生素对不同微生物的有效浓度各异，通常以抑制微生物生长的最低浓度作为抗生素的抗菌强度，简称有效浓度。有效浓度越低，表明抗菌作用越强。

374. 抗生素类药物的不良反应？

抗生素药物的不良反应主要包括：

（1）过敏反应：一般分为过敏性休克、血清病型反应、药物热、皮疹、血管神经性水肿和变态反应性心肌损害等。

（2）毒性反应：

1）神经系统毒性

2）血液系统毒性

3）肝、肾毒性

4）胃肠道毒性

5）免疫系统毒性

6）心脏毒性

（3）特异性反应

（4）二重感染

375. 抗生素区别于其他化学杀菌剂的主要特点是什么？

各种抗生素一般都在很低浓度下对病原菌发生作用。

376. 抗菌药物不合理应用的主要表现和后果有哪些？

抗菌药物在临床不合理应用的主要表现有：①抗菌药物的选择错误；②用药剂量不正确；③给药途径错误；④忽略药物相互作用；⑤抗菌药物用药时间不足或过长；⑥抗菌药物大处方；⑦无适应证使用抗菌药物；⑧不必要的多种药物联合或重复使用；⑨无原则使用新药与价格昂贵药物；⑩患者不适当的自我用药。

以上不合理使用抗菌药物导致的后果：①治疗失败或疗程延长；②增加不良反应；③增大细菌耐药及多重耐药发生率；④浪费医疗资源；⑤增加患者医疗负担。

377. 抗菌药物的分级管理是怎样的？

（1）"非限制使用"药物（即首选药物、一线用药）：疗效好，副作用小，细菌耐药性小，价格低廉的抗菌药物，临床各级医师可根据需要选用。

（2）"限制使用"药物（即次选药物、二线用药）：疗效好但价格昂贵或毒副作用和细菌耐药性都具有一定局限性的药物，使用需说明理由，并经主治医师及以上医师同意并签字方可使用。

（3）"特殊使用药物"（即三线用药）：疗效好，价格昂贵，针对特殊耐药菌或新上市抗菌药其疗效或安全性等临床资料尚少，或临床需要倍加保护以免细菌过快产生耐药性的药物，使用应有严格的指征或确凿依据，需经有关专家会诊或本科室主任同意，其处方须由副主任、主任医师签名方可使用。

378. 静脉输液的常用溶液及作用?

（1）晶体溶液：晶体溶液（crystalloid solution）分子量小，在血管内存留时间短，对维持细胞水分的相对平衡具有重要作用，可有效纠正体液及电解质平衡失调。常用的晶体溶液包括：

1）葡萄糖溶液：用于补充水分及热量，减少蛋白质消耗，防止酮体产生，促进钠（钾）离子过入细胞内。每克葡萄糖在体内氧化可产生 16.480J（4cal）的热量。葡萄糖进入人体后，迅速分解，一般不产生高渗作用，也不引起利尿作用。临床常用的葡萄糖溶液有 5% 葡萄糖溶液和 10% 葡萄糖溶液。

2）等渗电解质溶液：用于补充水分和电解质，维持体液和渗透压平衡。体液丢失时往往伴有电解质的紊乱，血浆容量与血液中的钠离子水平密切相关，缺钠时，血容量往往也下降。因此，补充液体时应兼顾水与电解质的平衡。常用的等渗电解质溶液包括 0.9% 氯化钠溶液、复方氯化钠溶液（林格等渗溶液）和 5% 葡萄糖氯化钠溶液。

3）碱性溶液：用于纠正酸中毒，调节酸碱平衡失调。①碳酸氢钠（NaHCO₃）溶液：$NaHCO_3$ 进入人体后，解离成钠离子和碳酸氢根离子，碳酸氢根离子可以和体液中剩余的氢离子结合生成碳酸，最终以 CO_2 和水的形式排出体外。此外，$NaHCO_3$ 还可以直接提升血中 CO_2 结合力。其优点是补碱迅速，且不易加重乳酸血症。但需注意的是，$NaHCO_3$ 在中和酸以后生成的碳酸（HCO_3）必须以 CO_2 的形式以肺呼出，因此对呼吸功能不全的患者，此溶液的使用受到限制。临床常用的碳酸氢钠溶液的浓度有 4% 和 1.4% 两种。②乳酸钠溶液：乳酸钠进入人体后，可解离为钠离子和乳酸根离子，钠离子在血中与碳酸根离子结合形成碳酸氢钠。乳酸根离子可与氢离子生成乳酸。但值得注意的是，在某些情况下如休克，肝功能不全、缺氧、右心衰竭患者或新生儿，对乳酸的利用能力相对较差，易加重乳酸血症，故不宜使用。临床上常用的乳酸钠溶液的浓度有 11.2% 和 1.84% 两种。

4）高渗溶液：用于利尿脱水，可以在短时间内提高血浆渗透压，回收组织水分入血管，消除水肿，同时可以降低颅内压，改善中枢神经系统的功能。临床上常用的高渗溶液有 20% 甘露醇、25% 山梨醇和 25% ~50% 葡萄糖溶液。

（2）胶体溶液：胶体溶液（colloidal solution）分子量大，其溶液在血管内存留时间长，能有效维持血浆胶体渗透压，增加血容量，改善微循环，提高血压。临床上常用的胶体溶液包括：

1）右旋糖酐溶液：为水溶性多糖类高分子聚合物。常用溶液有中分子右旋糖酐和低分子右旋糖酐两种。中分子右旋糖酐（平均相对分子量为 7.5 万左右）有提高血浆胶体渗透压和扩充血容量的作用；低分子右旋糖酐（平均相对分子量为 4 万左右）的主要作用是降低血液黏稠度，减少红细胞聚集，改善血液循环和组织灌注，防止血栓形成。

2）代血浆：作用与低分右旋糖酐相似，其扩容效果良好，输入后可使循环血量和心排出量显著增加，在体内停留时间较右旋糖酐长，且过敏反应少，急性大出血可与全血共用。常用的代血浆有羟乙基淀粉（706 代血浆）、氧化聚明胶、聚维酮等。

3）血液制品：输入后能提高胶体渗透压，扩大和增加循环血容量，补充蛋白和血浆蛋白等。

（3）静脉高营养液：高营养液能提供热量，补充蛋白质，维持正氮平衡，并补充各种维生素和矿物质。主要成分包括氨基酸、脂肪酸、维生素、矿物质、高浓度葡萄糖或右旋糖酐以及水分。凡是营养摄入不足或不能经消化道供给营养的患者均可使用静脉插管输注高营养溶液的方法来维持营养的供给。常用的高营养液包括复方氨基酸、脂肪乳等。

输入溶液的种类和量应根据患者体内水、电解质及酸碱平衡紊乱的程度来确定，通常遵循"先晶后胶""先盐后糖""宁酸勿碱"的原则。在给患者补钾过程中，应遵循"四不宜"原则，即不宜过浓（浓度不超过 40mmol/L）；不宜过快（不超过 20 ~ 40mmol/h）；不宜过多（限制补钾总量，依据血清钾水平，补钾量为 60 ~ 80mmol/d，以每克氯化钾相当于 13.4mmol 钾计算，约需补充氯化钾 3 ~ 6g/d；不宜过早（见尿后补钾，一般尿量超过 40ml/h 或 500ml/d 方可补钾）。输液过程中应严格掌握输液速度，随时观察患者的反应，并根据患者的病性变化及时作出相应的调整。

第二节　PIVAS 审核处方基本原则

379. 对 PIVAS 审方药师有哪些学历和职称要求是什么？

《处方管理办法》【2007 年 5 月 1 日卫生部令（第 53 号）】第三十一条规定：具有药师以上专业技术职务任职资格的人员负责处方审核。

国家卫生计生委印发的《静脉用药集中调配质量管理规范》【2010 年 4 月 20 日卫办医政发〔2010〕62 号】规定：负责静脉用药医嘱或处方适宜性审核的人员，应当具有药学专业本科以上学历、5 年以上临床用药或调剂工作经验、药师以上专业技术职务任职资格。应当遵循《静脉用药集中调配质量管理规范》执行。

380. 对 PIVAS 审方药师基本专业知识要求是什么？

（1）应熟悉《药品管理法》（2015 年 4 月 24 日国务院）、《处方管理办法》【2007 年 5 月 1 日卫生部令（第 53 号）】、《抗菌药物临床应用指导原则 (2015 年版)》【国卫办医发〔205〕43 号】、《医疗机构药事管理规定》【2011 年 3 月 1 日卫医政发〔2011〕11 号】、《静脉用药集中调配质量管理规范》 【2010 年 4 月 20 日卫办医政发〔2010〕62 号】等法律法规；

（2）系统掌握药学专业基础理论、基本知识、基本技能，具有一定的基础医学和临床医学知识，积极参与临床静脉药物治疗。

（3）应全面掌握静脉药物的特点和审方操作流程，严格按照药品说明书和《静脉用药集中调配操作规程》第三条规定审核处方，保证静脉用药的合理性。

381. 处方审核岗位是否需要设置岗位主管？

应当设置。处方审核岗位主管作为主审人员，对处方审核质量负责；负责监督检查处方审核岗位的工作质量，协调与其他环节的联系及解决临床反馈中的药学专业性与药学相关性问题。

382. 如何确保审方药师的审方一致性？

审方一致性是审方标准统一性的体现，为确保不同审方药师的审方一致性需要预先建立广泛认可的审方标准，实现不同药师审方同质化，建立动态的审方标准增补及修订程序，建立审方工作评价机制，统一规范化培训。

383. 审方药师未审核出的不合理医嘱如何处理？

审方药师未审核出的不合理医嘱可能在以下环节被发现：分配输液顺序、贴签核对、摆药环节、调配环节、成品复核环节、事后发现。

未确认记账前的医嘱，审方药师需认真审核；在后续环节中发现的不合理医嘱具体处理如下：

（1）摆药环节：暂停该医嘱的摆药，待审方药师按不合理医嘱处理完毕再行摆药。

（2）调配环节：如未调配，则由辅助人员将该医嘱药物拿出，暂停该医嘱的调配，待审方药师按不合理医嘱处理完毕并重新摆药后进行调配。如已调配，可与药物相同且未调配的合理医嘱进行调剂；若无法调剂，则对该药品作报废处理，并做好登记，同时审方药师按不合理医嘱处理并遵医嘱重新摆药后进行调配。

（3）成品复核环节：可与药物相同且未调配的合理医嘱进行调剂；若无法调剂，则对该药品作报废处理，并做好登记，同时审方药师按不合理医嘱处理并遵医嘱重新摆药后进行调配。

因不合理医嘱而造成的药品损失，按 PIVAS 相关管理规定进行处理。PIV-AS 应对每天生成的医嘱实行连续性审核，加强落实核对制度，严格执行工作操作规程，以提高审核质量。

384. 临床医师拒绝修改不合理医嘱，审方药师应该如何处理?

应当拒绝调配。《中华人民共和国药品管理法》第二十七条：医疗机构的药剂人员调配处方，必须经过核对，对处方所列药品不得擅自更改或者代用。对有配伍禁忌或者超剂量的处方，应当拒绝调配；必要时，经处方医师更正或者重新签字，方可调配。《处方管理办法》（中华人民共和国卫生部令第 53 号）第三十六条：药师经处方审核后，认为存在用药不适宜时，应当告知处方医师，请其确认或者重新开具处方。药师发现严重不合理用药或者用药错误，应当拒绝调配，及时告知处方医师，并记录，按照有关规定报告。

385. PIVAS 静脉用药医嘱审核的依据有哪些?

（1）法规性依据

1）《中华人民共和国药品管理法》（2015 年 4 月 24 日国务院）

2）《处方管理办法》（2007 年 5 月 1 日卫生部令第 53 号）

3）《抗菌药物临床应用管理办法》（2012 年 8 月 1 日卫生部令第 84 号）

4）《医疗机构药事管理规定》【2011 年 3 月 1 日卫医政发〔2011〕11 号】

5）《医院处方点评管理规范（试行）》【2010 年 2 月 10 日卫医管发〔2010〕28 号】

6）《静脉用药集中调配质量管理规范》【2010 年 4 月 20 日卫办医政发〔2010〕62 号】

（2）指导性依据

1）《中华人民共和国药典》

2）《中华人民共和国药典·临床用药须知》

3）《抗菌药物临床应用指导原则》

4）《国家处方集》

5）《国家基本药物处方集》

6）《国家基本药物临床应用指南》

7）《中国医师药师临床用药指南》

8）《新编药物学》

386. 说明书、指南、专家共识的可信度级别如何划分?

（1）证据可靠，可使用级：①相同通用名称药品的国外或国内药品说明书标注的用法；②国内外医学和药学学术机构发布指南认可的超说明书用药；③经系统评价或 Meta 分析、多中心大样本随机对照试验证实的超说明书用药。

（2）证据可靠性较高，建议使用级：①国内外权威医药学专著已经收载的超说明书用药；②单个大样本的随机对照试验证实的超说明书用药。

（3）证据有一定的可靠性，可以采用级：设有对照，但未用随机方法分组研究证实的超说明书用药。

（4）证据可靠性较差，可供参考：①无对照的病例观察；②教科书收载的超说明书用药。

（5）证据可靠性差，仅供参考，不推荐使用：①描述性研究、病例报告；②专家意见。

387. 如何加强医嘱审核的力度？

（1）行政支持：需加强与医院行政部门的沟通反馈，得到医院行政职能部门的支持。

（2）人员配备：配备高层次的审方药师，加强对审方药师的专业知识培训。

（3）软件支持：不断提升软件支持系统，做好药品属性的维护，制订并维护自定义审核系统。

（4）人机结合：采用审方软件与人工审查相结合的方式，提高医嘱审核效率。

388. 处方用量超说明书用量，但是说明书有遵医嘱，这种情况怎么处理？

按照《处方管理办法》和《静脉用药集中调配操作规程》：药品用法用量应当按照药品说明书规定的常规用法用量使用，特殊情况需要超剂量使用时，应当通过医院药事管理委员会审批通过，按超说明书用药管理。

389. 处方审核岗位药师发现不合理处方可以代替医师修改用药医嘱吗？

药师无权修改医嘱。《药品管理法》第二十七条：医疗机构的药剂人员调配处方，必须经过核对，对处方所列药品不得擅自更改或者代用。《处方管理办法》第二条：处方包括医疗机构病区用药医嘱单。如要修改医嘱，必须由开具医嘱的医师进行，纸质医嘱需重新签名。

390. 审方软件是否能替代人工审核？

PIVAS 审方软件有很多种，这些审方软件功能不一，但都对药师审核处方起到了很大的帮助。尽管如此，审方软件无法替代人工审核。因为每个患者的病情不一，对药物的反应也是不一样的，需要个体化用药，这样就要求审方人员通过综合患者的各项指标，结合患者体征方能完成安全、合理用药的要求。这些往往审方软件短时间无法实现。在强调精准医学的今天，功能再强大的审方软件目前也无法将患者的所有情况进行综合评价。

391. 审方时遇到药品说明书中有"儿童用药尚不明确"字样的药品可以用于儿童吗？

在一些特殊情况下用到"儿童用药尚不明确"的药品时，应考虑以下情况：①有无替代药品；②用药后利益是否大于风险；③儿童监护人是否知情同意。审方时要求医生提供用药依据，确定用药获益大于风险，用法用量符合儿童生理状况，医生应与儿童监护人签署知情同意书，并做好用药观察和记录。

392. 一般来讲临床退药、停药的原因都有哪些？

一般来讲临床退药、停药的原因有如下情形：①未及时调整医嘱；②患者病情变化；③患者出院、转科、死亡；④不合理医嘱；医嘱录入错误；⑤药品不良反应；⑥药品短缺、调价等。

第三节　PIVAS 审核处方工作流程

393. 输液标签该如何规范设计？

静脉用药调配中心输液标签的设计原则如下：
（1）输液标签等同于处方，具有法律效力；
（2）输液标签内容应和临床医师原始医嘱一致；
（3）输液标签字迹应清晰，数据正确完整，大小合适。

394. 输液标签包括的内容有哪些？

PIVAS 输液标签应符合《处方管理办法》的相关规定，标签内容应有：
（1）前记：包括医院全称、PIVAS 名称；
（2）患者的住院信息：包括患者姓名、年龄、性别，病区、床号、住院号、用药日期，用药时间、用药频率、条形码；
（3）患者的用药信息：包括药品名称、厂家、规格、用量、数量、非整支（瓶）用量标记、及特殊提示（如皮试、高危、遮光、冷藏、滴速等）；

（4）各环节工作人员签名：包括输液标签页数。

395. 输液标签打印及管理的操作规程有哪些？

（1）输液标签打印前对用药医嘱或处方进行适宜性审核；

（2）将经过审核的医嘱打印成输液标签；

（3）将输液标签根据输液顺序分配；

（4）对输液标签进行备份，随着信息技术的发展可采取电子备份的方式。

396. PIVAS 静脉用药医嘱审核的内容有哪些？

《静脉用药集中调配操作规程》第三条指出：负责处方或用药医嘱审核的药师逐一审核患者静脉输液处方或医嘱，确认其正确性、合理性与完整性，主要包括以下内容：

（1）形式审查：处方或用药医嘱内容应当符合《处方管理办法》《病例书写基本规范》的有关规定；

（2）分析鉴别临床诊断与所选用药品的相符性；

（3）确认遴选药品品种、规格、给药途径、用法、用量的正确性与适宜性，防止重复给药；

（4）确认静脉药物配伍的适宜性，分析药物的相容性与稳定性；

（5）确认选用溶媒的适宜性；

（6）确认静脉用药与输液包材的适宜性；

（7）确认药物皮试结果和药物严重或者特殊不良反应等重要信息；

（8）需与医师进一步核实的任何疑点或未确定的内容。

对处方或用药医嘱存在错误的，应当及时与处方医师沟通，请其调整；对用药错误或者不能保证成品输液质量的处方或医嘱应当拒绝调配。

397. 肠外营养处方应审核哪些内容？

肠外营养处方的组成主要为葡萄糖、脂肪乳、氨基酸、维生素、电解质和微量元素等成分。由于组方成分较多，药师在审核医嘱时要关注有无存在配伍禁忌，电解质用量、溶媒补给、热量供给、热氮比和糖脂比是否合理等。

（1）补液量的控制：每日补充溶媒量按照以下原则计算，即第一个 10kg，补 100ml/kg；第二个 10kg，补 50ml/kg；超过 20kg，补 20ml/kg；发热患者超过 37℃，每升高 1℃每天多补充 300ml。

（2）糖脂比：（1~2）:1。

（3）热氮比：（100~200）:1。

（4）电解质限度：$Na^+ < 100mmol/L$，$K^+ < 50mmol/L$，$Ca^{2+} < 1.7mmol/$

L，Mg^{2+} < 3.4mmol/L。

（5）总体积 > 1500ml 才能加入微量元素。

（6）糖与胰岛素比例：（5 ~ 10）：1。

（7）丙氨酰谷氨酰胺应与至少 5 倍体积的溶媒混合。

398. 如何提高审方的效率？

首先，强化对 PIVAS 每个审方药师的培训，定期培训形成常态，提高审方药师的审方技能；其次，统一审方标准，实现不同药师审方同质化，药师审方质量和效率每月进行考评，并与绩效挂钩，审核标准之外新发生的不合理医嘱，经过讨论，达成统一后，增补到审核标准中，再次培训；应嵌入合理用药软件，通过批量审核提高效率，结合每个医院自定义的合理用药数据库信息，由审方药师结合患者病情综合审方，个体化审方。

399. 审核处方时药品使用与说明书不一致，属医师的经验用药，无相关资料支持应如何处理？

对于医师经验用药，无相关资料支持的超说明书用药，审方药师应结合中国药理学会治疗药物监测研究专业委员会药品风险管理学组制订的《超说明书用药专家共识》推荐意见，积极与临床医师沟通，说明情况。PIVAS 药师应拒绝调配，并及时与临床医师沟通，说明理由。

400. 危害药品超说明书用药怎样处理？

危害药品超说明书用药除了遵照本院"药品未注册用法管理规定"外，还应严格按照"危害药品临床使用管理规定"执行。

401. 审核处方时"四查十对""三查七对"的具体内容是什么？

"四查十对"来源于《处方管理办法》，具体内容是：查处方，对科别、姓名、年龄；查药品，对药名、剂型、规格、数量；查配伍禁忌，对药品性状、用法用量；查用药合理性，对临床诊断。

"三查七对"属于护理工作制度，三查指的是操作前查、操作中查、操作后查。"三查"内容：①查药品的有效期，配伍禁忌；②查药品有无变质、混浊；③查药品的安瓿有无破损，瓶盖有无松动。"七对"指的是：查对床号、查对姓名、查对药名、查对剂量、查对时间、查对浓度、查对用法。

402. 如何减少病区的退药量？

（1）调整 PIVAS 工作流程，弹性排班：可将接收医嘱时间、摆药核对时间以符合临床需要为出发点，给临床医师充裕的时间进行医嘱调整，从而可减少退药量；

（2）加大临床合理用药的指导工作：及时向临床医师反馈不合理用药医嘱，并督促及时更改，药师定期将各病区产生的退药进行统计分析并反馈给相关科室，指导临床医师规范用药，从而减少不合理用药；

（3）建立健全退药制度：《医疗机构药事管理规定》【卫医政发〔2011〕11 号】第二十八条规定：为保障患者用药安全，除药品质量原因外，药品一经发出，不得退换。建立健全医疗机构相关退药制度，广泛普及于临床科室，规范退药流程，减少不合理退药；

（4）避免或减少药库药品断货，遇数量较大的药品调价时，由信息中心及药学部统一协调处理，不再通过医嘱更改来完成此项工作，从而减少退药量及差错。

403. 对于不合理医嘱，PIVAS 与临床医生沟通时，不能及时找到医师的情况下如何及时建立反馈机制？

不合理医嘱及时有效反馈是促进合理用药的重要工作。反馈的渠道和机制根据各医院的 HIS 系统流程各有不同，有药师反馈和系统反馈两种形式。对于总结性的不合理医嘱采用书面形式，定期（每周或每月）反馈给临床科主任和医师，这样可以避免临时找不到人的情况；对于个别的需立即反馈修订的不合理医嘱，在不能找到医师本人的情况下可先反馈值班护士，由值班护士再反馈医师，并记录在反馈工作表中以便及时反馈修改。

404. PIVAS 审核用药医嘱时需要了解患者的诊断吗？

需要。审方药师必须要了解患者的诊断，否则无从判断医嘱用药的合理性，《处方管理办法》要求，处方审核内容包括处方用药与临床诊断的相符性。如果发现同一患者的用药发生了明显的改变，这时需要了解患者的病情变化，以确认患者用药是否合理。

405. 药品说明书未说明的溶媒配伍禁忌是否可以使用？

药品说明书具有法律效力。医师开具处方、药师调配处方都应当服从"诊疗规范、药品说明书"的原则。与药品说明书中所描述的溶媒配伍不同应属于超说明书用药。说明书规定的调配溶媒，应是该药物最佳溶媒，即使药品说明书未说明的溶媒配伍禁忌，没有正当的理由和充分的论证及数据资料支持，应当不采用规定溶媒以外的溶媒。

406. 对于中心静脉置管的患者，如需大量补钾，可以不考虑氯化钾的浓度吗？

在心电监护情况下可以。中心静脉置管补钾对血管刺激小，受氯化钾的浓度限值少，一般而言浓度不能超过 60‰。因为中心静脉置管的情况下，微量泵一般一小时几十毫升，一秒钟不到几微升，在中心静脉这种大静脉里，血液流速每秒钟至少有数毫升，高浓度的氯化钾会被立刻稀释。

第四节　PIVAS 审核处方注意事项

407. PIVAS 对于患者是儿童审方时应注意哪些？

儿童处在不断生长发育的过程中，对药物的耐受性、反应性与成人不同。主要表现在对药物的吸收、分布、代谢和排泄上。药师在审方时要注意药物对儿童各器官的影响，如氟喹诺酮类药物对儿童骨骼发育的影响，原则上不用于儿童。氨基糖苷类使用时要注意耳毒性、肾毒性，要根据药动学的特点来掌握用药指征和药物剂量。

408. PIVAS 对于患者是老人审方时应注意哪些？

老年人血浆蛋白含量随年龄增长而有所降低，但单独使用血浆蛋白结合率高的药物时，血浆中游离型药物浓度并不明显增加，而同时应用几种药物时，由于竞争性结合，则对游离型药物的血浆浓度影响较大，用药时应注意剂量。老年人肾脏功能减退影响药物自肾脏排泄，使药物的血浆浓度升高或延缓药物自机体排泄的速度，审方时注意药物的剂量和给药间隔。老年人肝血流量减少，使药物的代谢降低，审方时也要注意个体化。

409. PIVAS 对于患者是妊娠妇女审方时应注意哪些？

妊娠期妇女血清白蛋白结合能力下降，游离型药物浓度升高，多数药物通过被动扩散形式穿过胎盘屏障，从母体到达胎儿体内。母亲的药物剂量、给药途径、母体血浆蛋白结合率及药动学因素都会影响到达胎儿体内的药物剂量。妊娠及哺乳期妇女用药处方的审核主要是依据药品说明书中"妊娠及哺乳期妇女用药"项下的信息和美国食品药品监督管理局根据药物对胎儿的危险性进行的危害等级分类。在审方时需注意杜绝禁用药品的使用，谨慎核实慎用药品的给药。

410. 如何在输液标签上显示非整支（瓶）用量药品？特殊滴速、避光滴注、特殊用药监护的药物如何在输液标签上体现？

非整支（瓶）用量药品输液标签上应以特殊标记加以区分，以提示工作人员注意调整剂量。标记方式可以是加下划线，也可以在旁边加特殊标记如星号，这些都需要信息系统的支持。

对于有用药注意事项，如特殊滴速、避光滴注、特殊用药监护的药品，可以在HIS系统的药品数据中进行维护，增加输液注意事项栏。在PIVAS系统标签打印模块中，标签下方增加注意事项栏，标签注意事项栏中的内容取自HIS系统中输液注意事项栏。

411. 打印输液标签时注意事项有哪些？

每天在打印输液标签前应检查打印机内标签纸的剩余数量，标签用完立即更换。在更换标签和色带的前后，应双人核对输液标签的编号是否连续，以确保没有漏打标签。在更换色带和标签纸的过程中应当注意打印的标签序号是连续的，不能漏打和重复打在同一张标签纸上。

412. 对输液标签的纸质有什么要求？

因输液标签黏贴在输液袋上，输液袋瓶口需采用75%酒精或碘伏进行消毒，为避免消毒时造成字迹模糊，建议采用防水标签。

413. 如何避免输液标签重复打印或漏打？

为了避免重复打印标签，标签打印软件应该设置显示打印次数，并且在重复打印标签时，系统会弹出对话框"该标签已打印，是否重新打印等提示"。为了避免漏打标签，应该打印完一个科的标签后再打印另一个科的标签，而且打印完一个科的标签时应确认数量无误和编号的连续。系统应设有查询功能，根据不同的调配模式，可以查询未打印标签的病区，或未打印标签的药品种类。

414. 如果不慎重复打印标签，该如何补救？

对于不慎重复打印标签的补救方法，应分两种情形：①重复打印后立即发现该标签已打印，则弃去不用；②打印后未及时发现，下一环节已操作的，应逐一核实，找出重复的标签。

415. 重打输液标签时需要记录吗？

需要记录。记录项目包括日期、时间、何种标签、重打原因、责任人，以便追溯。

416. 输液标签的存档要求有哪些？

静脉用药调配每道工序完成后，应当按操作规程的规定，填写各项记录，内容真实、数据完整、字迹清晰。各道工序与记录应当有完整的备份输液标签，并应当保证与原始输液标签信息相一致，备份文件应当保存 1 年备查。

417. 输液标签丢失有哪几种情况？

输液标签丢失有多种情况，如：①核对摆药时，标签膜层粘到其他地方；②输液标签撕得太分散造成单张遗失；③核对人员工作大意遗失输液标签；④标签黏性不佳，从输液袋上脱落后遗失；⑤更换打印纸及更换碳带时核对不到位漏打标签；⑥系统软件有漏洞漏打标签。

418. 打印输液标签前需做哪些准备工作？打印结束后要做的工作有哪些？

经药师适宜性审核的处方或用药医嘱，汇总数据后打印成输液标签。在进行打印输液标签前，应准备好用物：标签打印纸、碳带等。然后启动打印机开关，待打印机自检完毕，提示无故障时方可打印。

打印时，应查对输液标签打印是否完整，已打印完成的科室需在登记表上进行标识。打印结束后需对打印机进行清洁保养：首先关闭打印机电源并拔掉电源线，并打开打印机的防护罩，抬起打印头控制棒，使打印头抬起。继而移去碳带及标签纸后用浸有酒精的棉棒或棉球轻轻地往一个方向擦洗打印头，直到酒精挥发变干。

419. PIVAS 输液标签警示管理主要包括哪些内容？

PIVAS 输液标签警示管理内容包括：皮试提示、危害药品警示标识、药物现用现配的提示、特殊剂量提示、特殊贮存方法提示、药品的输注速度及输注时间提示等。

420. 输液标签打印不清楚的原因有哪些？如何处理？

打印输液标签不清楚的原因有多种情况，如：①打印设置不当；②打印头损坏；③色带用得太久；④打印用的标签纸质量较差。

处理方法：①修改打印机属性：适当降低打印速度，适当调整打印深度（但打印深度调得太高，容易造成热敏打印头温度过高，缩短打印头的使用寿命）；②如果打印头损坏，需要更换打印头；③更换新色带；④选用质量较好的打印标签纸。

421. 除了成品输液标签上的签名，如何实现各项记录追踪到个人？

有智能化扫描系统的 PIVAS，可通过电脑追踪到各个环节的人员操作信息。

无智能化扫描系统的 PIVAS，可通过排班查询追踪到各个环节的人员操作信息；也可通过制作各个环节人员签名表来追踪到个人；还可通过将各个环节班次操作人员姓名提前输入到电脑的相应位置中，显示在打印出来的输液标签上；也可以在打印出来的输液标签上手签各个环节的操作人员姓名等。

422. PIVAS 实行用药医嘱的分组录入、药师审核、输液标签打印以及药品管理等，各道工序操作人员是否都应当有身份标识和识别手段？

各道工序操作人员应当有身份标识和识别手段，操作人员对本人身份标识的使用负责。静脉用药调配每道工序完成后，应当按操作规程的规定，填写各项记录，内容真实、数据完整、字迹清晰。各道工序与记录应当有完整的备份输液标签，并应当保证与原始输液标签信息相一致，备份文件应当保存 1 年备查。另外，PIVAS 应备有各员工签字式和员工工号档案，可以在 HIS 系统索引查询，留档的签字式和工号有本人正楷签字确认。

423. 怎样才能最大限度减少病区的不合理医嘱？

一方面，加快药品自动化信息服务进程，利用计算机将药品信息与医嘱关联，完善合理用药软件，让计算机自动提示相应药品的配伍禁忌、药物相互作用、用法用量等信息；另一方面，通过定期公示处方点评结果，并将其纳入医师考核和绩效考核当中，减少病区的不合理医嘱。每个月安排药师到临床，将各个科室常用药品的合理用法以报表形式在相应科室备案，同时将上月份处方点评时不合理用药的典型问题给予反馈，宣传合理用药。

424. PIVAS 如何通过行政管理措施对不合理医嘱进行干预？

PIVAS 将处方点评结果提交到药学部，召开药师例会进行讨论、点评、分析，将共性、典型问题上报医务部，每个月利用院周会通报医师不合理处方情况并在院内网公示，将点评结果纳入医师绩效考核，提高医务人员合理用药水平，保证患者用药安全。

第五节 PIVAS 审核处方案例分享

425. 头孢哌酮舒巴坦钠和地塞米松磷酸钠配伍合理吗？

不合理。头孢哌酮舒巴坦钠（成品液 pH 3.5～4.5）与地塞米松（磷酸盐）（0.5% pH 6.5～7.0）呈理化配伍禁忌。

426. 法舒地尔加入 0.9% 氯化钠注射液 250ml 中是否合适？

不合适。法舒地尔注射液说明书建议一日 2～3 次，每次 30mg，以 50～100ml 的生理盐水或葡萄糖注射液稀释，每次静滴时间 30 分钟。健康成人单次 30 分钟内静脉持续给予法舒地尔 0.4mg/kg 时，血浆中原形药物浓度在给药结束时达峰值，其后迅速衰减，消除半衰期约为 16 分钟。一般一次性输液装置为 1ml 约 15 滴，滴速在 40～60 滴/分钟左右，若溶媒量在 250ml，滴注时间为 63～94 分钟左右，使单位时间内血药浓度不能满足治疗需要，降低药效；过多溶媒使单位时间内（30 分钟）不能输注完，使血药浓度不能达到最低有效浓度，药效难以保证。

427. 不宜与胰岛素配伍的药物种类有哪些？

胰岛素与许多药物存在配伍禁忌，一般不提倡混合滴注。所以除说明书明确规定可以与胰岛素配伍的药物以外，其他药物均不可与胰岛素配伍使用。如抗生素类、危害药品、中药注射剂、糖皮质激素类药物、生物制剂等。

428. 说明书中提到使用 5%、10% 葡萄糖注射液稀释，也可以使用木糖醇注射液或者果糖注射稀释吗？

一般情况下是不会用来代替的，因为果糖滴速过快 $[\geqslant 1g/(kg \cdot h)]$，可引起乳酸性酸中毒、高尿酸血症以及脂代谢异常，遗传性果糖不耐受症、痛风和高尿酸血症患者禁用；木糖醇最初在肝内代谢，大约有 22% 从尿中排泄，其产生的血清尿酸较果糖和山梨醇明显，引起草酸盐的代谢异常和肾脏沉积。

对于糖尿病患者而言在不可以用生理盐水稀释的情况下，在保证药物配伍稳定的情况下可以采用木糖醇注射液或果糖注射液代替葡萄糖注射液来进行调配。

429. 对于糖尿病患者所使用药物需要葡萄糖溶液做溶媒时该如何处理？

因为糖尿病患者体内胰岛素相对或绝对不足，在输注葡萄糖时，由于胰岛素不足，葡萄糖不能有效代谢利用会引起血糖升高。所以需要补充胰岛素，增加机体对葡萄糖的代谢作用，维持血糖在稳定的水平。一般 1U 胰岛素可对抗 4g 葡萄糖。

430. 对于糖尿病患者可否由果糖代替葡萄糖做溶媒？

可以。对于糖尿病患者，为了避免葡萄糖的过多摄入，可以选择果糖、木糖醇等非葡萄糖输液作为溶媒。果糖的代谢不依赖胰岛素，进入血液后即使在无胰岛素的情况下也能迅速转化为肝糖原。另外，果糖的代谢更快、供能更迅速、更易被机体吸收利用，因此其起效快，作用迅速。同时，糖尿病患者服用果糖后的升糖指数仅 20 左右，而葡萄糖为 100。因此，果糖对血糖影响比葡萄糖小，可以有效降低血糖波动，特别是对于胰岛素相对分泌不足的糖尿病患者。对于需要进行静脉输液的糖尿病患者，应用果糖注射液对患者的血糖和胰岛素无明显影响，不升高患者血压，不影响心率，安全可靠，无显著不良影响，适合临床使用。

431. 说明书注明用法仅有静脉注射的药品能静脉滴注吗？

不是所有说明书注明用法"仅能静脉注射"的药品都能静脉滴注。有些药物由于稳定性的问题，必须快速静脉注射。如甲钴胺注射剂见光容易分解，必须静脉注射。另外，某些药物在不同溶媒中存在溶解度差异。比如，如地西泮注射液本身为有机溶媒，转移至水溶性溶媒中易析出沉淀，因此不提倡改为静脉滴注的给药方式。

432. 含钙制剂与维生素 C 如何合理使用？

儿童因生长发育不成熟，其内环境体液对酸碱平衡能力相对较差，当使用大量维生素 C 可增加钙、镁等重金属形成不溶性的尿酸盐、半胱氨酸盐或草酸盐等结石；若再使用含钙制剂，Ca^{2+} 浓度增加，进一步增加不溶性钙盐形成；因此维生素 C 与含钙制剂分开调配，通过同一静脉输注系统时需使用非钙溶媒冲管并间隔一定时间，确保用药安全。

433. 维生素 C 与酚磺乙胺如何合理使用？

（1）酚磺乙胺的促凝血药作用是通过增强血小板功能，降低毛细血管通透性发挥作用；维生素 C 亦可降低毛细血管通透性，减少出血，因此两者合用具有药理协同效果；

（2）酚磺乙胺为对苯二酚的结构，对酸碱不稳定，容易被氧化，形成醌式结构而显色；维生素 C 分子中含有烯二醇结构，其水溶液为酸性，有氧化性，因此虽然静脉药物配伍表中未列出这两个药物的配伍禁忌，从理论上讲，酚磺乙胺不适合与维生素 C 配伍，两药若同时使用建议分开调配使用。

434. 胞磷胆碱与维生素 B$_6$ 如何合理使用?

（1）胞磷胆碱作为脑神经功能活化辅助药物，促进脑磷脂的生成，增加脑血流量，但无抑制延髓呕吐中枢及化学感受器触发带的作用。对合并中枢性呕吐等患者，常合并维生素 B$_6$ 使用以促进脑内抑制性神经递质 γ- 氨基丁酸生成而起到止吐的效果。

（2）胞磷胆碱为胆碱胞嘧啶核苷二磷酸酯单钠盐，溶液呈弱碱性（pH 6.0 ~ 7.5）；维生素 B$_6$ 为盐酸吡多醇结构溶液呈弱酸性，在碱性环境下易分解，两药若需要同时使用，应分别调配。

第十章

PIVAS 分配输液顺序基础知识问答

第一节　PIVAS 分配输液顺序基本原则

435. 给药的原则有哪些？

给药原则是一切用药的总则，在执行药疗时必须严格遵守。

（1）根据医嘱准确给药

给药属于非独立性的护理操作，必须严格根据医嘱给药。应熟悉常用药物的作用、副作用、用法和毒性反应，对有疑问的医嘱，应及时提出，切不可盲目执行，也不可擅自更改医嘱。

（2）严格执行查对制度

在执行药疗时，应首先认真检查药物的质量，对疑有变质或已超过有效期的药物，应立即停止使用。因此，在执行药疗时，护士应做好"三查七对"。

三查：指操作前、操作中、操作后查（查七对的内容）。

七对：对床号、姓名、药名、浓度、剂量、用法、时间。

（3）安全正确用药

要将准确的药物（right drug），按准确的剂量（right dose）用准确的途径（right route）在准确的时间（right time）内给予准确的患者（right patient），即给药的"五个准确"。

准确掌握给药时间、方法，给药前应评估患者的病情、治疗方案、过敏史和所用的药物，向患者解释，以取得合作，并给予相应的用药指导，提高患者自我合理用药能力。药物备好后及时分发使用，避免久置后引起的药物污染或药效降低。对易发生过敏反应的药物，使用前应了解过敏史，按要求做过敏试验，结果阴性方可使用。

（4）密切观察用药反应

要监测患者的病情变化，动态评价疗效和不良反应，并做好记录。

如用硝苯地平治疗心绞痛时，应观察心绞痛发作的次数、强度、心电图等情况。

436. 给药的途径有哪些?

依据药物的性质、剂型、机体组织对药物的吸收情况和治疗需要等，选择不同的给药途径。常用的给药途径有口服、舌下含服、吸入、皮肤黏膜用药、直肠给药以及注射（皮内、皮下、肌内、静脉注射）等。除动、静脉注射药液直接进入血液循环外，其他给药途径均有一个吸收过程，吸收顺序依次为：吸入＞舌下含服＞直肠＞肌内注射＞皮下注射＞口服＞皮肤。有些药物不同的给药途径可产生不同的药物效应，如硫酸镁口服产生导泻与利胆作用，而注射则产生镇静和降压作用。

437. 如何判定给药的次数与时间?

给药次数与时间取决于药物的半衰期，以能维持药物在血液中的有效浓度为最佳选择，同时考虑药物的特性及人体的生理节奏。

438. 常见给药时间、给药方式的外文缩写有哪些?

常见给药时间、给药方式的外文缩写，见表 10-1。

表 10-1　常见给药时间、给药方式的外文缩写

拉丁文/英文	缩写	中文译意
quaque die/every day	qd	每日一次
bis in die/twice a day	bid	每日两次
ter in die/three times a day	tid	每日三次
quater in die/four times a day	qid	每日四次
quaque hora/every hour	qh	每小时一次
quaque secundo hora/every 2 hours	q2h	每 2 小时一次
quaque quarta hora/every 4 hours	q4h	每 4 小时一次
quaque sexta hora/every 6 hours	q6h	每 6 小时一次
quaque mane/every morning	qm	每晨一次
quaque nocte/every night	qn	每晚一次
quaque omni die/every other day	qod	隔日一次
ante cibum/before meals	ac	饭前
post cibum/after meals	pc	饭后
hora somni/at bed time	hs	临睡前

续表

拉丁文/英文	缩写	中文译意
ante meridiem/before noon	am	上午
post meridiem/afternoon	pm	下午
statim/immediately	st	立即
/discontinue	DC	停止
pro re nata/as necessary	prn	需要时（长期）
si opus sit/one dose if necessary	sos	需要时（限用一次，12小时内有效）
/12 clock at noon	12n	中午12时
/midnight	12mn	午夜
recipe/prescription	R，Rp	处方/请取
injectio intradermica/intradermic（injection）	ID	皮内注射
injectio hypodermica/hypodermic（injection）	H	皮下注射
injectio muscularis/intramuscular（injection）	IM/im	肌内注射
injectio venosa/intravenous（injection）	IV/iv	静脉注射
injectio venosa gutta/intravenous drip	ivgtt/ivdrip	静脉滴注

439. 常用静脉给药频次与给药时间有哪些？

常用静脉给药频次与给药时间，见表10-2。

表10-2　常用静脉给药频次与给药时间

给药频次	给药时间	给药频次	给药时间	给药频次	给药时间
qd	8am	q4h	8am, 12n, 4pm, 8pm, 12mn	qw	每周一次
qn	8pm	q6h	8am, 2pm, 8pm, 2am	qod	隔日一次
bid	8am, 4pm	q8h	8am, 4pm	biw	二、五/周
qid	8am, 12n, 4pm, 8pm	q12h	8am, 8pm	tiw	一、三、五/周

440. 为什么要分配输液顺序？

PIVAS输液顺序分配在整个工作流程中起着非常重要的作用，既可以保证临床所有科室的患者能及时用到药物，又可以保证患者更加安全合理用药。

分配输液顺序的原因：①有些药物需要一天分次给予，如bid、q6h、q8h、q12h等，需要分成不同时间段调配配送；②如将所有输液调配完再配送，会使调配的药品放置时间过长，导致药品疗效降低，引起药物不良反应；③静脉用药调配中心单位时间调配输液数量有限，且面对全院所有病区，不能一次性将药品全部调配完成，为保证各病区都能用到输液，需要将成品输液分成不同时间段送到病区，故采取分批次配送。

441. 如何分配输液顺序?

输液顺序是根据临床疾病特点、患者病情、科室用药特点、药品的种类、特性、用药频率、溶媒量、化疗方案、滴速等进行分配的，科学的输液顺序划分是每个患者用药安全、有效的保障。

442. 如何合理安排每批次成品输液送药时间?

需根据各医院工作量、服务科室数量情况而定，见表10-3。

表10-3 每批次成品输液送药时间

输液批次	送至病区时间	药品类别
零批	7:30~8:00	不需调配的成品输液和现用现配药品
第一批	8:00~8:30	抗生素、治疗药物、危害药品引导液
第二批	9:00~9:30	二联抗生素、危害药品、中药注射剂
第三批	10:00~10:30	普通营养药续液、肠外营养液
第四批	11:00~11:30	大剂量危害药品、临时医嘱（危害药品、肠外营养液）
第五批	15:00~15:30	下午抗生素、营养药
第六批	16:00~16:30	夜间用药

443. 如何提高分配输液顺序的效率?

（1）掌握临床疾病知识及用药特点；

（2）PIVAS加强对审方药师培训，熟悉药品的特性，特别是药品的理化性质和药理归类；

（3）制订统一的输液顺序划分原则，如将止吐药、抗菌药物、治疗药物等设定在第一批次，危害药品、二联抗菌药物、没有特殊要求的药物放在第二批次等；

（4）设定相关程序，实现电脑智能分配，但电脑分配输液顺序灵活性差，需人工进行问题处理并对个别药物的顺序进行微调；

（5）做好输液顺序划分系统的后期维护工作，根据实际情况不断更新、不断优化系统划分批次的原则，更合理地为患者药物治疗安排好输注时间顺序。

444. 因分配输液量不合理，导致患者输液续液连接不上该如何处理？

（1）护理人员做好解释工作，该患者晚些进行输液治疗；

（2）适当控制输液滴速；

（3）查看不需调配的成品输液是否可以续接；

（4）优先调配，派专人及时送至病区，并向临床科室及患者致歉；

（5）查找原因，写出整改案，做好交接班记录。

第二节　PIVAS 分配输液顺序工作流程

445. 心内科分配输液顺序原则？

抗心绞痛的药物，如硝酸酯类放第一批次，这类药品主要通过松弛血管平滑肌，继而引起外周动脉和静脉的扩张，静脉扩张可减少静脉回流，减轻心脏的前后负荷，而且还可扩张冠状动脉。

446. 神经内科分配输液顺序原则？

中枢兴奋剂、中药注射剂或抗血小板聚集药放第一批次。

甘露醇虽放置于第一批次，但需要快速滴注，不计算溶媒量。

447. 呼吸内科分配输液顺序原则？

呼吸内科患者大多有不同程度的呼吸道感染，经常联合使用抗生素，分配时要注意前后顺序，如先用杀菌剂再用抑菌剂，以达到最佳联合治疗效果。

448. 外科分配输液顺序原则？

外科患者手术后，大多急需大量补液来维持体液电解质平衡，滴注速度较快，分配时遵循补液原则：先盐后糖、先晶后胶、先快后慢，补钾时钾的浓度不超过溶媒的3‰。神经外科甘露醇用量多，此药品需要快速滴注，不计算溶媒量。

449. 儿科分配输液顺序原则？

小儿各器官发育不完善，在给药剂量和药物作用等方面都不同于药物对成人的影响，这就要求药物浓度不能过高，输液速度不宜过快，剂量一定要准确，临床在输液时选择使用输液微量泵，设置 30ml/h，因而第一批次 50ml 溶媒足够。

另外小儿缺钙现象较多，需要补充葡萄糖酸钙，如遇头孢曲松时应特别注意及时反馈给临床医护人员，不能同时输注，两者有严重的不良反应。

450. 肿瘤科分配输液顺序原则？

严格按患者化疗方案安排输液顺序，具体参见《内科肿瘤学》《肿瘤化疗处方手册》《治疗肿瘤的化疗药物及辅助药的应用时序与疗效》《实用肿瘤内科学》。

注意引导液、化疗药增效剂、止吐剂、解毒剂等药物的配送顺序。例如：医嘱中有长春瑞滨注射液时，把地塞米松注射液放第一批次调配；如有氟尿嘧啶时，把亚叶酸钙放置第一批次调配；对于用多西他赛注射液、紫杉醇类注射液的患者，一般先用小剂量药品，以观察有无过敏反应，因此要注意：先把小剂量的输液标签放第二批调配，大剂量输液标签放第三批，置于规定位置，待病区通知后再调配。

特别贵重的危害药品需要特别注意在调配前再次与病区确认药品是否调配，如：利妥昔单抗注射液。

451. 联合化疗时药物顺序如何安排？

（1）顺铂与氟尿嘧啶联合使用先静滴顺铂，再滴注氟尿嘧啶维持。

（2）顺铂与紫杉醇联合使用时先静滴紫杉醇。

（3）顺铂与甲氨蝶呤联合使用时先用甲氨蝶呤。

（4）亚叶酸钙与氟尿嘧啶联合使用时先用亚叶酸钙。

（5）环磷酰胺与长春新碱联合使用时先用长春新碱，6 ~ 8 小时后再使用环磷酰胺。

（6）氟尿嘧啶与甲氨蝶呤联合使用时先用甲氨蝶呤，6 小时后再使用氟尿嘧啶。

（7）甲氨蝶呤与阿糖胞苷联合使用，用甲氨蝶呤 24 小时前或 10 分钟后使用阿糖胞苷。

（8）甲氨蝶呤与门冬酰胺酶联合使用时，用门冬酰胺酶 10 天后再用甲氨蝶呤，或者用甲氨蝶呤 24 小时后用门冬酰胺酶。

（9）甲氨蝶呤与长春新碱联合使用时先用长春新碱，30 分钟或 6 ~ 24 小时后再用甲氨蝶呤。

（10）长春新碱与门冬酰胺酶联合使用时先用长春新碱，12 ~ 24 小时后再用门冬酰胺酶。

（11）奥沙利铂与氟尿嘧啶联合使用时先用奥沙利铂。

（12）表柔比星、奥沙利铂与紫杉醇联合使用时先用表柔比星。

（13）吡柔比星与顺铂联合使用时先用吡柔比星，10 小时后再用顺铂可减轻不良反应。

452. 静脉滴注危害药品之前为什么先滴引导液？

（1）引导液是由溶媒加入维生素 B_6、西咪替丁等药物组成；

（2）患者滴注危害药品多有恶心、呕吐等不良反应，可提前静脉滴注此类药物，以减轻不良反应的发生；

（3）静脉穿刺时，一旦针头未在血管内，若直接静脉滴注危害药品，药液会腐蚀皮肤及皮下组织，造成皮肤及皮下组织坏死等严重后果。静脉滴注危害药品前应用引导液，检查输液管及注射针头的通畅性，确保针头在血管内，避免药物外渗；

（4）另外，在联合用药时，也需要用等渗液冲洗管路，防止两种药物相混。

453. 滴注铂类危害药品之前为什么先静脉滴注激素类药物？

静脉滴注铂类危害药品后数分钟，常出现过敏反应，表现为面部水肿、喘鸣、心动过速等症状，静脉滴注前给予激素类药物可防止和减少此类症状的发生。

454. 静脉滴注危害药品之前为什么要充分水化碱化？

为了防治尿酸性肾病。正常成人血浆尿酸浓度为 178～488mmol/L，大部分由肾脏经尿液排出，尿酸在碱性溶液中易溶解，在酸性溶液中易沉淀。白血病初期或复发时，尿酸的产量比正常多几倍，化疗期间更多。尿酸堵塞肾小管产生尿酸性肾病、酸中毒和急性肾衰竭，因此应注意治疗和预防该病的发生。

第三节　PIVAS 分配输液顺序注意事项

455. PIVAS 对用药时间要求较高的药物顺序如何划分？

对于用药时间要求较高的药物应按照该药物的特性来划分批次。

（1）糖皮质激素的分泌呈昼夜节律性变化，分泌的峰值在早上 7～8 点，因此将一日的剂量于早上 7～8 时给药，药物对下丘脑-垂体-肾上腺轴的抑制作用最轻，副作用最小，这类药物应分在第一批次；

（2）哮喘多在夜间、凌晨容易发作，故一日给药一次的抗哮喘药（除氨茶碱外）多在睡前半小时给药，至凌晨时血药浓度最高，疗效最好，亦可起到预防作用，故对于这类药物应分在靠后批次。

456. PIVAS调配中需要做皮试的药物应如何分顺序？

患者第一次使用时，临床下达临时医嘱并到PIVAS取药，先给患者做皮试。皮试阴性，再下达长期医嘱到PIVAS，PIVAS根据输液顺序划分原则，将其划分到第一批次。

457. 不同组输液之间存在配伍禁忌时，在分配输液顺序时如何处理？

国家卫生和计划生育委员会2014年5月1日起实施的行业标准WS/T433-2013《静脉治疗护理技术操作规范》中明确规定：输注的两种不同药物间有配伍禁忌时，在前一种药物输注结束后，应冲洗或更换输液器，并冲洗导管，再接下一种药物继续输注。

458. 说明书中未提及输液的滴速或输注时间时，PIVAS应按照什么标准来计算输液的滴注时间？

说明书中未提及输液的滴速或输注时间时，可以利用HIS系统调用该患者的住院一般信息，综合考虑患者年龄、肝肾功能及是否患有心脏疾病等来调整输液的滴注时间。一般而言，婴幼儿包括儿童及患有心脏疾病的患者推荐8～12滴/分，老年患者推荐40滴/分左右，成年患者推荐常规滴速40～60滴/分左右即可。

459. PIVAS如何计算输液速度及时间？

在输液过程中，每毫升溶液的滴数称为该输液器的点滴系数（drop coefficient）（gtt/ml）。目前常用静脉输液器的点滴系数有10、15、20三种。静脉点滴的速度和时间可按下列公式计算。

（1）已知每分钟滴数与输液总量，计算输液所需用的时间。

$$输液时间（小时）= \frac{液体总量（ml）×点滴系数}{每分钟滴数×60（分钟）}$$

例如：患者需输入2000ml液体，每分钟滴数为50滴，所用输液器的点滴系数为15，请问需用多长时间输完？

$$输液时间（小时）= \frac{2000×15}{50×60} = 10 \text{ 小时}$$

（2）已知输入液体总量与计划所用的输液时间，计算每分钟滴数。

$$每分钟滴数（滴）= \frac{液体总量（ml）\times 点滴系数}{输液时间（分钟）}$$

例如：患者需输入 1500ml，计划 10 小时输完。已知所用的输液器的点滴系数为 20，求每分钟滴数。

$$每分钟滴数（滴）= \frac{1500 \times 20}{10 \times 60} = 50 \text{滴}$$

460. 临床护士若提出一日两次或多次使用的药物全部一起送至临床，该如何进行宣教？

不可将一日两次或多次使用的药物直接连续静脉滴注，必须严格遵循药物法定说明书的用法执行间隔时间给药的方式。因为对于半衰期较短的药物，如果将一日两次需间隔时间使用的药物连续静脉滴注，易引发耐药性，且药物疗效较一日两次使用而言较差，甚至导致药物不良反应的发生。应从药物稳定性、理化性质、半衰期等方面跟护士解释清楚。

461. 临床选择性的将静脉用药物发到 PIVAS 和住院药房，有何缺点？

（1）用药医嘱审核不完整。
（2）导致 PIVAS 无法合理地进行输液顺序分配。
（3）未减轻护士工作量，仍然需要到药房取药。
（4）失去建立 PIVAS 实际意义。

可通过信息系统设置来解决，系统将所有长期静脉用药医嘱设置为只能发送 PIVAS，由 PIVAS 进行审方、分配输液。还可实行病区医嘱集中审方模式，病区医嘱由 PIVAS 集中审核，在 PIVAS 调配的药物可进行合理的输液顺序划分。

462. PIVAS 分配输液顺序分配与合理用药有关系吗？

有关系。因为有的药物对输液顺序有着严格要求，给药顺序的不同决定着药物的疗效，不合理的给药顺序甚至诱发药物的不良反应。比如顺铂能延缓紫杉醇的排泄，增加骨髓抑制作用，两药合用时应先用紫杉醇，故分批时需将紫杉醇类化疗药物分在前一批次。心绞痛发作的昼夜节律高峰为上午 6：00～12：00 时，而治疗心绞痛药物的疗效也存在昼夜节律性。钙拮抗剂、硝酸酯类、β-受体阻滞剂在上午使用，可明显扩张冠状动脉，改善心肌缺血，下午服用的作用强度不如前者。所以针对该类药物最好划分在第一批次，晨起给药。

第十一章

PIVAS 摆药工作基础知识问答

第一节 PIVAS 摆药工作基本原则

463. 摆药基本原则是什么？

（1）摆药人员应由经过培训的专业人员担任，对摆药的质量负责；

（2）严格实行核对制度，药师摆药应当双人核对，并签名或盖签章；

（3）严格按照输液标签内容或药品汇总单摆药，摆药时应检查药品的完好性，保证药品质量，应遵循先进先出、近期先用的原则，确认药品在有效期内使用；抗生素及危害药品需批号一致，不同批号区分放置；

（4）危害药品和需特殊贮存（如冷藏）的药品、高危药品等应分开单独摆药，并用不同颜色药盒区分放置。

464. PIVAS 摆药工作的岗位职责？

（1）严格执行《处方管理办法》《医院处方管理制度》等规定，依法摆药；

（2）凭合格的医师处方或摆药清单摆放药品，非经医师处方不得摆药；

（3）认真、仔细、及时和准确的摆放药物，严防差错事故发生；

（4）摆放药品时应注意检查药品的外观质量、有效期等，保证药品质量；

（5）摆放的近效期药品应告知复核、调配及发药人员；

（6）保持工作室环境整洁清洁卫生；

（7）做好与摆药有关的沟通与协调工作。

465. 摆药人员的资质有何要求？

《静脉用药集中调配质量管理规范》要求负责摆药的人员应当具有药士以上专业技术职务任职资格。需进行规范化培训，考核合格上岗。

466. 何为单处方摆药？

单处方摆药是指按照处方标签进行摆药。就是所谓的"一筐一个"处方，然后将排好的药以科室为单位，集中放在指定位置。

467. 何为按品种集中摆药?

按品种集中摆药是指根据日发药统计单，将药品按种类摆放在同一摆药筐内，便于同类药品进行集中调配。

468. 何为按科室集中摆药?

按科室集中摆药是指以科室为单位，将科室内的单品种、单规格的药品分别摆放，便于以科室为单位进行药品调配。

469. 何为预摆药?

预摆药是在正式摆药前，根据常用量设置基数，提前准备部分药品，设置的基数为整数，如近期用量幅度较大，预摆药人员需及时对所设置的基数进行调整。日均用量大的药品宜进行预摆药，以方便正式摆药时更快捷取用，减轻摆药的工作压力和强度、节约时间、提高效率。

470. 预摆药好处有哪些?

预摆药可以带来以下好处:

（1）充分准备、体现细节、保证品质，完成计划中的可控部分；

（2）为整体计划做一定的时间和空间预留；

（3）预摆药是动态管理药品的过程；

（4）用量小、长期未用或用量不稳定的药品建立预警机制，以控制拆除数量；

（5）新老批号药品区分放置；

（6）充分整理、整顿、清扫、清洁。

471. 摆药区域如何划分?

（1）摆药区划分为 3 个区域:

1）大输液区域

2）不需调配成品药区域

3）针剂区域

（2）针剂区域按照药品的药理作用进行划分摆放，分为:

1）抗生素区

2）普通营养药区

3）中药注射剂区

4）冷藏药区

5）成品药区

6）肠外营养药区

7）高危药品区

8）危害药品区

9）毒性药品区

10）试验用药（专人）

11）按需药品（审方人员）

472. 为避免摆药时的习惯性取药，需要定期或不定期地调整药品摆放位置吗?

严禁频繁变动药品摆放位置，经常调整药品摆放位置易造成摆药错误。

473. 在摆药过程中需要带一次性手套吗?

出于职业防护，摆药时建议戴一次性手套，摆危害药品时必须佩戴一次性手套。

474. 摆药过程怎样有效避免药品破损?

（1）安排两人一组进行摆药，轻拿轻放，可以有效避免药品破损，同时又可进行有效核对;

（2）贵重药品及毒性药品可在入调配间混合调配前进行摆药，以避免破损造成不良后果。

475. 药品破损如何解决?

药品破损后要按规定要求处理破损药品，并及时登记药品破损记录，定期统计、上报。

第二节 PIVAS 摆药工作流程

476. PIVAS 怎样准备预摆药基数?

PIVAS 可参照药物日均用量遴选出用量大的药物进行预摆药，按照预摆药药品日均用量确定预摆药基数，如日均用量 95～105 支，可预摆 100 支。

477. 预摆药药品的品种和数量是否是固定的?

相对固定。预摆药药品品种、数量均可根据用量变化进行动态调整，以实现更方便、快捷完成摆药工作的目的。

478. PIVAS 摆药前的准备工作有哪些?

（1）交接工作：①交接信息：库存不足的信息、近效期药物信息、药品质量信息；②交接药品：高警示药品，需冷藏、避光药品，需要用特殊器械调配或输注的药物或其他需特殊注意的药物。

（2）摆药单准备：认真逐项核对摆药单日期、内容是否清晰、完整，并确认摆药单的正确性。

（3）用物准备：各类摆药汇总单、遮光袋、塑料包装袋、纱布、一次性防护手套、口罩、笔、治疗车、药盒、注射盘、插盘、L 型隔板等。

479. PIVAS 摆药流程?

（1）两人一组，1 人摆药 1 人复核；

（2）根据 PIVAS《日发药统计单》摆药；

（3）辅助人员根据当日摆药单向摆药人员说明需摆药品数量；摆药人员认真、仔细进行取药，并放入相应药筐。口令：加××支，减××支；

（4）根据预摆药多拿少补原则进行摆药；

（5）摆完药品后登记《PIVAS 责任追溯表（摆药）》。

480. 现用现配药如何摆药?

现用现配药应根据不同调配模式选择不同摆药方法：

（1）病区护理人员调配：PIVAS 摆药并核对后分组独立包装，随相应批次外送；

（2）PIVAS 集中调配：摆药并核对后固定位置暂存，随相应批次于调配结束前传入调配间混合调配，并告知病区护理人员接收后立即使用。

481. 儿科药品如何摆药?

因非整支（瓶）药品用量较多，因此"多拿少补"时，可"抹零凑整"减少次日的归药量，也使工作规整划一，同时做好交接班工作。

482. 冷藏药品如何摆药?

（1）按照冷藏药品摆药单集中摆药；

（2）摆药时按药品种类定位放置；

（3）登记《PIVAS 责任追溯表（摆药）》；

（4）次日混合调配前传入调配间。

483. 危害性药品如何摆药?

（1）摆药前摆药人员戴一次性手套、一次性口罩，做好自我防护；

（2）由于用药量不稳定，为避免差错，应先看好预摆的药品，以防遗漏或多摆；

（3）危害药品在摆药时尤应注意轻拿轻放，避免破损。

484. 贵重药品如何摆药?

（1）根据摆药单数量将摆好的贵重药品放置在指定区域，并设有明显标识；

（2）第二日调配前与临床再次确认是否正常使用再传入调配间。

485. 毒性药品如何摆药?

（1）需经过规范化培训，具有责任心强、业务熟练的人员专门负责毒性药品摆药；

（2）将毒性药品输液标签重打一份用于存档；

（3）双人同时按标签摆药，一人摆药一人复核，将备份输液标签贴于存档表格内；

（4）摆完药品后，清点毒性药品数目；

（5）登记相关表格，保存 2 年。

486. 实验药品如何摆药?

（1）根据实验项目专用调配单进行摆药；

（2）双人摆药，一人摆药一人复核，将备份输液标签贴于存档表格内；

（3）摆完药品后，清点实验药品数目；

（4）登记相关表格保存。

487. 临时医嘱如何摆药?

临时医嘱的时效性要求比长期医嘱更为紧迫，应由审方药师及时接收审核、打印输液标签，交由摆药人员进行单处方摆药、核对后传入调配间混合调配。也可根据临时医嘱用药习惯实行预摆药，以节约时间。

488. 机械化调配药品如何摆放?

将机械化调配药品按照摆药单药品数量摆放在专用治疗车、治疗盘、插架上，实现流水线作业（图 11-1、图 11-2）。

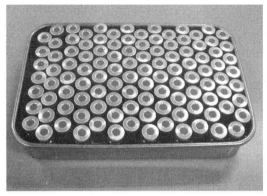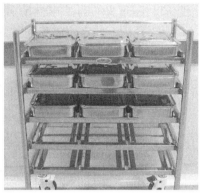

图11-1　专用治疗盘、治疗车

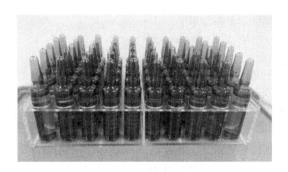

图11-2　安瓿插架

489. 摆药过程中，如何处理需遮光药品？

药品生产企业一般会选用具有遮光效果的材质包装该类药品，在摆药时无需特殊处理；如未使用遮光材质包装，需在摆药核对后及时给予避光或遮光保存。此类药品在运送、病区暂存、患者输注时均需按照说明书要求采取适当避光或遮光措施。

490. 如何提高摆药的工作效率？

（1）按药品种类打印摆药单，摆药单内药品顺序合理安排，以方便摆药，如抗生素药品摆药单、危害药品摆药单、肠外营养药品摆药单、高危药品摆药单、中药注射剂摆药单、冷藏药品摆药单、免疫类药品摆药单、保肝类药品摆药单等；

（2）合理安排摆药区药品位置：根据摆药单顺序设计药品位置，如按药品种类摆放，按区摆放，按用量摆放（将常用的药品摆放置于易取放的位置）等；

（3）用量大的药品进行预摆药：根据每日药品用量统计，对用量大的药品进行预摆药，并定位放置，以方便后续实摆药；

（4）两人同时摆药，实现摆药、复核由平行作业改为交叉作业。

491. 如何有效避免摆药的错误？

（1）药品品种多、数量大，实行预摆药，预摆药人员应做好交接工作；

（2）实行双人核对制，摆药人员精神集中，一人严格按摆药汇总单读取药品及数目，另一人取药，在对方取药时同时核对，已取好的药品在摆药汇总单进行标记，达到双人复核，一定程度上降低漏摆、错摆的发生；

（3）摆药过程中出现异常应当停止摆药，立即上报并查明原因；

（4）每道工序完成后，操作人员应当按操作规程的规定，填写各项记录，内容真实、数据完整、字迹清晰；

（5）摆药单应当保留一定时间备查。

492. 摆药过程中如何避免将看似、听似、一品双规等药品拿错？

（1）摆药人员知晓相似药品，熟悉药品摆放位置；

（2）摆药时，严格按流程操作，一人摆药，一人复核；

（3）负责读取摆药单的工作人员声音洪亮，吐字清晰，强调药品名称、规格、厂家等信息，使对方迅速做出反应，降低差错，取药人员须复述一遍；

（4）使用目视管理系统对看似、听似、一品双规等药品进行标识提醒，如照片、标识。

493. 摆药结束后如何清场清洁消毒？

（1）药盒需加盖，并摆放整齐；

（2）清洁整理消毒药架药盒；

（3）查看预摆药基数是否合理，如需更改，做好交接班。

第三节　PIVAS 摆药注意事项

494. 简述摆药注意事项？

（1）药品批号更换时注意区分放置，并用隔板提示，特别是抗生素及危害药品；

（2）注意药品安全：避光、遮光药品及时给予避光、遮光，易混淆药品注意区分放置，冷藏药品最后统一摆药，摆药后放于冷藏区固定位置，调配时再传入相应的调配间；

（3）摆药时轻拿轻放，如有破损药品应放置于相应破损药品处，并进行登记；

（4）集中调配模式摆药时注意药品用量，突然增大或减少有可能为不合格处方或临床医师录入药品时操作出现问题，应咨询相关管理人员确认后再摆药；

（5）使用后的容器应及时按操作规程进行清洁、消毒，以备用；

（6）摆好的药品应当擦拭清洁后，方可传递入洁净区混合调配间；

（7）发现药品标签模糊不清、不易于辨认时应退回药库调换并进行记录。

（8）发生药品破损，如普通药品应统一放置于密封袋中，置于破损柜中，并进行记录；如为危害药品立即启动"危害药品溢出应急预案"，由药库统一更换。

495. 高危药品在摆药时应该注意些什么？

高危药品摆放在红色药盒内以提醒摆药人员，摆药时应注意核对品种、规格、剂量，谨慎使用。

496. 危害药品在摆药时应该注意些什么？

（1）摆药人员应戴乳胶手套，注意职业防护；

（2）危害药品摆药区应常备危害药品大小剂量溢出包；

（3）摆药人员熟练掌握危害药品大小剂量溢出的处理过程，一旦破损应严格按照危害药品溢出应急预案处理；

（4）根据危害药品的作用机制定位、分类放置，摆放至黄色药盒内，以便区分；

（5）实行"冗余策略"。

497. 抗生素摆药注意事项？

根据操作台调配种类，将药品分别摆放于相应治疗车上。摆药时注意批号，先用旧批号药品再用新批号药品，更换批号时通知临床，登记《PIVAS 批号变更登记表》。

第十二章

PIVAS 贴签核对工作基础知识问答

第一节　PIVAS 贴签核对基本原则

498. PIVAS 贴签核对人员的基本要求?

（1）负责贴签核对的人员应为具有药士以上药学专业技术职务任职资格的人员，或经过药学专业培训并考核合格的护理人员负责;

（2）贴签核对时精力集中，了解常见的不合理处方，进行原因分析并持续改进;

（3）熟悉 PIVAS 药品的规格、药理毒理、用法、用量、配伍禁忌等;

（4）掌握儿科临床常用药物的计算公式。

499. PIVAS 贴签核对时应核对哪些内容?

贴签核对工作在整个工作流程中处于比较关键的位置，核对也是审核、查对的过程，并不是简单的粘贴输液标签。核对内容包括:

（1）贴签核对输液标签的完整性、准确性，字迹清晰;

（2）审核输液标签患者的年龄、用药日期、时间、频率、批次、药品的用法、用量、给药途径和配伍;

（3）核对溶媒与药品的名称、规格、生产厂家及数量;

（4）检查溶媒与药品的包装、性状、生产批号及有效期;

（5）皮试药品输液标签上是否有"皮试"标识;

500. 未经审方药师审核的输液标签可贴签核对吗?

不可以。PIVAS 规章制度规定所有的摆药、贴签核对，输液标签必须经过审核，以保证患者用药安全。因此，未经审方药师审核并签名的输液标签不可摆药、贴签核对。

501. 如何对贴签核对工作进行追溯?

（1）排班表中明确工作人员班次;

（2）有条形码的，通过条形码追踪；

（3）通过系统维护贴签，核对人员姓名和承担的工作任务；

（4）贴签核对人员在输液标签上签名；

（5）填写《PIVAS 责任追溯登记表（贴签核对）》。

502. 已贴签核对的溶媒摆放到核对筐内应遵循什么原则？

（1）单处方调配模式原则是按批次集中贴签核对，按筐子颜色对应的批次集中摆放；

（2）集中混合调配模式同一批次、同一输液标签的药品可集中摆放。

503. 贴签核对过程中如何避免标签的丢失现象？

（1）贴签核对时环境应安静、灯光适宜；

（2）人员精力集中、认真负责，减少走动；

（3）不同批次输液标签定位放置，整齐有序；

（4）标签副纸定位放置，双人核对，以确定没有标签遗漏以及检查有无未贴的标签；

（5）贴签核对结束后及时清理工作区域，以确定没有输液标签遗失。

504. 核对人员是否可以更改输液顺序？

核对人员不可以随意更改输液顺序。核对工作是整个工作环节中非常重要的一部分，核对人员应具备一定的专业知识，并要求有严谨认真的态度，才能确保调配质量和用药安全。

核对处方或用药医嘱时，如发现药品用法用量、频次、时间、配伍、批次等不合理时，应及时告知审方药师进行调整并修改输液顺序，确保输液应用合理，以达到更好的治疗效果。

505. 贴签核对完成后如何入调配间？

（1）贴签核对完成后，按照药物的品种、科室分别入相应调配间，危害药品及肠外营养液应单独入调配间并固定位置放置；

（2）各批次位置放置合理，药品摆放有序，相对固定工作台且与科室相对应，以方便次日工作，提高工作效率；

（3）输液标签药品种类与药品摆放位置相对应，就近原则拿取药品；

（4）冷藏药品贴签核对后待调配液体入调配间，药品摆药核对后放置于专用医用冰箱内，次日调配前入调配间。

第二节 PIVAS 贴签核对工作流程

506. 贴签核对的手法是什么？

第一步，右手拿输液标签，左手撕输液标签附纸，撕下的附纸放置在未核对输液标签左侧；

第二步，左手拿液体，右手将输液标签贴在液体上；

第三步，左手放下已贴签核对好的液体。

507. 如何提高贴签核对的速度？

（1）贴签核对区域摆放合理，根据核对药品种类所需溶媒准备相应液体（如核对质子泵抑制剂区，应放置 0.9% 氯化钠 100ml、50ml）；

（2）液体要准备充足，并检查有无漏液；

（3）集中精力，避免来回走动；

（4）贴签核对过程中，如发现该区域没有的液体，可放置到最后统一拿取核对。

508. 哪些药品标签应该有特殊提示？如无特殊标志应如何处置？

为提高药品的质量安全，根据药品的特性，以下药品标签需要有特殊提示：致敏性药品、高危药品、避光及遮光药品、冷藏药品、现用现配药品、危害药品等，标识醒目更有利于药品的使用安全、规范。

如无特殊标识，一方面需要 PIVAS 工作人员加强业务学习，掌握致敏药品和高危药品的药物特性、作用机制、配伍禁忌、药理毒理和保存条件；另一方面，强化药品管理，更应将药品定点安置，定专人保管，做好使用记录。

509. 危害药品如何进行贴签核对？

（1）双人核对，根据汇总单实际用量准备相应溶媒及药品；

（2）严格查对药品名称、规格、数量、性状、用法用量（特别注意某些危害药品大/小剂量的使用，如多西他赛）、给药频次、用药合理性；

（3）贴签核对时做好防护，贴签核对区域常备危害药品大/小剂量溢出包，贴签人员要熟练掌握危害药品大小剂量溢出的处理过程；

（4）实行"冗余策略"。

510. 肠外营养液如何贴签核对？

（1）双人核对，根据汇总单实际用量准备相应溶媒及药品；

（2）重点是核对药品包装、性状、规格、用量、热氮比、糖脂比、电解质浓度及配伍禁忌等；

（3）易混淆药品注意区分放置；

（4）为确保肠外营养液调配后的稳定性，应注意遮光；

（5）再次审核肠外营养液处方的合理性。

511. 现用现配药品如何贴签核对？

（1）按汇总单数量准备溶媒和药品；

（2）以汇总单为依据，逐个科室核对：检查药品质量，观察溶媒有无渗漏现象，一人贴签核对摆药，一人复核登记；

（3）贴签核对现用现配的药品需带药品原包装，液体不得拆除外袋，药品不得拆除瓶盖。

512. 儿科贴签核对有何注意要点？

在贴签核对时，掌握小儿用药原则、用药剂量计算公式，非整支（瓶）用量药品需有特殊标识；儿科输液标签中不应出现四环素类、喹诺酮类、氨基糖苷类等小儿禁忌的药品。

513. 贴签核对结束后，如何进行清场工作？

（1）贴签核对结束后，清场时双人核对标签副纸，查看有无遗漏的输液标签；

（2）贴签核对用物及时归位；

（3）清洁消毒药箱、药架。

第三节　PIVAS 贴签核对注意事项

514. PIVAS 贴签核对注意事项是什么？

静脉用药集中调配的贴签核对工作需要多人相互协作才能完成，熟悉各种溶媒规格及药品的存放位置，在工作中认真仔细，具有团队精神。

（1）贴签核对时对处方或用药医嘱进行适宜性审核，如发现不合理处方或用药医嘱应及时反馈审方药师。

（2）贴签核对前，检查输液标签及内容完整性，如有错误、不全或不清晰应告知审方药师校对纠正，重新打印，并标有"重打"标识，双人核对后重新贴签核对，放入相应批次的核对筐内；检查药品质量，包括外观、性状、有效期等；贴签核对人员应集中精力，将输液标签整齐地贴在输液袋（瓶）上，不能覆盖输液袋（瓶）原始标签上的任何字迹，便于其他环节查对。

（3）非整瓶（支）用量药品贴签核对时应做明显标识。

（4）贴签核对操作完毕后，检查溶媒汇总与标签明细是否相符，及时清场，做好贴签核对记录。

（5）贴签核对时应将同类药品不同规格、不同厂家区分放置，避免存在安全隐患。

515. 核对区域溶媒按什么顺序摆放？

核对区域溶媒按药理分类、定点、定量放置，可有效避免药液过期、变质等情况的发生，同时提高贴签核对工作效率。摆放顺序如下：

（1）成品输液按种类放于货架上，摆放原则遵循"左放右取，近期先用"原则，并有不同批号标识牌提示。将需避光的成品输液摆放于有避光帘的货架上，避免药液发生氧化、分解、变色等，高危药品需集中放置并有明显标识；

（2）溶媒按种类分别放于不同颜色周转箱内，箱盖上应有显著标识，如氯化钠注射液、葡萄糖注射液、葡萄糖氯化钠注射液分别置于不同颜色周转箱内方便区分；

（3）由专人负责将去除外包装的溶媒放于周转箱，并固定每箱数量，方便贴签核对，人员根据贴签核对品种汇总单准备；

（4）核对区域放置三层周转箱，由当日夜班贴签核对人员清空第一层，次日工人将空箱调整至最下层，确保溶媒不因积压导致过期；

（5）将用量少的溶媒直接摆放于货架上便于拿取；

（6）根据药品使用溶媒特点准备液体，如核对质子泵抑制剂，该区域放置 0.9% 氯化钠 100ml 即可。

516. 贴签核对时如何准备用物及溶媒？

（1）溶媒准备：①根据个人所负责的贴签核对品种汇总单，进行溶媒数量的准备；②摆放溶媒时易混淆溶媒按种类分开放置，所有溶媒摆放整齐规律，方便拿取；③依据所贴标签的规律性，摆放溶媒，方便拿取。

（2）用物准备：不同颜色的核对筐、治疗车、避光袋、笔、登记本、核对桌、纸屑桶、漏液桶。

517. 如何避免贴签核对错误？溶媒贴错怎样处理？

（1）贴签核对前准备工作

1）环境安静，精力集中、灯光适宜、备齐用物；

2）依据汇总备好溶媒的数目与品种，易混淆溶媒分开放置；

3）贴签核对人员将溶媒品种根据用量多少，固定位置摆放。

（2）贴签核对过程中

1）工作人员必须高度集中精力做好核对工作，对照标签贴溶媒；

2）汇总溶媒时，注意检查溶媒品种与数目；

3）溶媒归位，由专人负责，双人核对，避免归位错误导致的贴签核对错误；

4）定位放置，每袋溶媒摆放整齐有序，方便识别。

（3）溶媒贴错的处理措施

及时更改，双人核对无误后放入相应位置；换下的溶媒将标签处理干净，及时归位。分析原因，排除个人因素，特殊案例需进行分析、学习并改进。

518. 贴签核对时发现有药品过期、变质、破损应如何处置？

贴签核对时如果发现有药品过期、变质、破损，应及时更换，登记，检查，逐级上报，在次日交班会上进行原因分析。

519. 贴签核对时发现标签内容不清晰时应如何处置？

（1）及时重打标签，双人核对无误后，再次贴签核对；

（2）查找原因，判断是碳带、标签纸质量问题还是打印机故障等。

520. 发生退药时，标签与药品如何处理？

（1）若在贴签核对前发生退药，将退药输液标签与原始输液标签双人核对后粘贴，放置于固定位置，保留 24 小时备查，已完成贴签核对工作的输液发生退药时，双人核对退药输液标签与原始输液标签上的信息，确认无误后将原始输液标签撕下；

（2）药品经双人核对后，由专人归位，并查对生产批号及有效期。

第十三章

PIVAS 无菌技术和隔离技术基础知识问答

第一节 PIVAS 无菌技术和隔离技术基本原则

521. 什么是无菌操作技术？

参见"第三章 PIVAS 规范术语解读"第 66 题。

522. 什么是隔离技术？

是采用各种方法、技术，防止病原体从患者及携带者传播给他人的措施。

523. 无菌技术操作原则有哪些？

（1）操作环境清洁、宽敞、定期消毒，操作台清洁、干燥、平坦，物品布局合理，无菌操作前一小时应停止清洁卫生工作，减少走动，避免尘埃。

（2）操作人员进入相关功能区、穿戴工作服及仪表符合规范。

（3）进行无菌操作时，应首先明确无菌区、非无菌区和无菌物品的基本概念。

（4）物品放置有序，标志明显：①无菌物品必须与非无菌物品分开放置，并且有明显标志；②无菌物品不可暴露于空气中，应存放于无菌包或无菌容器内；③无菌包外需标明物品名称、灭菌日期、并按失效期先后顺序摆放；④无菌包在未被污染的情况下，保存期一般以 7 天为宜，过期或包布受潮应重新灭菌。

（5）一套无菌物品只供一位患者使用一次。

（6）操作人员经专业培训、无菌观念强，掌握并严格执行无菌操作 SOP。

524. 隔离技术操作原则有哪些？

隔离的实施应遵循"标准预防"和"基于疾病传播途径的预防"原则。

（1）PIVAS建筑布局合理，符合隔离要求；

（2）PIVAS卫生设施齐全；

（3）严格执行PIVAS操作规程，加强洁净区和非洁净控制区管理；

（4）环境定期消毒，物品处置规范；

（5）实施隔离教育。

525. PIVAS人员必须养成"三个不""两个经常"的良好的卫生习惯，要做到"三个不""两个经常"的内容包括哪些？

（1）"三个不"是指不洗手不调配、不留指甲、不留胡须；

（2）"两个经常"是指经常洗澡、经常换衣袜。

526. 如何进行无菌物品和非无菌物品管理？

无菌物品与非无菌物品应分别放置，取放无菌物品时，应面向无菌区。并有明显标识，无菌物品必须存放在无菌包或无菌容器内，无菌包外要说明物品的名称、灭菌日期，物品按有效期或失效期先后顺序放置，无菌包在未被污染的情况下，保存期为7天，过期或包布潮湿均应重新灭菌。

527. 从抗生素药物调配间进入普通药物调配间需要更换洁净服吗？两个区域的洁净服材质要求是否相同？

需要。①从抗生素药物调配间进入普通药物调配间需经过二更、一更、控制区等区域，不同区域的洁净级别不同；②药物特性不同，需更换洁净服，避免交叉污染。

第二节　PIVAS无菌技术和隔离技术操作流程

528. 怎样正确使用口罩？

（1）一次性医用口罩使用方法：①将口罩罩住鼻、口、下巴，口罩上方绳子系于头顶中部，下方绳子系于颈后；②将双食指尖放在鼻夹上，从中间位置开始用手指按压，并逐渐向两侧移动，根据鼻梁形状塑造鼻夹；③调整系绳的松紧度。

（2）医用防护口罩使用方法：①一手托住口罩，有鼻夹的一面背向外；②将防护口罩罩住鼻、口及下巴，鼻夹部位向上紧贴面部；③用另一只手将下方系绳拉过头顶，放在颈后双耳下；④再将上方系绳拉至头顶中部；⑤将双手食指尖放在金属鼻夹上，从中间位置开始，用手指按压鼻夹，并分别向两侧移动和按压，根据鼻梁的形状塑造鼻夹。

529. 戴口罩怎样进行密合性检查？

检查方法：将双手完全盖住防护口罩，快速地呼气，若鼻夹附近有漏气应按佩戴方法步骤调整鼻夹，若漏气位于四周，应调整到不漏气为止。

530. 毛发漏在外边是否与无菌要求有关？

使用帽子的目的是为了防止工作人员头屑飘落，头发散落或被污染，帽子大小合适，应遮住全部头发。

531. 怎样正确穿脱洁净服？

（1）穿洁净服：①取衣，查对洁净服；②穿洁净服，穿下衣→穿上衣→戴帽子→拉拉链；③整理防护服；

（2）脱分体洁净服：①拉开拉链；②脱帽子：上提帽子使帽子脱离头部；③脱上衣：先脱袖子，再脱上衣，将污染面向里放入医疗垃圾袋内；④脱下衣：由上向下边脱边卷，污染面向里，脱下后置于医疗垃圾袋内；

（3）脱连体洁净服：①拉开拉链，将拉链拉到底；②脱帽子，上提帽子使帽子脱离头部；③脱衣服，先脱袖子，再由上向下边脱边卷，污染面向里，全部脱下后置于医疗垃圾袋内，如需重复使用，放入回收容器内，以便清洁消毒。

532. PIVAS 工作人员进入调配间时因洁净服已将身体全部遮蔽，那么佩戴手表、戒指、手镯、项链与手链等是否没有影响？

有影响。原卫生部 2009 年 4 月 1 日发布，12 月 1 日起实施的《医务人员手卫生规范》明确要求：进行无菌操作、接触清洁、无菌物品之前应洗手或使用速干手消毒剂。洗手前准备工作有：衣帽整洁、修剪指甲，取下手表、饰物，卷袖过肘。

533. 怎样正确使用护目镜？

（1）佩戴护目镜前应检查有无破损，佩戴装置有无松脱；

（2）佩戴后应调节舒适度；

（3）摘下护目镜时应捏住靠头或耳朵的一边，放入医疗垃圾袋内，如需重复使用，放入回收容器内，以便清洁消毒。

534. 怎样正确使用鞋套？

（1）鞋套应具有良好的防水性能，并一次性使用；

（2）应在规定区域内穿鞋套，离开该区域时应及时脱掉放入医疗垃圾袋内；

（3）发现鞋套破损应及时更换。

535. 怎样正确使用防水围裙?

防水围裙分为以下两种：

（1）重复使用的围裙：①每班使用后应及时清洗与消毒；②遇有破损或渗透时，应及时更换。

（2）一次性使用的围裙：应一次性使用，受到污染时应及时更换。

536. 取用无菌棉签正确操作方法是什么?

（1）无菌棉签开包前检查包装完整无破损、无漏气，在有效期内；

（2）打开无菌棉签，取用时避免跨越无菌区；

（3）拿取无菌棉签尾端，从外向内依次拿取，蘸取消毒液，不触及消毒液瓶口，且消毒液蘸取切勿过饱和；

（4）蘸取消毒液后的无菌棉签棉絮一端稍下持有，避免棉絮端上翘使消毒液下流造成污染；

（5）使用无菌棉签进行消毒时，以注射点为中心向外螺旋式旋转涂擦至边缘；

（6）使用后的棉签放入医疗垃圾袋内；

（7）开启后的无菌棉签应记录开启日期、时间并签名，24 小时内有效。

537. 使用无菌容器正确操作方法是什么?

常用的无菌容器有无菌罐、无菌盘。无菌容器内盛放棉球、纱布等。使用无菌容器正确操作如下：

（1）查对：检查并核对无菌容器名称、灭菌日期、失效期、灭菌标识；

（2）开盖：取物时，打开容器盖，内面向上置于稳妥处或拿在手中；

（3）取物：用无菌持物钳从无菌容器内夹取无菌物品；

（4）关盖：取物后，立即将盖盖严；

（5）手持容器：手持无菌容器（如治疗碗）时，应托住容器底部。

538. 如何正确倒取无菌溶液?

（1）倒取无菌溶液前，先检查瓶签药名、剂量、浓度和有效期，瓶盖有无松动，瓶身有无裂缝、溶液有无沉淀、混浊、变色；

（2）倒取无菌溶液时，瓶签朝向掌心，倒出少量溶液冲洗瓶口再倒至无菌容器中；

（3）倒后立即拧紧瓶盖，并注明开瓶日期及时间。

539. 铺好无菌盘有效时间？

使用不超过 4 小时。

540. 调配前洗手后不允许用擦手巾，也不允许用烘干机，如何让双手干燥？

应使用一次性擦手纸擦干。擦手巾在使用过程中难以实现一人一巾一次使用，烘干机易引起尘埃飞扬，因此不建议在医疗机构使用。

541. 大输液生产厂家如果有明确规定开启塑料拉环后不用消毒，在操作中是否可以开启瓶盖后立即使用，不用消毒？

如果开启瓶盖后立即使用是可以的。因塑料拉环能保证无菌的输液阀橡胶塞表面密闭不被污染，因此塑料拉环开启后，输液阀橡胶塞表面仍属无菌状态，因此不用消毒。

542. 注射器及针头使用前需要检查哪些内容？

打开包装前应该检查包装是否有破损，是否有漏气，是否在有效期内等；打开包装后应检查注射器是否有裂痕，漏气、异物等。

543. 是否可以使用外包装有破损的注射器？

不可以。《无菌技术操作原则》明确指出无菌物品一旦破损或潮湿，均应重新灭菌。

544. 混合调配过程中使用的消毒剂、开口器可否放在操作台面上？

混合调配过程中使用的消毒剂、开口器可放置于台面外区，即操作台面外边缘向内不超过 15cm 的区域，也可放置在操作台前小车上。

545. 进入 PIVAS 调配间调配药品时，正确戴无菌手套的方法？

（1）分次取戴法：①一手捏住一只手套的反褶部分，另一手对准五指戴上手套；②戴好手套的手指插入另一只手套的反褶内面；③将一只手套的翻边扣套在工作服衣袖外面；④将另一只手套的翻边扣套在工作服衣袖外面；⑤调整手套位置，双手对合交叉检查是否漏气。

（2）一次性取戴法：①一手捏住两只手套的反褶部分，另一手对准五指戴上手套；②～⑤步骤同分次取戴法。

（3）脱手套法：①用戴着手套的手捏住另一手套腕部外面，翻转脱下；②再将脱下手套的手伸入另一手套内，捏住内面边缘将手套向下翻转脱下。

546. 进入静脉用药调配中心更衣规程是什么？

更换静脉用药调配中心专用鞋→洗手→更换工作服→戴帽子→进入一更→更换调配间专用鞋→洗手（六步洗手法）→进入二更→穿洁净服→戴口罩→进入调配间内→戴无菌手套。

547. 在混合调配过程中应如何擦拭水平层流台和生物安全柜？

调配过程中每完成一台（袋）输液调配工作，应清理操作台上的废弃物，并用清水擦拭清洁，再用75%乙醇擦拭消毒台面及双手。

548. 操作台可以放置哪些物品？可以铺无菌巾吗？

在使用过程中一般将水平层流工作台台面划分为3个区域：①内区，为靠近高效过滤器端的10～15cm的区域，内区为工作台台面最洁净的区域，可用来放置已打开的安瓿，已去除包装的无菌物品，已经过消毒的小件物品；②外区，为工作台外缘向内15～20cm的区域，可用来放置未经消毒的物品，及未拆除包装的注射器；③工作区，为内区与外区之间，工作台中央区域，所有的调配工作在此区域完成，可以铺无菌巾。

549. 同一种药品可否多份摆放在操作台上调配？

可以，但要控制数量。较大物品之间的摆放距离宜15cm左右，小件物品之间的摆放距离宜5cm左右。

550. 药物调配时一次性无菌注射器的正确操作方法？

（1）在调配输液时应根据抽吸量选择合适规格的注射器；

（2）注射器打开包装前应检查效期及密闭性，如过期或破损不得使用；

（3）在使用注射器时应注意保护注射器无菌部位不被污染，如：针尖、针梗、乳头、活塞体；

（4）在使用注射器时注意手不可触及活塞体、针头。

551. 一次性无菌注射器应在台面哪个部位打开？打开后多久需要更换？

一次性注射器可以在台面外区打开，打开后的注射器应放置于内区。一般情况下无菌物品打开包装后 4 小时内如未被污染可以使用。

552. 按药品种类定台混合调配时，在一次性无菌注射器未被污染的前提下，是否可以用同一注射器调配多袋输液？

可以。无菌物品打开后有效期为 4 小时，未被污染即可继续使用。若发现注射器污染或疑似污染，需立即更换。

553. 混合调配结束后，如何进行清场工作？

调配结束后，调配间工作人员应分别用清水、75% 乙醇对工作台、工作凳、治疗车、传递窗、医疗废物桶等物品进行清洁、消毒；整理包装医疗废物传递出调配间；将其他多余备用物品清理出调配间；清洁地面；每周大扫除并清洗回风口过滤网。

第三节　PIVAS 无菌技术和隔离技术操作注意事项

554. 使用帽子有哪些注意事项？

帽子分一次性帽子和布制帽子。帽子大小合适，能全部遮住头发；使用后的一次性帽子放入黄色医疗垃圾袋内；布制帽子保持清洁干燥，每次或每天更换与清洁。

555. 使用口罩有哪些注意事项？

（1）应根据不同操作要求选用不同类型口罩，危害药品佩戴双层口罩或 N95 口罩；普通药品佩戴外科口罩。

（2）正确佩戴口罩，不应只用一只手捏鼻夹，应调整到不漏气为准。不能用污染的手触摸口罩，应检查口罩的密合性，始终保持清洁干燥。

（3）脱口罩前后应洗手，使用后的一次性口罩放入黄色医疗垃圾袋内。

556. 药品调配前手套上的粉层如何处理？

为减少洁净区微粒数，PIVAS 调配间内宜选用无粉型一次性灭菌橡胶手套。

557. 戴脱手套有哪些注意事项？

（1）戴手套时：①手不可触及手套外面，手套取出时外面不可触及任何物品；②已戴手套的手不可触及未戴手套的手及另一手套的内面；③未戴手套的手不可触及手套的外面；④戴好手套的手始终保持在腰部以上水平；⑤手套外面不可触及非无菌物品，调整手套时不可强拉手套。

（2）脱手套时：①手套外面不可接触皮肤；②将手套丢弃于黄色医疗垃圾袋内；③脱手套后洗手再脱口罩。

558. 临时外出调配间需要更换洁净服吗？

临时外出调配间需要更换洁净服。①洁净服的作用是防止微粒产生，确保调配安全，保证调配质量；②PIVAS不同区域的净化级别不同，调配间的净化级别要求最高，为万级，若将洁净服穿出调配间，可能发生污染；③每天调配结束后，需对洁净服进行清洗消毒。

559. 西林瓶能否在调配间外去盖？

建议西林瓶在调配间外去盖。①若西林瓶在仓内去盖，会导致微粒增加，对净化系统和调配质量产生影响；②调配前去盖，影响调配速度；③西林瓶铝盖中央的胶塞虽覆盖有塑料盖，但仍与外界相通，使用前必须要进行消毒。④《静脉用药集中调配质量管理规范》暂未明确要求。

560. 无菌包外应注明哪些项目？

无菌包外应粘贴灭菌效果指示胶带，并注明：无菌包名称、包装人员、核对（质检）人员、灭菌日期、失效日期、锅号及锅次。有条件的可通过软件系统建立灭菌包追溯系统。

561. 使用无菌容器注意事项有哪些？

（1）开关盖时，手不可触及盖的边缘及内面；
（2）避免无菌物品在空气中暴露过久；
（3）已取出的无菌物品即使未用也不可放回容器内；
（4）一经打开使用时间不超过24小时
（5）铺好的无菌盘4小时内有效。

562. 倒取消毒剂有哪些注意事项？

倒液前选取正确浓度的消毒剂，检查质量，手不可触及瓶口和瓶塞内面；倒液时防止溶液溅出，避免沾湿瓶签，已倒出的消毒剂不可再倒回瓶内，已开启消毒剂保存24小时，余液只做清洁操作用。

563. 加药混合调配时选择无菌注射器有哪些注意事项？

（1）混合调配时需根据抽吸液量，选择适宜规格的注射器；

（2）调配西林瓶药物一般选用20ml无菌注射器；

（3）调配玻璃安瓿装药品一般选择30ml无菌注射器；

（4）调配药液量少且剂量小的一般选择1~10ml无菌注射器（如抽吸液量需精确到0.1ml，则需选择1ml注射器）；

（5）在调配药液量较大的溶液（如全营养混合物）时，一般选择50ml无菌注射器。总之，选取注射器的原则是抽取药液量不超过注射器容积的3/4。

564. 能否提前将注射器拆包装准备好？

可以。但应注意，已拆包装的注射器应放置于工作台内区，或无菌治疗盘中（放置时间<4小时），最好现用现拆，最大程度保证无菌，且避免浪费。

565. 安瓿抽吸到何位置算抽吸完全？

自安瓿内抽吸药液时抽吸至规格剂量即抽吸完全。

566. 调配过程中，容易产气的西林瓶抽吸时如何做到不喷溅？

调配易产气的药品（如头孢替安），①溶解药品粉末时，首先固定好注射器针栓，注意进针角度和程度，确保注射器针头在西林瓶内上部，然后沿瓶壁缓慢注入溶媒，这时可能产生气体，顺势抽出液面上部空气；②待药物粉末完全溶解，抽吸药液时，注意进针角度和程度，针头置于液面上方，由于药品仍会产生部分气体，导致西林瓶内压力增加，会有部分空气进入注射器内，待瓶内和注射器内压力达平衡后，将西林瓶倒置，此时针头位于药液下方，将注射器内的空气推入西林瓶，抽吸药液。

567. 抽取药液时，注射器针尖斜面应当朝上还是朝下？

抽取药液时，注射器针头斜面应向下。

568. 在混合调配过程中针头碰到别的地方是否可以继续使用？

在药物调配过程中，注射器针头如碰触无菌面可以继续使用；如碰触非无菌面不可以继续使用。

569. 注射器针筒中药物不宜超过容器的多少？

注射器针筒中的溶媒不能超过针筒长度的3/4，以防止活塞污染或从针筒中意外脱出。

570. 不同厂家、不同规格的同种药物是否可以共用一个注射器？

不能共用一个注射器。虽然是同种药物，但是不同厂家、不同规格，其原料和辅料不同，如出现不良反应时无法查明原因。

571. 输液瓶口、西林瓶胶塞、安瓿颈的消毒方法有哪些？可选用哪些消毒剂？如何操作？

输液瓶口、西林瓶胶塞、安瓿颈、输液输注口等物体表面常使用 75% 酒精或复合碘采用喷雾法或涂擦法消毒两遍，作用 3 分钟。涂擦法消毒输液瓶口、西林瓶胶塞时，用棉签蘸消毒液后自中心部位由内向外逐一消毒，最后消毒边缘；消毒安瓿颈时，用蘸有消毒液的棉签一侧对安瓿颈消毒，用棉签顶部消毒砂轮，在安瓿颈部划一环形锯痕，用棉签另一侧擦拭锯痕后折断安瓿；喷雾法即将消毒液倒入喷壶内，直接喷雾于物体表面，喷洒时注意从上至下、从左到右，避免跨越无菌面，应注意喷雾法消毒不适用于工作台内。

572. 消毒剂是否会随穿刺进入输液袋内？该如何防范？

正确使用消毒剂，则消毒剂不会随穿刺进入输液袋内。如使用 75% 酒精进行物体表面消毒时，应分别使用酒精棉签擦拭两次，待干后方可达到消毒效果，再行穿刺则消毒剂不会随穿刺进入输液袋内。

573. 砂轮环割安瓿后需要注意什么？

砂轮环割安瓿后应使用酒精棉签擦拭后折断，以免玻璃碎屑进入安瓿。

574. 胶塞穿刺次数对药品无菌性有影响，应如何限制？

（1）促进合理用药，减少多品种配伍；
（2）减少因操作不当造成的穿刺次数增加；
（3）根据抽吸量，选择适宜的注射器，如果抽吸量较大时，可选择大规格的注射器，减少穿刺次数；
（4）注意操作技巧，如注射器针头为单侧孔圆锥针头，宜以 90° 进针；如为斜面针头，需斜面朝下，以 45° 角进针，可以减少胶塞碎屑的产生。

PIVAS 混合调配工作基础知识问答

第一节　混合调配无菌器具

575. 无菌注射器构造由哪几部分组成？

无菌注射器的构造：乳头、空筒、活塞、活塞轴、活塞柄，见图 14-1。

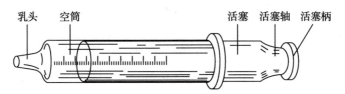

图14-1　无菌注射器构造

576. PIVAS 常用无菌注射器型号有哪些？

在 PIVAS 常用的主要有 1ml、5ml、10ml、20ml、30ml、60ml，见图 14-2。

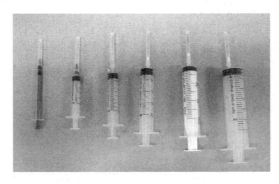

图14-2　常用无菌注射器型号

577. 无菌注射针头的构造由哪几部分组成?

无菌注射针头由针尖、针梗、针栓三部分组成,见图14-3。

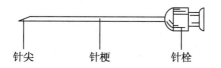

针尖　　　　　　针梗　　　　　　针栓

图14-3　无菌注射针头组成

578. PIVAS常用无菌注射针头的型号和类型有哪些?

在PIVAS无菌注射针头的常用型号有4.5、5、5.5、6、6.5、7、8、9。

在PIVAS常用无菌注射针头类型有斜面针头、单侧孔针头、双侧孔针头,见图14-4。

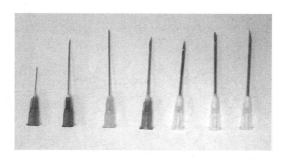

图14-4　常用无菌注射针头的型号和类型

579. 在混合调配前怎样正确选择无菌注射器型号?

（1）根据药液量选择:原则上药液量多的选择规格相对大的无菌注射器,药量小的选择规格相对小的无菌注射器,胰岛素应选择胰岛素注射器或1ml注射器;

（2）根据药品容器:药品容器分为西林瓶、玻璃安瓿和聚乙烯安瓿。其特点为西林瓶装药品易进入瓶塞,玻璃安瓿药品易进入玻璃碎屑,聚乙烯安瓿药品无瓶塞、无玻璃碎屑;

（3）注射器特性选择:无菌注射器的特性根据针头的不同而不同,1ml～20ml一般为斜面针头,30ml和60ml均分为单侧孔和双侧孔两种针头,1ml～10ml的无菌注射器规格小,针头小而且细;20ml无菌注射器针头大而且粗,抽吸力度较大,穿刺力度强,不易导致瓶塞脱落;30ml单侧孔无菌注射器针头最前端较圆钝,抽吸力度相对较弱,不易吸入玻璃碎屑;30ml双侧孔无菌注射器抽吸力度强，但易致瓶塞脱落；60ml 无菌注射器规格大，容量多。

580. 在混合调配过程中怎样正确使用无菌注射器？

（1）使用前注意事项：在使用前，应认真检查无菌注射器的包装标识是否符合标准、包装有无破损、是否在有效期内、有无不洁，打开外包装后也要认真检查无菌注射器本身有无破损、是否漏气等产品质量和安全性方面的问题，如发现不合格产品或质量可疑产品时，应立即停止使用，并及时报告医院感染管理办公室，不得自行作退换货处理。

（2）无菌注射器撕开外包装，将注射器及针头取出，针头斜面对齐注射器上的刻度，且针头斜面向下，混合调配人员固定好针头，单手持针，取下针帽，依照无菌技术操作原则进行混合调配。无菌注射器持针手法，见图14-5。

（3）无菌注射器进针方式及进针角度：混合调配人员单手持针，一手固定液体袋进针处，一手持注射器，使针头与液体袋进针口呈垂直角度，以适当速度进针。

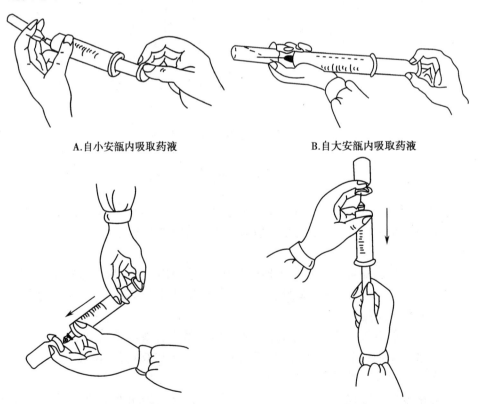

A.自小安瓿内吸取药液　　　　　　　　B.自大安瓿内吸取药液

C.向密封瓶内注入所需药液等量的空气　　D.倒转药瓶，使针头在液面下，吸取药液至所需量

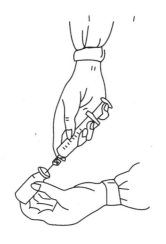

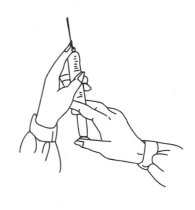

E.以示指固定针栓，拔出针头　　　　　　　　　　F.排尽注射器内空气

图 14-5　无菌注射器持针手法

581. 无菌注射器在使用过程中的注意事项有哪些？

（1）严格遵循无菌操作原则，混合调配前固定好针头，混合调配过程中正确持针，避免触及针头及乳头，造成污染，一旦污染，立即更换。

（2）使用无菌注射器每次抽吸的药液不能超过针筒长度的 3/4，以防活塞造成污染或从针筒中意外滑落。

（3）在混合调配过程中，针筒和针头应避免挤压、敲打、滑落。

（4）混合调配时需把握好穿刺力度，以防止因穿刺不当导致液体袋扎漏，造成不必要的浪费和污染。

（5）混合调配时操作人员的操作手法也尤为重要，如在混合调配西林瓶装药品时进针的角度要注意，垂直进针要比其他倾斜角度发生进入瓶塞的频率少很多。

（6）避免穿刺同一部位，也可减少瓶塞进入；玻璃安瓿用砂轮割锯后，应用酒精棉球擦拭消毒后再掰开，也可以减少玻璃碎屑的进入。

（7）混合调配过程中如无菌注射器被污染或疑似污染应立即丢弃并及时更换。

582. 无菌注射器使用后的处理？

使用后的无菌注射器应将针头与针管分离，将针头置入专用防刺伤的锐器盒中，将针管放入黄色医疗废物专用包装袋中，日产日清，盛放的医疗废物不得超过包装袋或利器盒的 3/4，使用有效的封口方式，标明产生科室、类别、产生日期、数量及需要特别说明的内容，并填写医疗废物交接登记本。

583. 针头怎样置入利器盒中？

（1）安装利器盒：将盒体与盒盖对接用力下压安装成整体。左右旋转顶盖上的红色旋转盘，可开启或闭合利器盒，逆时针旋转为开启，顺时针旋转为闭合。

（2）注射器针头的收集：将针头伸入水滴形孔中，在注射器乳头与针头的接口处卡住，轻轻向外下压针筒，注射器针头就自动掉入利器盒内。

（3）输液器的利器部分收集：手握输液器的软管，将利器部分伸入顶盖的大开孔中，用剪刀剪即可，其锐器部分即掉入利器盒内。

（4）封闭利器盒：顺时针旋转顶盖上的红色旋转盘，听到"咯"的声响后，在红色顶盖的翘起处用力揿一下，整个利器盒即被安全锁定。

584. 一次性无菌溶药器构造？

无菌溶药器主要由气压调节和液体通道组成，将粉针瓶和溶媒两瓶结合在一起，在封闭的状态下完成混合调配的全过程。主要适用于软包装输液剂与西林瓶粉针剂之间的溶药，见图 14-6。

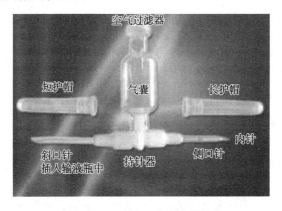

图 14-6　一次性无菌溶药器构造

585. 一次性无菌溶药器操作方法？

（1）沿启封口拆开包装袋取出溶药器，持手柄取下单通道（短护帽）一侧的护帽，将钢针插入输液瓶，见图 14-7（A）。

（2）手握输液瓶并用食指和拇指掐住溶药器手柄，取下另一侧护帽，将准备好的粉针瓶插入，见图 14-7（B）。

（3）使用粉针瓶低于输液瓶，稍用力挤压输液瓶（或倒置输液袋）使液体注入粉针瓶适量，同时轻摇输液瓶使药物完全溶解，见图 14-7（C）。

（4）倒立粉针瓶至药液全部流入输液瓶，见图 14-7（D）。

（5）取下空置粉针瓶及溶药器。

（6）若混合调配多瓶粉针，则可取下粉针空瓶，再重复步骤（2）～（3）的操作。

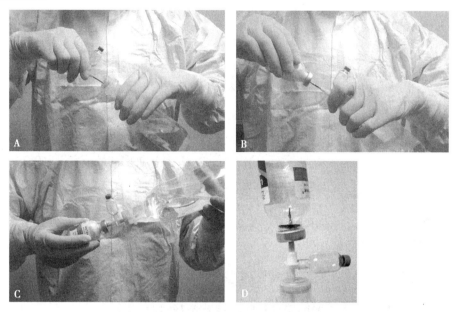

图 14-7　一次性无菌溶药器操作方法

586. 一次性无菌溶药器操作注意事项?

把连接好的溶药器放置平衡状态，将溶药器气囊的排气孔向上，防止药液流入气囊，一旦流入气囊，需立即更换。

587. 一次性无菌溶药器与无菌注射器对比?

（1）优点：使用一次性无菌溶药器配药较无菌注射器简单、省力、安全性高。

1）避免了暴露在空气中的针头在操作过程中发生意外污染。避免了因针头多次插入而脱落的胶皮屑随药液输入人体带来的危害。

2）独有的空气过滤装置，防止空气中异物进入药瓶。

3）药液回流彻底，剂量准确。

4）杜绝了在西林瓶内药液随针头拔出的瞬间喷出的药雾被医务人员吸入而带来的危害。

5）调节气压，减轻手疲劳，解决了某些药品因瓶内负压过大而抽吸困难的问题；解决了某些药品因为正压负压抽吸困难的问题。

（2）缺点

1）使用无菌溶药器配药比无菌注射器速度较慢，尤其是在 PIVAS 药品集中、工作量大时较为突显。

2）斜口针较粗，不适用于进针口稍细的输液袋。

3）持针器稍小，操作时不易掌控。

4）没有刻度，不适用于非整支（瓶）药品的调配。

588. PIVAS 为什么选择使用双向精密配液泵?

（1）确保无菌：减少污染机会，最大化保证无菌调配。

（2）加强职业防护：降低劳损与劳动强度，减少针刺伤的发生率。

（3）精准度高：抽吸彻底，药液残余量少，可精准抽取的最小容积为 0.2ml。

589. 双向精密配液泵适用于哪些药品?

双向精密配液泵适用的药品类型为：①单次使用剂量大，重复频率高；②时间长，药品样数少。

590. 使用双向精密配液泵需要准备哪些用物?

使用双向精密配液泵需要准备的用物见表 14-1。

表 14-1　使用双向精密配液泵需要准备的用物

物品名称（个人防护用物）	数量	物品名称（设备用物）	数量	物品名称（操作用物）	数量
1. 拖鞋	2 双	1. 适宜型号管路	1 根	1. 各种规格注射器	数个
2. 洁净隔离服	2 套	2. 适宜型号输液袋	数个	2. 纱布	数包
3. 一次性口罩	2 个	3. 适宜型号一次性专用针头（带排气）	2 个	3. 一次性无菌治疗巾	数块
4. 一次性帽子	2 个	4. 一次性管路转换接头	1 个	4. 消毒液	1 瓶
5. 无粉灭菌手套	数副			5. 棉签	数包
6. 手消毒液	1 瓶			6. 灭菌注射用水	1 瓶
7. 急救箱	1 个			7. 无菌治疗盘	2 个
8. 洗眼器	1 个			8. 量筒	1 个
9. 利器盒	1 个			9. 砂轮	2 个
				10. 医疗垃圾桶	1 个
				11. 清洁剂	1 瓶
				12. 输液架	1 个
				13. 输液筐	数个
				14. 笔	1 支

591. 双向精密配液泵用途有哪些?

（1）溶解粉针剂西林瓶;

（2）稀释药品;

（3）收集药液;

（4）灌注一次性输注工具,如注射器等。

592. 使用双向精密配液泵有哪些注意事项?

（1）操作人员应接受规范化培训,熟悉机器性能;

（2）双向精密配液泵适用于合适的工作模式;

（3）根据其适用药品类型选择合适药品;

（4）使用标准配件并配备适合的器具;

（5）安装管路时,检查管路型号,避免挤压,方向要正确;

（6）调配药品前必须先进行校准,使设置液体量与实际输出量一致;

（7）由于是机械化操作,注意力要高度集中;

（8）在操作过程中如遇特殊情况,可按"Start/Stop"键（启动/停止）,这时双向精密配液泵会暂时停止工作,再次按"Start/Stop"键（启动/停止）,可恢复运行。

593. 出现哪些情况改变,需要对泵进行校准?

出现以下情况需要对泵进行校准。

（1）运行条件改变导致精确度变化时;

（2）未能准确输送设定的预期输送液体体积时;

（3）开始新一轮操作前;

（4）重启后;

（5）管路出液口背压改变时,例如:不同类型的液体输送目标容器、针头规格、过滤器;

（6）更改速度设置时。

594. PIVAS 使用双向精密配液泵带来的好处有哪些?

（1）精准:抽吸彻底,药液残余量少;

（2）无菌:减少污染机会,最大化保证无菌调配;

（3）防护:降低劳损与劳动强度,加强职业防护;

（4）可控:可预期完成时间,利于绩效;

（5）简单:医嘱规范,流程完善。

595. 双向精密配液泵标准操作流程?

双向精密配液泵标准操作流程见表 14-2。

表 14-2　双向精密配液泵标准操作流程

操作要点	实施步骤
调配前准备	1. 常规准备：参见本章"第三节 PIVAS 混合调配工作流程"准备工作。 2. 安装管路 （1）选择合适型号的管路，查对无误打开输液管路包装 （2）将管路进液一端安装于机器输入端口，将管路插入插槽，逆时针旋转泵头，使管路的硅胶部分环绕于其泵头周围。前后移动几次泵头，以确保其转动无阻力 注：切勿使硅胶管扭曲，切勿使用蛮力将管路向下推送至泵头周围槽中 （3）关闭顶盖 3. 打开电源开关：打开电源开关后，按"Interval"＋"C/CE"清除记录。 4. 填充管路：查对无菌注射用水质量，挂于输液架上，用棉签蘸取消毒液消毒瓶口，将管路塑针（带排气孔）插入瓶内，按"Start/Stop"（启动/停止）开始填充管路、排气，若需要，可使用脚踏开关进行 Start/Stop 操作
校准	1. 将管路输出一侧端口连接一次性管路转换接头，连接注射器 2. 先按"Volume"（体积）设置输出液体体积，再次按"Volume"确认，按"Start/Stop"（启动/停止）填充注射器，停止后，排空注射器内气体，观察实际液体量，按"Adjust"（调整）输入实际液体量，再次按"Adjust"确认，按"Start/Stop"再次填充注射器，确认设置体积与填充液体量一致，拆除注射器及一次性管路转换接头，选择适合型号的针头，连接在此端口
设定输出体积与速度	1. 按"Volume"设置输出液体体积，再次按"Volume"确认 2. 双向精密配液泵运转速度设有低、中、高 3 个范围，若要更改速度设置： （1）按下"Low/Med Speed/High"（低/中/高速），显示屏的当前设置开始闪烁，键入更大数字以提高速度设置或键入更小数字以降低速度设置。 （2）若要恢复到默认设置，按下"Low/Med Speed/High"，然后按下"C/CE"即可。 3. 反转模式：若要更改抽送方向，按下"Reverse"（反转），按钮亮起时，反转激活。
操作结束，关闭电源	将一次性管路等医疗废物置于黄色医疗垃圾袋，针头弃于利器盒内，清洁消毒双向精密配液泵。
调配后处理	参见第十八章"清场、清洁、消毒基础知识问答"章节中清场、清洁、消毒工作。

596. 危害药品输注泵如何调配？

（1）检查输注泵外包装及输注泵的型号、标称容量、标称流量、失效日期；撕开外包装，取出输注泵，核对泵配件是否齐全，泵体是否有开裂等；

（2）除去输注泵加药口护帽，夹上止流夹，连接双向精密配液泵管路的出液口一端；

（3）先使用双向精密配液泵灌注所需的溶媒，再灌注药品（先灌注非整支用量药品，再灌注整支用量药品）；

（4）药品灌注结束后（如泵体内有气体，需将泵倒置，通过三通阀体将气体排出泵外）将护帽盖上，由另一人复核灌注好的输注泵及药品；

（5）操作完成后对调配间进行清场、清洁、消毒并登记。

597. 无菌连接器用途及优点是什么？

（1）用途：溶解药物。

（2）优点：操作简便，极大降低了 PIVAS 工作人员的劳动强度，提高了工作效率。

598. 无菌连接器适用于何种药物？

粉针剂负压西林瓶。

599. 无菌连接器如何操作？

（1）使用前常规检查灭菌日期、有效期、包装有无破损，是否完整干燥；

（2）撕开外包装，将连接器取出，去除针帽，一头插入药品的专用溶媒或无菌注射用水，一头插入需溶解的粉针剂西林瓶内，进行溶解。

第二节　PIVAS 混合调配基本原则

600. 负责混合调配的人员需要何种资质？

负责混合调配的人员，应当具有药士或护士以上专业技术职务任职资格，并经过培训、考核合格，方能上岗。

601. PIVAS 混合调配的工作模式有哪些？

主要有以下三种模式：

（1）单处方调配模式：由药师将贴好标签的溶媒与相应的针剂放在小筐

中，每筐只放一组输液，传入调配间，由混合调配人员进行调配。

（2）按科室按品种调配模式：按科室将相同的针剂和贴好标签的溶媒放在同一筐中，传入调配间，由混合调配人员进行调配。

（3）全院按品种集中调配：将全院相同的针剂和贴好标签的溶媒放在同一筐中，传入调配间，由混合调配人员进行调配。

602. 由药学人员或护理人员或药护相结合承担静脉输液混合调配的工作，哪一种模式更好？

三种模式均可，但药护相结合的工作模式更有利于静脉输液混合调配工作。混合调配过程中，药学人员药学知识丰富，但在无菌操作技术方面有所欠缺；而护理人员具有熟练的无菌操作技术，但药学知识相对缺乏，两者合作优势互补，有利于保证调配质量，又可提高工作效率。

603. 何谓"一对一辅助调配"模式？

（1）混合调配时，两人一组，一人辅助，一人调配；

（2）辅助人员负责混合调配前的准备、混合调配后的复核、清洁消毒工作；

（3）调配人员进行混合调配前、中、后三次核对和混合调配；

（4）一配一辅助，可根据人员情况做好搭配：如药护搭配、快慢搭配、新老搭配、性格搭配，有效避免差错，提高工作效率。

604. 设置"一对一辅助岗位"对 PIVAS 质控有哪些好处？

通过走动管理发现工作流程中调配人员与复核包装人员僵化分开的缺陷，从而设置一对一辅助岗位，其好处包括：

（1）人力资源进行重组，多个步骤进行复核和监督，现场五次核对，保证了调配人员操作规范，确保混合调配准确；

（2）将平行作业、顺序作业改为交叉作业，可不必等待上道工序全部完成，上下工序交叉进行，两者结合扬长避短；

（3）细化工作流程，保证无菌操作；

（4）防止转移性污染，加强职业防护；

（5）实现集中摆药，可以药品共享，从而减少药品损耗；

（6）药师进入现场，促进审方工作。

605. 为什么调配间要控制人员进出？

PIVAS 调配间为洁净区，必须满足一更十万级、二更和混合调配工作间万级、操作工作台局部百级的洁净度要求。人员的进出走动，尤其是调配过程中，容易引起操作台气流紊乱，使调配间微粒数瞬间大幅度增多，不能保证洁净环境。

606. 一袋溶媒最多允许加入几种药品？

在静脉输液调配时，原则上一袋液体内只能加入一种药物，应尽量避免多种药物加入同一袋液体中，主要原因为加入多种药物容易造成不溶性微粒叠加而发生不良反应。此外，加入多种药物，药物之间易出现配伍禁忌。为了避免药物配伍禁忌、感染风险、微粒引入，每袋溶媒应尽量加入一种药品。抗生素、中药注射剂、危害药品应单用。确需加入多种药品的，权衡利弊。

607. 为什么中药注射剂应单用？

中药注射剂的成分复杂，如与其他药物进行配伍，易发生氧化、水解、聚合反应，出现颜色改变、混浊或沉淀等现象，同时增加药物不良反应发生几率，因此应单用。临床输注时，如有续接其他药物，应根据说明书以葡萄糖或生理盐水注射液冲洗输液管路。

608. 不同批号的相同药品是否可以调配于同一输液袋中？

不可以。调配于同一输液袋中的同一药品批号应当相同，以保证成品输液质量。如果混合使用不同批号的药品，发生不良反应时，无法追溯问题药品的生产批号。

609. 为什么成品输液有浓度限制？

不同药物的理化和药理特性不同，不恰当的输液终浓度（溶媒量过大或过小），可导致输注浓度过低时药物达不到有效的治疗浓度、输注浓度过高时血管刺激等毒副作用，以及药品不能充分溶解等问题。因此药物说明书对最终的输注浓度或调配的溶媒量作了明确规定，应严格按照药品说明书对浓度的要求计算所需的调配溶媒量。

610. 水平层流洁净台使用前应持续运行多久才能达到净化要求？

根据水平层流洁净台使用说明，开启后 30 分钟可稳定达到空气净化效果。

611. 生物安全柜或水平层流洁净台进行药品调配的操作区域范围是什么？

（1）生物安全柜：所有静脉用药调配必须在离工作台外沿 20 厘米，内沿

8~10cm，并离台面至少10cm区域内进行，见图14-8。

（2）水平层流洁净台：所有药物调配操作应在离洁净台边缘10~15cm工作区内进行。避免把物体过于靠近设备中的高效过滤器放置，距离高效过滤器10~15cm，适量放置已打开的安瓿和其他一些已开包装的无菌物体；距离台边15~20cm的区域，可用来放置有外包装的注射器和其他带外包装的物体，见图14-9。

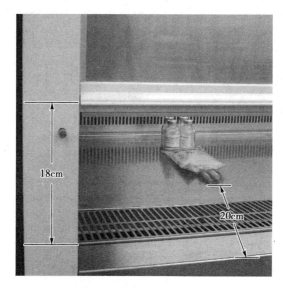

图14-8　生物安全柜

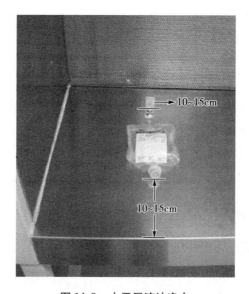

图14-9　水平层流洁净台

612. 生物安全柜前窗为什么不能高过安全警戒线?

生物安全柜是一种同时进行人员、产品、环境保护的通风柜体。其前散流栅可以吸入空气,以达到人员防护的目的;而垂直向下的通过高效空气过滤器过滤的洁净气流保证了产品的安全;最后,经过高效过滤器过滤的废气排出,以达到保护环境的目的,生物安全柜内通过工作台面四周的散留孔回风形成相对负压。如果前窗超过安全警戒线,操作区域内不能保证负压,可能会造成药物气雾外散,对工作人员造成伤害或污染洁净间。

第三节　PIVAS 混合调配工作流程

613. 混合调配操作前的准备工作有哪些?

(1) 设备准备:提前 30 分钟按操作规程启动洁净间、水平层流洁净工作台与生物安全柜净化系统,并确认其处于正常工作状态,使其温度在 18 ~ 26℃,湿度在 40% ~ 65%,室内外压差符合规定,操作人员记录并签名;

(2) 用物准备:各种型号注射器、砂轮、无菌手套、口罩、笔、抹布、75% 酒精或碘酊、利器盒、套好双层黄色医疗垃圾袋的垃圾桶、套好黑色垃圾袋的垃圾桶、排水桶等;

(3) 人员准备:早班人员阅读交接班记录,对相关问题及时处理,新医嘱归位、需冷藏药品摆药入调配间,其他工作人员于调配前 10 ~ 15 分钟到岗,进入调配间前,更换专用拖鞋,按六步洗手法洗手,戴口罩,穿一次性洁净服,戴无菌手套,调配前找出退药。

614. 操作台如何摆放溶媒及药品?

摆放药品时要考虑操作台的大小以及药品的相同性,每袋间隔 15cm 为宜。溶媒及药品的摆放各家应有统一规定,如调配前,辅助人员将需调配的药品对应摆放在溶媒袋上方,见图 14-10。调配人员调配后将空安瓿、空西林瓶放置在溶媒袋下方,确保混合调配安全,见图 14-11。

615. 混合调配时,溶媒与药品瓶口有效消毒的面积?

由于在调配过程中不能确保注射器准确地从中心处扎入,因此需用碘棉棒或者 75% 酒精棉棒将胶塞及其边沿消毒。

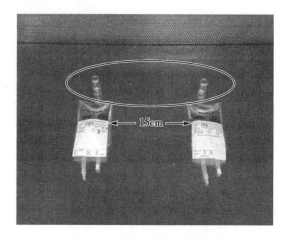

图 14-10　调配前药品及溶媒摆放

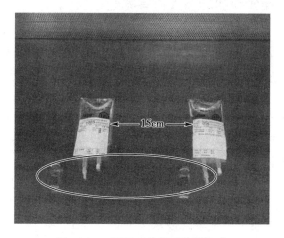

图 14-11　调配后药品及溶媒摆放

616. 在调配过程中，是否可用镊子等物品敲开安瓿?

不可以。调配人员在操作过程中，用镊子敲开安瓿颈口时，若垃圾桶在操作台下，操作不在百级净化范围内，违反无菌技术操作原则；若在操作台内敲开安瓿颈口时，则有可能药液溅出至高效过滤器，加速其衰减。

617. 青霉素类药物做皮试是否可以用青霉素皮试液替代?

不可以。青霉素类抗生素具有共同的母核结构，青霉素抗原决定簇复杂多样，既包括主要、次要抗原决定簇，又包括侧链抗原决定簇，还可能由内酰胺环与侧链等结构结合而成。当青霉素类抗生素母核成为抗原决定簇的重要组成部分时，就意味着患者有可能对所有青霉素类抗生素发生过敏反应，表现为青霉素类抗生素完全交叉过敏反应；当侧链成为抗原决定簇时，就意味着患者仅对该药物或具有相同侧链结构的药物发生过敏反应，而耐受其他的青霉素类抗生素，此时就表现为青霉素类抗生素部分交叉或无交叉过敏反应。所以，青霉素类抗生素间既可存在完全交叉过敏反应，也可存在部分交叉、甚至无交叉过敏反应。此外，临床如果仅用青霉素 G 代替所有青霉素类抗生素来进行皮内实验，会增加用药风险。

618. 青霉素更换批号后，是否还需重新做皮试？

青霉素更换批号应重新皮试，因不同批号的药品所含杂质可能不同。

619. 如何优化静脉输液混合调配工作流程？

可以从调配前的准备、人员搭配、调配间物品和药品摆放等工作细节着手，优化混合调配工作流程。

（1）做好调配前的准备工作：提前 15 分钟到岗，做好耗材和药品的准备。

（2）人员搭配：实行"一对一辅助"调配模式，两名工作人员注意药护搭配、新老搭配、快慢搭配。

（3）调配间物品和药品的摆放：各医院可根据自己的情况，定置摆放所有物品与药品，有利于提高混合调配工作效率和准确性。

620. 调配完的成品输液的存放有什么要求？

（1）所有输液调配完毕应及时配送；

（2）遮光药品，混合调配完成后，要及时装入遮光袋中，或采取其他遮光措施；

（3）危害药品，调配后在调配间内双层包装，避免转移性污染；

（4）冷藏药品，调配前即从冰箱取出进行混合调配，混合调配后不宜再冷藏保存，并在输液标签上注明提醒临床。

第四节　PIVAS 混合调配注意事项

621. 调配过程如何保证局部百级环境？

严格按照生物安全柜和水平层流洁净台使用标准进行操作，不准动作太快或频繁走动；不准在操作台上放置有菌或体积过大的物品；生物安全柜前窗不能高过安全警戒线，放置无菌物品不得挡住散流栅和进风口；水平层流洁净台避免把物体过于靠近设备中的高效过滤器放置，严格按照内区、外区、工作区放置物品；正确了解洁净气流的走向，在最洁净、最安全的地方，用最合理的无菌调配技术调配药品。

622. 操作过程中频繁走动是否会影响调配质量？

操作过程中随意走动会增加空气中飘浮微粒，洁净间内最大的微粒来源就是运动状态下的人，人员走动所产生的这些微粒需要经过很长时间的空气循环才能降低，因此调配过程中严禁随意走动，确需走动的应尽量降低活动幅度，以保证调配质量。

623. 振荡器应放置在哪里？

2010 年版《药品生产质量管理规范》规定，振荡器的使用与否及其安放位置对调配间的洁净度无影响。但是，从操作角度讲，振荡器放在生物安全柜上也存在以下缺点：①影响每一台输液调配完毕后的清洁消毒工作；②占用空间，不利于工作人员的调配操作；③振荡器运转噪音过大，影响工作人员的精力集中。因此，从安全角度考虑，建议在调配危害药品过程中，可将振荡器置于操作台内靠左（右）后壁位置。调配其他药品时，振荡器最好放置于治疗车上。

624. 传入调配间的药品和物料是否需要拆外包装？

是。如在调配间内拆除外包装会产生大量的微粒，影响调配间的洁净度、高效过滤器的使用寿命。

625. 调配过程中如何避免丁基胶塞脱落问题？

丁基胶塞脱落与丁基胶塞的质量、穿刺针头及操作方法等有关。除了建议厂家尽可能采取高质量的胶塞之外，还可以通过选择合适的针头及规范的操作方法减少丁基胶塞脱落。

选用单侧孔圆锥针头，以 90°进针可使胶塞碎屑形成减少，穿刺部位选择胶塞正面圆孔中心（因圆孔中心的厚度较薄，易于穿刺），针头接触胶塞时，压力转向针头背面，先使胶塞顺弹力下陷，针头斜面得到缓冲，减少胶塞的切割，并尽可能减少穿刺次数，以及选择不同的位置进针，从而减少碎屑的产生。

626. 药品混合调配时如何减少药品残留与溅出？

调配时减少药品浪费的方法有：①粉针剂难溶性药品，溶解要充分，尤其是尽量避免有未溶解的细小颗粒；②易起泡沫的药品，溶解时应沿瓶壁缓慢注入溶媒，避免直冲药物粉末，以减少泡沫产生，从而减少药液损失；③易产气的药品，在溶解抽吸过程中，注意控制药瓶内压力，避免药液在抽吸时随气流喷出；④排出注射器内的空气时，操作需谨慎，避免将药液排出。

627. 对于非整支（瓶）用量药品调配时有哪些注意事项？

如遇药物非整支（瓶）用量，首先应在输液标签上明确标识；选用合适注射器；将药品成倍数稀释后再抽取所需剂量。如地塞米松每支 5mg/ml，用量为 3mg，调配时取 5ml 注射器，抽取溶媒 4ml，地塞米松 1ml，使稀释液浓度达到 1mg/ml，将 3ml 稀释液调配于溶媒内。

628. PIVAS 对难溶性药品如何调配？

（1）配备专用溶媒的药物，利于药物溶解迅速，且利于药物性质稳定；

（2）在浓度允许的条件下，适当增加溶媒量，溶媒量不足易形成饱和溶液，影响溶解速度；

（3）适度振荡，手动或置振荡器上振荡，加速药物溶解；

（4）易起泡沫的药物，沿瓶壁缓慢注入溶媒，轻轻转动或者翻转药瓶至药粉全部溶解后抽吸；

（5）抽出空气，对有些药物能加快溶解速度，如注射用环磷酰胺等药物，抽出瓶内空气可使其溶解充分；

（6）特殊难溶药品，严格按说明书操作要求进行调配。

629. 如何解决有些药品的负压问题、产气问题？

（1）负压问题：进针时可在注射器内保留部分空气，矫正负压。

（2）产气问题：调配易产气的药品（如头孢替安）：①固定好注射器针栓；②抽吸溶媒后排尽注射器内空气后穿刺，并注意进针角度和程度，确保注射器针头在西林瓶内上部；③沿瓶壁缓慢注入溶媒，顺势抽出液面上部空气；④待药物粉末完全溶解时，排尽注射器内空气，针头刺入至液面上方；⑤将西林瓶倒置，使针尖位于药液下方，利用瓶内压力抽吸药液。

630. 调配青霉素类药品有哪些注意事项？

（1）输液标签注明的皮试结果。

（2）固定生物安全柜调配。

（3）合理选择溶媒，以生理盐水调配为佳。

（4）新鲜调配尽快使用。

（5）登记药品批号、调配人员及时间、复核包装时间、运送时间、接收时间。

631. 调配抗生素时应注意的事项?

物质的溶解是溶质和溶剂的分子或离子相互作用的过程。在调配前应对要调配药品的溶解性质充分了解，尤其是抗生素类药物，要熟记常用抗生素药物与输液的配伍表内容。在调配工程中需仔细，注意观察调配过程中药液外观的变化，出现异常情况应及时通知调配间内组长。调配过程中，输液出现异常或对药品配伍、操作程序有疑点时应立即停止调配，并报告调配间内组长。发生调配错误应及时纠正，重新调配并记录。

632. 中药注射剂调配后为什么需尽快使用?

中药注射剂大多成分复杂，生产工艺环节较多，致使中药注射剂在整个生产、保存、运输、使用过程中有许多可变因素，长期以来中药注射剂的稳定性问题一直备受关注。影响中药注射剂稳定性的因素很多，如提取、精制等生产工艺相关因素，以及其他如温度、pH、光照等物理、化学因素。因此，中药注射剂调配后，要注意减少存放时间，在没有稳定性方面的详细资料时，最好调配完成后尽快使用。

第十五章

PIVAS 危害药品混合调配
基础知识问答

第一节　PIVAS 危害药品混合
调配基本原则

633. 抗肿瘤药物（危害药品）的分类？

抗肿瘤药物可分为细胞毒类和非细胞毒类抗肿瘤药物

（1）细胞毒类抗肿瘤药物分类：

根据其作用机制分为以下四类：

1）影响核酸生物合成的药物，包括：①二氢叶酸还原酶抑制剂，如甲氨蝶呤等；②胸苷酸合成酶抑制剂，如氟尿嘧啶等；③嘌呤核苷酸互变抑制剂，如巯嘌呤等；④核苷酸还原酶抑制剂，如羟基脲等；⑤DNA 多聚酶抑制剂，如阿糖胞苷等。

2）影响 DNA 结构和功能的药物，包括：①烷化剂类，如环磷酰胺等；②破坏 DNA 的铂类化合物，如顺铂、卡铂等；③破坏 DNA 的抗生素类，如丝裂霉素、博来霉素等；④拓扑异构酶抑制剂，如喜树碱类等。

3）干扰转录过程和阻止 RNA 合成的药物，如：放线菌素 D、柔红霉素、多柔比星等。

4）抑制蛋白质合成与功能的药物，包括：①微管蛋白活性抑制剂，如紫杉醇类、长春碱类等；②干扰核蛋白体功能的药物，如三尖杉生物碱类等；③影响氨基酸供应的药物，如 L-门冬酰胺酶等；④非细胞毒类抗肿瘤药物主要有调节体内激素平衡药物和分子靶向药物等。

根据其药物结构类型分为以下五类：

1）生物碱类，如紫杉醇、长春瑞滨、多西他赛等；

2）代谢类，如吉西他滨、阿糖胞苷、替加氟、甲氨蝶呤等；

3）抗生素类，如表柔比星、阿柔比星、米托蒽醌等；

4）烷化剂类，如异环磷酰胺、达卡巴嗪等；

5）铂类，如顺铂、卡铂等。

（2）非细胞毒类抗肿瘤药物分类

1）调节体内激素平衡药物；

2）分子靶向药物。

634. 抗肿瘤药物（危害药品）相应缩写？

抗肿瘤药物（危害药品）相应缩写，见表 15-1。

表 15-1　抗肿瘤药物（危害药品）相应缩写

药品名称	缩写	药品名称	缩写
环磷酰胺	CTX	替尼泊苷	VM-26
甲氨蝶呤	MTX	尼莫司汀	ACNU
博来霉素	BLM	卡莫司汀	BCNU
氟尿嘧啶	5-FU	洛莫司汀	CCNU
阿糖胞苷	Ara-C	甘磷酰芥	M-25
顺铂	DDP	司莫司汀	Me-CCNU
卡铂	CBP	去氧氟尿苷	5'-DFUR
异环磷酰胺	IFO	6-巯基嘌呤	6-MP
氟尿苷	FuDR	硫代鸟嘌呤	6-TG
长春瑞滨	NVB	氟尿脱氧核苷	FNDR
多柔比星	ADM	替加氟	FT-207
表柔比星	EPI	吉西他滨	Gemzer
吡柔比星	THP	氟尿己胺	HCFU
长春新碱	VCR	羟基脲	HU
足叶乙甙	VP-16		

635. 危害药品处方不合理体现在哪些方面？

（1）药物选择不当；

（2）溶媒选择不当；

（3）溶媒用量不合理；

（4）给药顺序不合理；

（5）不符合药物经济学用药；

（6）给药浓度不合理；

（7）给药剂量过大或过小；

（8）药物配伍禁忌；

（9）超说明书用药；

（10）周期性使用的危害药品，因医生忘记停医嘱，导致该医嘱连续开具，如注射用吉西他滨（健择）每周只能使用一次，而医生忘记停医嘱导致该医嘱连续开具两日或两日以上，造成严重用药风险并可能导致药品损失及患者的经济损失等。

636. 调配危害药品时，应使用何种型号的生物安全柜？

应选用Ⅱ级生物安全柜。Ⅱ级生物安全柜可提供工作人员、环境和药品的保护，能够满足危害药品的调配要求，目前应用最为广泛的柜型为Ⅱ级 A 型。

637. 调配危害药品时用后的医疗废弃物如何处置？

调配危害药品后的西林瓶可投入双层黄色医疗垃圾袋内密封，不需再放入利器盒；空安瓿需先用塑料袋密封后再装入利器盒。

调配危害药品用过的注射器针筒、手套、口罩在安全柜内用密封的塑料袋封好，弃于双层黄色医疗垃圾袋内密封；针头放入利器盒封口；已封口的医疗废弃物袋不可再重新开封以免污染环境。

638. 危害药品与抗菌药物是否可以同台调配，是否需要设专人调配危害药品？

危害药品与抗菌药物不可以同时同台调配，需要设专人（经培训考核合格后）在专用的生物安全柜内调配。

639. 具有一定黏度的危害药品调配时允许的残留量是多少？

某些危害药品具有一定黏度，不易吸取，所以调配时要注意药物残留。《中国药典》载明对标示量≤50ml 的注射剂应适当增加装量，如标识装量为 0.5ml、1ml、2ml、5ml、10ml 时，黏稠液的增加量分别为 0.12ml、0.15ml、0.25ml、0.5ml、0.7ml，为保证吸取准确的药液，增加量可认为是允许的残留量。

第二节　PIVAS 危害药品混合调配工作流程

640. 危害药品调配操作规程？

准备：手套、防护服以及其他所用的药品和器材等（包括应常规配备的危害药品溢出包)。

调配操作:①穿防护服,戴双层无粉乳胶无菌手套并佩戴 N95 口罩;②调配前先用无菌纱布擦拭生物安全柜的台面和四壁,确认生物安全柜各项指标符合要求;③安瓿/西林瓶的操作:轻轻拍打安瓿,使颈部和顶部的药物落于其底部,防止安瓿折断时药物在空气中传播和雾化,打开安瓿时要用一块灭菌纱布包绕。如果安瓿内是需要再溶解的粉状物质,应将溶媒沿安瓿壁慢慢加入,以避免药物粉末散出。选择大小合适的针头和针筒,在抽取药液后应不超过针筒容量的3/4。西林瓶内药物的抽取应采用负压操作技术,防止回抽药液时出现喷溅。调配完毕后对生物安全柜操作台面、回风槽等彻底清洁,清场并记录。

废弃物的处理:将针筒、手套、口罩、西林瓶等置入双层专用袋中密封,空安瓿、针头密封后放入利器盒中。

641. 如何确定危害药品调配顺序?

应根据治疗方案选定的顺序进行调配,做到先用先配,后用后配。危害药品的调配顺序从四个方面考虑:药物的药理作用、药物的刺激性、细胞增殖动力学规律和需皮试的药物。

642. 调配危害药品时是否需要佩戴护目镜?

调配危害药品时需要佩戴护目镜,加强职业防护。

643. 混合调配危害药品时应如何核对?

增加冗余策略,强调混合调配中每一环节双人核对。

混合调配前,应按输液标签核对药品名称、规格、剂量、批号效期等,确认无误后,进入加药混合调配操作程序。

混合调配中,注意观察药品有无异常,如发现变色、异物、沉淀时应立即停止调配;严格按药品说明书要求操作。

混合调配后,再次核对输液标签与所用药品的名称、规格、用量是否相符,确认无误后签名并复核包装完整后传出调配间。

644. 注射用多西他赛在调配过程中应注意哪些事项?

每瓶标示量为 1ml:20mg 的多西他赛(多帕菲),实际装有 1.2ml 浓度为 20mg/ml 的多西他赛。此容积已经对在准备过程中由于药液黏稠导致的药液黏着瓶壁及不能抽出的“死容积”等原因造成的液体损伤进行了补充。

(1)使用时,首先将多西他赛注射液从冰箱取出,室温放置 5 分钟后方可使用。

（2）用注射器将专用溶剂沿瓶壁缓慢注入多西他赛注射液中，轻轻振摇混合均匀，放置5分钟，观察药液是否均匀澄明。

（3）用注射器将每瓶溶液抽取干净并稀释5%葡萄糖注射液或0.9%氯化钠注射液中。为避免药物过量引起毒副反应，切勿用溶剂洗刷西林瓶及注射器。

645. 紫杉醇酯质体在调配过程中，应注意哪些事项？

（1）用5%葡萄糖注射液溶解和稀释，不可用生理盐水或其他溶液溶解、稀释，以免发生脂质体聚集；

（2）使用专用振荡器，置于专用振荡器（振荡频率20Hz，振幅：X轴方向7cm、Y轴方向7cm、Z轴方向4cm）上振摇5分钟，待完全溶解后，注入250～500ml 5%葡萄糖注射液。

646. 如何正确调配紫杉醇（白蛋白结合型)？

本品在分散溶解前是一种无菌冻干块装物或粉末，为避免发生错误，在分散溶解前应注意以下事项：

（1）在无菌操作下，每瓶用0.9%氯化钠注射液20ml分散溶解；

（2）用无菌注射器将0.9%氯化钠20ml沿瓶内壁缓慢注入，时间不应少于1分钟；

（3）勿将0.9%氯化钠注射液直接注射到冻干块/粉上以免形成泡沫；

（4）溶解完成后，静置至少5分钟，以保证冻干块/粉完全浸透；

（5）轻轻地摇动药瓶或缓慢地将药瓶上下倒置2分钟，让瓶内所有冻干块/粉完全分散溶解，避免形成泡沫；

（6）如产生泡沫，静止放置5分钟，直到泡沫消退。

分散溶解后瓶内溶液应呈乳白色、无可见微粒的匀质液体。如能观察到微粒，则应再次轻轻地将药瓶上下倒置，以确保滴注前完全分散溶解，无可见微粒。如发现沉底应将药液丢弃。

647. 如何正确调配两性霉素B？

两性霉素B说明书建议静脉滴注或鞘内给药时，均先以灭菌注射用水10ml调配两性霉素B 50mg，或5ml调配两性霉素B 25mg，然后用5%葡萄糖注射液稀释（不可用氯化钠注射液，因可产生沉淀），鞘内注射时可取5mg/ml浓度的药液1ml，加5%葡萄糖注射液19ml稀释，使最终浓度成250μg/ml，pH在4.2以上。静脉注射液调配浓度不超过10mg/100ml，均先以灭菌注射用水 10ml 调配该品 50mg，或 5ml 调配 25mg，然后用 5% 葡萄糖注射液稀释，滴注液浓度不超过 10mg/100ml，避光缓慢静滴，每次滴注时间需 6 小时以上，稀释用葡萄糖注射液的 pH 应在 4.2 以上。

648. 为什么奥沙利铂不宜用 0.9% 氯化钠注射液溶解稀释？

奥沙利铂属于草酸铂，草酸铂在氯化钠溶液中，既与氯离子发生取代反应，同时又进行水合反应。生成二氨二氯铂及杂质，使奥沙利铂的疗效降低，不良反应增加。

第三节　PIVAS 危害药品混合调配注意事项

649. 首次应用多西他赛，首先用小剂量的目的是什么？多西他赛是否可以振荡？

因多西他赛易引起过敏反应，首先使用小剂量的多西他赛，使小剂量的变应原进入机体，吸附在肥大细胞或嗜碱性粒细胞表面的 IgE 结合，使细胞逐步释放少量的组胺等活性物质，待机体本身组胺酶释放，使组胺分解，减少过敏反应的发生。由于多西他赛为黏稠溶媒，调配前要放置 5 分钟，以减少粘壁，然后加入定量的溶媒反复缓慢倒置混合，不能过分的振摇，否则会产生大量泡沫或分层，溶解后常温放置 5 分钟，确认澄明后再进一步稀释。

650. 危害药品在混合调配时的污染途径有哪些？

（1）打开安瓿时；
（2）使用注射器抽吸药品时；
（3）从安瓿或西林瓶中拔出针头时；
（4）安瓿或西林瓶破碎、倾倒、溢出时。

651. 危害药品调配错误的成品输液应如何处理？

在危害药品成品输液标签上作废弃标记，用医疗废弃物包装袋密封好，按"药物性废物"废弃物处理办法统一处理并登记。

652. 危害药品调配必须需要侧孔针吗？

需依情况而定，对丁基胶塞质量较差、易脱落的危害药品，可选择侧孔针头，侧孔针的针头末端为锥形，穿刺靠针头的锥形挤压胶塞形成孔径，产生落屑的概率小。

653. 危害药品调配间环境有何要求? 是否需要设置独立的调配间?

根据《静脉用药集中调配质量管理规范》要求: 保持静脉用药调配室温度 18 ~ 26℃, 相对湿度 40% ~ 65%, 保持一定量新风的送入。洁净区净化级别为万级, 并和二次更衣室之间应当呈 5 ~ 10Pa 负压差。建议有条件的医院或是肿瘤专科医院可以设置独立的危害药品调配间。

654. 危害药品调配间的排风如何处理?

PIVAS 应当根据药物性质分别建立不同的送、排(回)风系统。排风口应当处于采风口下风方向, 其距离不得小于 3 米或者设置于建筑物的不同侧面, 排风管道应当加装活性炭过滤器用于过滤排出的有害气体。

655. 调配危害药品人员应如何做好特殊防护措施?

(1) 隔离技术方面: 调配危害药品人员应戴双层无粉乳胶手套, 手套须盖住连体一次性洁净隔离服的袖口, 正确佩戴 N95 口罩或双层口罩, 并确认全部遮盖口鼻, 使用经检测合格的一次性洁净隔离服。

(2) 设备方面: 使用生物安全柜技术, 操作人员应严格执行生物安全柜操作规程, 操作台面应使用一次性防护垫, 减少操作台对危害药品的吸附, 同时将防护玻璃拉至安全警戒线以下, 以保证负压。

(3) 无菌技术方面: 在混合调配时应当有效防止药物喷溅, 减少药物污染, 打开安瓿装的溶液剂时, 应垫无菌纱布以免划破手套; 打开安瓿装冻干粉剂时, 也应用无菌纱布包裹, 避免药粉的溅出, 并将溶媒沿安瓿壁缓慢注入瓶底, 待粉末完全浸透后再搅动, 防止粉末溢出。

(4) 操作技巧方面: 如果是西林瓶装的药物, 加入溶媒的量应视瓶内压力而定: 如存在负压, 则根据压力大小加入适量溶媒。如没有负压, 则应避免注入压力过大, 造成药物的喷溅和浪费; 吸溶媒药液时, 药液不应超过注射器的 3/4, 以免药液外溢。

(5) 废弃物处理方面: 危害药品调配后的废弃物应集中弃于黄色医疗垃圾袋, 用过的针头应当放入利器盒中, 操作完毕后由专人统一处理。

(6) 人员体检方面: 合理安排工作人员轮岗, 定期健康体检。

656. 如何防止西林瓶及安瓿类危害药品调配时的药液喷溅?

(1) 调配前首先检查注射器是否衔接紧密, 防止针头和注射器分离。

(2) 安瓿在打开前应轻轻敲击其颈部和顶部, 以保证没有药液或粉末置于该处, 用小砂轮轻锯安瓿颈部不超过 1/4 后消毒, 并用无菌纱布包绕, 朝向生物安全柜侧面轻轻掰开，防止安瓿折断时药物在空气中传播和雾化。

（3）西林瓶类危害药品溶解或抽取药液时，应将溶媒沿安瓿壁缓慢注入瓶底，待粉末完全浸透后再晃动，防止粉末溢出。加入溶媒的量应视瓶内压力而定。如存在负压，则根据压力大小加入适量溶媒及空气以纠正负压；如没有负压，则应避免注入压力过大，造成药物的喷溅和浪费。需稀释的药物应完全溶解后再抽吸，针尖向下，使药量在药瓶和空针内"零残存"。抽吸溶媒不超过注射器容量的 3/4。

657. 国家对于怀孕工作人员参与危害药品调配有何规定？

根据《女职工劳动保护特别规定》（2012 年 4 月 28 日国务院令第 619 号）女职工在孕期禁忌从事的劳动范围包括抗癌药物、己烯雌酚生产、接触麻醉剂气体等的作业，故怀孕工作人员不宜参与危害药品调配。

658. 国家是否有专职从事危害药品调配人员的特殊补助？

根据"人事部、财政部、卫生部《关于调整卫生防疫津贴标准的通知》（文件出处及文件号）"要求：对医疗卫生津贴标准国家不再统一调整。各医疗卫生单位可按照中组部、人事部、原卫生部《关于深化卫生事业单位人事制度改革的实施意见》（人发［2003］31 号）精神，通过深化内部收入分配改革，对专职从事或接触有毒、有害、有传染危险的人员制定适当的倾斜政策。

659. 如何减少危害药品对环境的污染？

应当从 PIVAS 运行的各个环节入手：

（1）危害药品的储存应集中专区存放，储存区应设在人员、物品较少流动的区域，并设危害药品专用标识；

（2）准备危害药品时防止药品破损，发生溢出；

（3）调配危害药品时，在生物安全柜内严格按照标准操作规程调配，注意勿遮挡回风口，打开安瓿时避免玻璃碎裂，抽吸西林瓶药液时注意减压排气，避免药液喷溅；

（4）调配结束后，应当按照要求《医疗废弃物管理条例》处理危害药品的所有废弃物；

（5）对危害药品成品输液应在调配间进行复核包装；

（6）药品库房、摆药准备区（间）、调配间、成品核对区（间）、成品输液转运车配备危害药品大/小量溢出包；

（7）溢出后按"规程"及时处理。

第十六章

PIVAS 全营养混合液混合调配
基础知识问答

第一节 PIVAS 全营养混合液混合
调配基本原则

660. 什么叫营养支持?

营养支持是指经口、胃肠道或肠外途径为患者提供较全面的营养素。包括肠内营养和肠外营养两种营养支持方式。

661. 什么叫营养评价?

营养评价是通过临床检查、人体组成测定、人体测量、生化检查及多项综合营养评价等手段,判定机体营养状况,确定营养不良的类型和程度,估计营养不良所致的危害性,并监测营养支持的疗效。

662. 全肠外营养或肠外营养与全营养混合液区别?

全肠外营养或肠外营养(TPN)与全营养混合液(TNA)的区别在于前者是广义角度对患者营养支持的一种阐述,指完全从静脉供给患者所需的全部营养要素,使患者在不能进食的情况下仍然可以维持良好的营养状况,体重增加,伤口愈合,儿童可以继续生长发育等;后者相对狭义,通常肠外营养在调配习惯上或从调配的角度上称为全营养混合液(TNA),与全肠外营养(TPN)没有本质的区别。

663. 全营养混合液有哪些成分?

包括水、碳水化合物、氨基酸、脂肪、电解质、维生素和微量元素。

664. 全营养混合液输注途径有哪些?

(1)周围静脉:由四肢或头皮等浅表静脉输入的方法,适合短期(10~

14 天）应用。

（2）中心静脉：包括经外周穿刺置入中心静脉导管（PICC）、直接经皮穿刺中心静脉置管、隧道式中心静脉置管（CVTC）、输液港（PORT），适合长期（大于 2 周）应用。

665. 什么是必需脂肪酸?

必需脂肪酸（essential fatty acids，EFA）是指人体维持机体正常代谢不可缺少而自身又不能合成或合成速度慢无法满足机体需要，必须通过食物供给的脂肪酸（PUFA）。必需脂肪酸主要包括两种，一种是 ω-3 系列的 α-亚麻酸（18∶3），一种是 ω-6 系列的亚油酸（18∶2）。

666. 成人用必需氨基酸包括哪几种?

必需氨基酸包括 8 种，分别是异亮氨酸、亮氨酸、赖氨酸、苯丙氨酸、苏氨酸、色氨酸、缬氨酸和蛋氨酸。

667. 全营养混合液中，每克葡萄糖、每克脂肪能产生多少能量?

每克葡萄糖一水合物产热量 3.4kcal（14.23kJ），每克脂肪产热 9kcal（37.58kJ）。

668. 全营养混合液中，临床常用的微量元素包括哪些?

微量元素在人体内虽含量很少，但分布广泛，且有重要生理功能。目前体内检出的微量元素达 70 余种，临床上常提及的必需微量元素有 9 种，即铬、铜、锰、钼、硒、锌、氟、铁及碘。

669. 如何计算毫摩尔浓度?

毫摩尔浓度系指 1L 溶液中含溶质的毫摩尔数，以单位 mmol/L 表示。计算式如下：

$$mmol/L = \frac{W \times 1000}{M \times V}$$

式中，mmol/L 为毫摩尔浓度；mmol 为毫摩尔数；W 表示溶质重量，以 g 为单位；M 表示摩尔质量（克分子量）；V 表示溶液的体积，以 L 为单位

670. 什么是溶液渗透压? 能否精确计算全营养混合液的渗透压? 如不能，该如何粗略计算?

溶液渗透压，是指溶液中溶质微粒对水的吸引力。溶液渗透压的大小取决

于单位体积溶液中溶质微粒的数目：溶质微粒越多，即溶液浓度越高，对水的吸引力越大，溶液渗透压越高。

目前无法精确计算全营养混合液的渗透压原因：①计算的前提是假定全营养混合液的比重与水相同；②忽略了全营养混合液中分子离子间的相互作用；③部分静脉营养药品的渗透压不精确。

一般成年人中心静脉输注全营养混合液适宜的渗透压为≤1200mOsm/L，外周静脉输注适宜的最高渗透压应≤900mOsm/L。因无法精确计算，即采用估算法进行计算。在常用临床溶液中，往往采用溶液的渗透浓度（C = n/V）来表示该种溶液的渗透压，见表16-1。

表16-1　不同溶液的渗透压值

溶液	渗透压值（mmol/L）	溶液	渗透压值（mmol/L）
1% 葡萄糖溶液	50	10% 中型脂肪	129～158（以150mmol/L 计算）
5% 葡萄糖溶液	250	20% 中型脂肪	258～315（以300mmol/L 计算）
10% 葡萄糖溶液	500	30% 长链脂肪酸	310
12.5% 葡萄糖溶液	631	1% 氨基酸	100
50% 葡萄糖溶液	2500	5% 氨基酸	500
0.9% NaCl	308	10% 氨基酸	2666
1% NaCl	340	25% 氨基酸	4166
10% NaCl	3400	多种微量元素注射液	≈1900

注：乘以各自体积即为微粒数量，相加后再除以溶液总体积，即为估计渗透压

671. 根据不同的原料用油与脂肪酸特点，脂肪乳剂可分为哪几类，其适应证及禁忌证包括哪些？

脂肪乳包括：

（1）长链脂肪乳剂（含12～18个碳原子的长链甘油三酯）。适应证：用于无法或不愿口服或经肠内营养，或口服或经肠内营养不足时，补充能量及补充必需脂肪酸。当需要较长时间（7天以上）静脉营养时，可为患者提供足够的必需脂肪酸以预防必需脂肪酸缺乏症。禁忌证：①胃肠外营养的一般禁忌证：低钾血症、水潴留、低渗性脱水、代谢紊乱、酸中毒；②严重脂质代谢紊乱引起的严重高脂血症（血清三酰甘油浓度 >3mmol/L）等；③某些急性和危及生命的疾病，如严重创伤后期、衰竭和休克、代偿性糖尿病、急性心肌梗

死、脑卒中、脑栓塞、不明原因的昏迷；④重度肝功能障碍和凝血功能障碍；⑤伴有酮症的糖尿病；⑥卵磷脂过敏反应。

（2）中链/长链脂肪乳剂（含6~8个碳原子的中链甘油三酯通过物理或化学方法结合长链脂肪酸）。适应证：适用于肝功能出现轻度异常者或需较长时间输入脂肪乳剂者；其余同长链脂肪乳剂。禁忌证：同长链脂肪乳。

（3）橄榄油/大豆油混合脂肪乳剂，适应证：适用于口服或肠内营养摄取不能、不足或禁忌，进行肠外营养补充脂肪的患者。禁忌证：同长链脂肪乳。

（4）鱼油脂肪乳剂，适应证：全身炎症反应综合征较严重的危重患者，须通过肠外营养提供适当 ω-3 与 ω-6 脂肪酸比例的患者，对大豆脂肪乳剂过敏的患者。余参见长链脂肪乳剂。禁忌证：由于缺乏长期临床使用经验，故暂不能输注于严重肝、肾功能不足的患者，早产儿、新生儿、婴幼儿、儿童，妊娠和哺乳期妇女也不能使用。

（5）结构型中/长链脂肪乳剂：通过化学反应将中链及长链脂肪酸按各种随机结合类型和不同含量结合到三酰甘油的结构中形成的结构化中、长链三酰甘油脂肪乳剂。适应证：作为肠外营养的组成部分，提供能量和必需脂肪酸。禁忌证：对鸡蛋蛋白、大豆蛋白、花生蛋白或处方中任一成分过敏者；严重高脂血症；严重肝功能不全；噬红细胞综合征；严重凝血障碍；急性休克；输液治疗的一般禁忌证：急性肺水肿、水中毒、失代偿性心功能不全等。

（6）其他混合型脂肪乳剂：如大豆油/MCT/鱼油制剂、大豆油/橄榄油/MCT/鱼油制剂等。

672. 结构型脂肪乳优势如何？

结构型脂肪乳是将等摩尔数的长链甘油三酯和中链甘油三酯混合后，在一定的条件下，进行水解和酯化反应后形成的混合物，其中约75%为混合链甘油三酯，既有长链脂肪酸，又有中链脂肪酸。在药代动力学方面，结构型脂肪乳的清除速率快于只含长链脂肪乳以及通过物理方法将长链脂肪乳和中链脂肪乳混合的脂肪乳剂。

673. 长期胃肠外营养时，果糖注射液是否可以替代葡萄糖注射液？

不可以。葡萄糖是目前临床上肠外营养中最主要的碳水化合物，葡萄糖制剂来源丰富价廉无配伍禁忌，最符合人体生理要求，能被所有器官利用，其省氮效应早已肯定，是临床上应用最多的能源物质。人体某些器官、组织（如大脑、神经组织、肾髓质红细胞等）只能以其作为能源物质，葡萄糖进入血液后，在酶及内分泌激素的作用下很快被代谢成二氧化碳和水并释放能量，剩余的以糖原的形式储存在肝脏和肌肉组织中。果糖是葡萄糖的同分异构体。两者空间立体结构不同，因而生理效应不尽相同，果糖代谢具有无需胰岛素介导，不升高血糖的优点，还具有减少酮体生成和肝细胞保护作用，但其作为普通溶媒存在一定缺陷，大量使用果糖容易导致高尿酸血症、胰岛素抵抗和乳酸酸中毒等。果糖由于具有多羟基酮结构，容易与碱性药物发生烯醇化和裂解反应，从而导致稳定性下降甚至沉淀。因此，不宜以果糖替代葡萄糖配制全肠外营养液。

674. 全营养混合液中，主要提供热量的营养素有哪些，是否包括氨基酸？

在全营养混合液中主要提供热量的营养素为葡萄糖和脂肪乳，氨基酸不作为供能的营养素，它是肠外营养的氮源物质，输注氨基酸的目的是提供机体合成蛋白质所需的底物。

675. 根据复方氨基酸注射液中氨基酸的配比不同，将氨基酸分为哪两类？

复方氨基酸注射液品种繁多，按一定模式配比而成，可归纳为两类：平衡型与非平衡型氨基酸注射液。平衡型氨基酸注射液中所含必需与非必需氨基酸的比例符合人体基本代谢所需，适用于多数营养不良患者；非平衡型氨基酸注射液的配方系针对某一疾病的代谢特点而设计，兼有营养支持和治疗的作用。

676. 全营养混合液审核要点有哪些？

患者的能量需求是否满足，全营养混合液中有关营养物质的含量配比如糖脂比、热氮比是否恰当，主要电解质浓度是否合适；氨基酸、葡萄糖和脂肪乳三者液体量的比例以及胰岛素和葡萄糖的比例是否合适，维生素和微量元素用量以及总液体量是否合适。

677. 在全营养混合液中，各营养素每日推荐剂量为多少？

在全营养混合液中，各营养素每日推荐剂量见表16-2。

表16-2　肠外营养每日推荐量

项目	推荐量
1. 能量	$20\sim30kcal/(kg\cdot d)$
葡萄糖	$2\sim4g/(kg\cdot d)$
脂肪	$1\sim1.5g/(kg\cdot d)$
2. 氮量	$0.1\sim0.25g/(kg\cdot d)$
氨基酸	$0.6\sim1.5g/(kg\cdot d)$

项目	推荐量
3. 电解质	
（肠外营养成人平均日需要量）	
钠	$80 \sim 100$mmol
钾	$60 \sim 150$mmol
氯	$80 \sim 100$mmol
钙	$5 \sim 10$mmol
镁	$8 \sim 12$mmol
磷	$10 \sim 30$mmol
4. 脂溶性维生素	
维生素 A	2500U
维生素 D	100U
维生素 E	10mg
维生素 K_1	10mg
5. 水溶性维生素	
维生素 B_1	3mg
维生素 B_2	3.6mg
维生素 B_6	4mg
维生素 B_{12}	5μg
泛酸	15mg
烟酰酸	40mg
叶酸	400μg
维生素 C	100mg
6. 微量元素	
铜	0.3mg
碘	131μg
锌	3.2mg
硒	$30 \sim 60$μg
钼	19μg
锰	$0.2 \sim 0.3$mg
铬	$10 \sim 20$μg
铁	1.2mg

678. 对于成人全营养混合液总液体量不超过多少，有特殊情况的患者应如何控制？

在正常情况下，成人每天需水 30ml/kg。成年人每提供 1kcal 能量需 1.0ml 的水，所以成年人每天约需 2000ml 的水，但患者有肾、肺或心功能代偿失调时不能耐受这一液体量，应酌情减少。对伴有腹痛、腹泻、体重减轻的吸收不良、炎性肠道疾病患者，需补给较高的液体量及纠正体液和电解质失衡。

679. 每升全营养混合液中，10％氯化钠、25％硫酸镁注射液和10％葡萄糖酸钙注射液最大用量为多少？

在每升全营养混合液中，10％ 氯化钠注射液不超过 60ml；25％ 硫酸镁注射液不超过 3ml；10％ 葡萄糖酸钙注射液不超过 5ml。

680. 在全营养混合液中，葡萄糖和胰岛素比例如何控制？

胰岛素能增加葡萄糖的利用和降低血糖，其用量应根据患者血糖高低来调整，每 4～20g 的葡萄糖加 1U 胰岛素，通常为每 10g 葡萄糖加 1U 胰岛素，当然血糖比较高的患者尤其糖尿病患者可适当多加，＜4g 葡萄糖就可加 1U 的胰岛素。非糖尿病或高血糖的患者，不推荐常规加胰岛素。

681. 全营养混合液中，为什么控制热氮比？

全营养混合液热氮比一般为（100∶1）～（200∶1）。在不同的疾病状况下，热氮比应相应地调整，如感染患者应增加氮量，降低非蛋白质热量，以 100∶1 为宜；而对肾衰和氮质血症患者来说，热氮比应为（300∶1）～（400∶1）。适宜的热氮比是保证机体产生正氮平衡的重要物质基础之一。热氮比过高，则过多的非蛋白热量将转化为脂肪，导致高血糖和肝脏脂肪浸润等代谢并发症；而热氮比过低，则机体会利用氨基酸作为能量来源。

682. 全营养混合液中，为什么控制糖脂比？

糖脂比范围为（1∶1）～（3∶1），一般为 2∶1。如果葡萄糖供给比例过高，会增加血糖升高、糖代谢紊乱及脏器功能损害的风险；反之，若供给比例过低，机体内部糖原分解及糖异生作用会增强，容易导致反应性高血糖。

683. 在全营养混合液中，氨基酸、葡萄糖、脂肪乳三者液体量的最佳比例为多少？

氨基酸、葡萄糖、脂肪乳三者液体量的常用比例为 2∶1∶1 或 1∶1∶1 或

2:1:0.5，而且葡萄糖的最终浓度应为 10% ~ 23% 。因为不同制剂的浓度，很难对体积有最佳比例。

684. 序贯输注、串输面临哪些问题？

（1）血管刺激：药物浓度不均匀，对血管刺激大，增加静脉炎的发生。

（2）机体利用不理想：滴入药物不均匀，机体利用率低，易发生"脂肪超载综合征"、氨基酸单滴后一过性转氨酶升高，皮肤黄染，血清氮素升高；高血糖及电解质紊乱等。

（3）输液污染：频繁换输液瓶，增加了输液污染的几率。

（4）护士工作量：护士换输液瓶工作量大，减少了护理患者的时间。

685. "全合一"式优点？

（1）全部营养物质经混合后可同时均匀地输入体内，有利于其更好地代谢和利用；

（2）避免了采用传统多瓶输注时出现的在某时间段中某种营养剂输入较多，而另一种（些）营养剂输入较少或未输入的不均匀现象，减少甚至避免它们单独输注时可能发生不良反应和并发症的机会；

（3）3L 塑料输液袋壁薄质软，在大气挤压下随着液体的排空逐渐闭合，不需要用进气针，成为一个全封闭的输液系统，减少被污染或发生气栓的机会；

（4）基本上是"一日一袋式"的输液方法，不必像传统多瓶输注时需要更换输液瓶和反复插入进气针。其特点是使用方便，减轻护士监护工作量，避免营养液遭受污染；

（5）各种营养剂在全营养混合液中互相稀释，渗透压降低，一般可经外周静脉输注，增加了经外周静脉行肠外营养支持的机会。

686. 全营养混合液的禁忌证包括哪些？

严重水、电解质紊乱，酸碱平衡失调；休克、器官功能衰竭终末期。

687. 肠外营养适应证有哪些？

（1）重度营养风险或蛋白质-能量营养不良，经口或经肠道营养素摄入不足，且短期内（10 ~ 14 天）无法恢复正常进食者；

（2）胃肠道功能障碍；

（3）肠梗阻、消化道瘘、短肠综合征；

（4）重症活动期炎性肠病，无法耐受肠内营养支持；

（5）重症胰腺炎，肠内营养出现不良反应或热量供应不足时，需联合应用肠外营养；

　　（6）重症胰腺炎，无法耐受肠内营养时；

　　（7）放射性肠炎。

688. 影响全营养混合液相容性的因素有哪些？

　　（1）磷制剂和钙制剂的配伍：为供给机体钙和磷，常在全营养混合液中加入磷酸钾盐或钠盐及葡萄糖酸钙或氯化钙，但磷酸盐的磷酸根可与钙离子结合，形成不溶于水的磷酸钙而沉淀，从而可阻塞导管或终端过滤器的滤膜，同时也降低了供给机体的钙磷量。

　　（2）营养液的 pH：已知在不同 pH 环境下磷酸盐有不同的离解。当 pH 较低时，$Ca(H_2PO_4)_2$ 是主要的存在形式，随着 pH 的升高，HPO_4^{2-} 更易与钙离子结合形成 $CaHPO_4$ 而产生沉淀，因为 $Ca(H_2PO_4)_2$ 的溶解度为 18g/L，而 $CaHPO_4$ 仅为 0.3g/L，故较低的 pH 有利于形成易溶的 $Ca(H_2PO_4)_2$。

　　（3）营养液中钙和磷酸盐的浓度：在葡萄糖与氨基酸的混合液中如钙和磷酸盐的浓度乘积 >72mmol/L，则易在硅胶导管中形成磷酸钙沉淀。

　　（4）环境温度：磷酸钙在温度低于 24℃、pH < 6 时易溶于水。温度的升高将促进营养液中葡萄糖酸钙分解，释出更多的 Ca^{2+} 与 HPO_4^{2-} 结合形成 $CaHPO_4$ 而沉淀。

　　（5）营养液中的氨基酸浓度：如混合营养液中的氨基酸浓度较低，尤其在 2.5% 以下时，易发生磷酸钙沉淀。

　　（6）混合营养液的放置和输注时间：混合营养液在配制后随着放置和输注时间的延长，形成磷酸钙沉淀的机会增加。

　　（7）选用钙盐的种类：由于氯化钙更易离解，故选用氯化钙比采用葡萄糖酸钙更易与磷酸盐作用产生磷酸钙沉淀。

　　（8）胰岛素：胰岛素在混合营养液中稳定，可与各种静脉营养制剂配伍混合。为确保输入混合营养液的安全性和有效性，除极少数经安全性验证的药物外，目前主张不在混合营养液中添加其他药物。

689. 影响全营养混合液稳定性的因素有哪些？

　　全营养混合液常常同时包含脂溶性成分和水溶性成分，是一种不稳定体系，其稳定性在调配过程中及调配完毕后均受到多种因素影响。

　　（1）pH 和葡萄糖溶液：脂肪乳剂的 pH 约为 8。当全营养混合液的 pH 下降时，脂肪颗粒表面磷脂分子的亲水端发生电离改变，负电位下降，导致脂粒之间排斥力减弱。pH 降至 5.0 以下时，脂肪乳剂即丧失其稳定性。当 pH 降至 2.5 时，负电位完全消失，脂粒间排斥力为零，能量屏障消失，脂粒渐相靠拢，磷脂膜变薄，机械屏障也解体，最终导致脂粒聚集和融合。葡萄糖溶液为酸性液体，其 pH 为 3.5~5.5，故不能直接与脂肪乳剂混合。

（2）氨基酸溶液：氨基酸分子因其结构特点能接受或释放氢离子，形成正分子或负分子，因而具缓冲和调节 pH 的作用。

（3）电解质：全营养混合液中电解质的阳离子达一定浓度时，即可中和脂粒表面的负电荷，减除其相互间的排斥力，促使脂粒凝聚。当一价阳离子钠离子为 100mmol/L，钾离子为 50mmol/L 时，将导致脂肪乳剂丧失稳定性；当二价阳离子钙离子为 1.7mmol/L，镁离子为 3.4mmol/L 时，可引起立即沉淀。因此，为保持全营养混合液的稳定性，其配方中电解质的含量应有限制。

（4）贮存的温度和时间：随着温度升高，脂粒运动增加，其相互碰撞机会增多，易发生凝聚。研究发现，全营养混合液在 22~25℃ 放置 36 小时内完全稳定，但在相同室温放置 48 小时或 35℃ 放置 12 小时后脂粒开始聚集和融合。在 4℃ 冷藏 7 天再于室温放置 48 小时则出现脂肪微粒破坏。因此，配好的全营养混合液在室温条件放置 24 小时内使用是十分安全的。

（5）贮液容器：贮存全营养混合液的聚氯乙烯袋可释出增塑剂，它对脂肪微粒有破坏作用，其释放量与全营养混合液的贮存温度、时间及其中脂质的含量呈正相关。

（6）氨基酸的稳定性：复方氨基酸中的抗氧化剂亚硫酸氢盐可引起其中色氨酸的丧失。在一般人工光和日光照射下氨基酸是稳定的。

（7）微量元素及维生素的稳定性：微量元素制剂在营养液中经高温或冷冻 24 小时后仍可保持稳定。维生素 B_1 遇亚硫酸氢盐易分解，且随 pH 的升高其分解增加。维生素 B_2 对光化降解敏感。维生素 B_6 暴露于直接阳光下有 80% 遭破坏，但在间接阳光和荧光照射下仍显示稳定。紫外线能迅速破坏维生素 A，故阳光能导致其很快降解。为防止维生素 A 被氧化，可在营养液中加入维生素 E（3mg）。

690. 肠外营养混合液中含有七大类营养物质，其中主要的配伍反应有哪些？

（1）微量元素不能与维生素直接加在一起，应分别加入氨基酸液和葡萄糖液中。

（2）脂肪乳粒表面磷脂带有负电荷，电解质中带正电荷的离子可与之结合并中和，导致乳粒聚集或合并，使乳粒粒径增大或破乳，对患者造成危害，因此在调配时，需注意不宜将电解质、微量元素溶液与脂肪乳直接混合。

（3）含钙制剂和磷酸盐应分别加入不同的溶液内稀释，以免发生磷酸氢钙沉淀，加入氨基酸和葡萄糖溶液混合后，应肉眼检查一下袋内是否有沉淀产生，待确认后再加入脂肪乳。

（4）抗生素、血浆制品、白蛋白等不能加入 TPN 中。

若无确切资料报道相容性，静脉营养袋中不可加入其他药物；混合在一起的药物品种越多、浓度越高，发生配伍禁忌或相互作用的概率越大。

691. 丙氨酰谷氨酰胺必须加入到氨基酸中吗？混合比例是多少？

本品是高浓度溶液，不可直接输注，在输注前，必须以不少于 5 倍体积的氨基酸溶液或含有氨基酸的输液为溶媒混匀，混合液中丙氨酰谷氨酰胺的最大浓度不应超过 3.5%。

692. 全营养混合液中有高渗糖组方可以外周滴注吗？

血浆渗透压正常范围为 280~320mmol/L，渗透压高于此值时，可导致细胞内水分渗出造成细胞脱水；渗透压低于此值时，可导致水分进入细胞，严重时造成细胞破裂发生溶血现象。一般成年人中心静脉输注全营养混合液适宜的渗透压为 ≤1200mOsm/L，外周静脉输注适宜的最高渗透压应 ≤900mOsm/L。由于脂肪乳剂等低渗溶液的加入使含高渗糖组方的全营养混合液渗透压 <900mOsm/L，可经周围静脉输注，含高渗糖组方的全营养混合液渗透压较高时，则应从中心静脉进行输注。

第二节 PIVAS 全营养混合液混合
调配工作流程

693. 如何进行全营养混合液调配操作？

（1）调配操作前准备：

1）操作开始前，提前启动水平层流台循环风机运行 30 分钟，用 75% 乙醇擦拭层流洁净台顶部、两侧及台面，顺序为从上到下，从里向外进行消毒；然后打开照明灯后进行调配。

2）调配前的校对：调配技术人员应当按输液标签核对药品名称、规格、数量、有效期等的准确性和药品完好性；同时严格检查静脉营养输液袋的有效期、外包装、输液管道是否密闭、有无破损；确认无误后，进入加药混合调配操作程序。

（2）调配操作程序：

1）按照《静脉用药调配中心操作规程》中相应规范和操作规程进行操作。所有操作均应在水平层流台上进行，并严格按照无菌操作技术操作和保持处于"开放窗口"。

2）按照全营养混合液调配顺序进行。

3）调配结束后，充分混匀，将袋子中多余的空气排出后，关闭输液管夹，套上无菌帽。

4）挤压全静脉营养输液袋，观察是否有液体渗出。

5）调配好的全营养混合液口袋上应贴上输液标签。

6）在调配过程中，每完成一组成品输液调配后，应当清洁操作台台面。

（3）每天调配工作结束后，按《规范和操作规程》的清洁消毒操作程序进行清洁消毒处理。

694. 正确调配肠外营养液的顺序？

（1）将电解质溶液（Na^+、K^+、Mg^{2+}、Ca^{2+}）分别加入葡萄糖或葡萄糖氯化钠中，充分混匀；

（2）将微量元素、含磷制剂分别加入氨基酸溶液中，充分混匀；

（3）将脂溶性维生素注入水溶性维生素，充分溶解后再加入到脂肪乳中，充分混匀；

（4）将葡萄糖溶液、氨基酸溶液加入静脉营养输液袋内；

（5）再加入脂肪乳，轻轻按压，充分混匀。

注：含钙的电解质不可与磷酸盐同时加入，更不可加入同一输液袋中。多种微量元素中与水溶性维生素不建议溶于同一输液袋。

695. 在调配全营养混合液时，脂肪乳可以和氨基酸直接混合吗？

在全营养混合液的调配过程中，脂肪乳和氨基酸不可以直接混合。全营养混合液的正确调配顺序是先将磷制剂加入到氨基酸注射液中，然后将胰岛素、电解质等成分加入到葡萄糖注射液中，而后将氨基酸注射液和葡萄糖注射液混入营养袋中，肉眼检查有无沉淀后，再将脂肪乳加入营养袋中均匀混合。如果氨基酸和脂肪乳直接混合可导致以下不利影响：

（1）氨基酸中常常加入磷制剂，如果阳离子浓度过高，直接与脂肪乳混合后，会影响脂肪乳的稳定性；

（2）脂肪乳剂的 pH 约为 8，氨基酸先与脂肪乳混合，混合液的缓冲能力下降，后加入葡萄糖时，由于葡萄糖的 pH 为 3.5～5.5，可能导致脂肪乳不稳定；

（3）脂肪乳直接与氨基酸混合，不利于调配者观察混合液的微粒异物。

696. 果糖二磷酸钠注射液 100ml 可以作为肠外营养补充剂加入到 10% 葡萄糖注射液中吗？

不可以。本品宜单独使用，勿溶入其他药物，尤其忌溶于碱性溶液和钙盐中。

697. 完成全营养混合液调配后，是否需要将袋中的气体排出？

混合调配时不应有气体进入，如有需要将袋中的气体排出。为最大程度的减少还原性维生素的氧化反应，在调配完成以后，要排尽营养袋中的空气。另外，有氧气存在时，多不饱和脂肪酸和必需脂肪酸会发生过氧化和释放基团，导致氧化应激和中毒，也是需要排出气体的一个原因。

第三节　PIVAS 全营养混合液混合调配注意事项

698. 摆全营养混合液药品时注意哪些事项？

摆药前药师应当仔细阅读、核查输液标签是否准确，应特别注意患者的输液标签完整性，如有错误或不全，应当告知审方药师校对纠正；按输液标签所列药品顺序摆药，冷藏药品调配前摆放，遮光药品采取相应措施；检查药品的品名、剂量、规格等是否符合标签内容，并确定其正确性，同时应当注意药品的完好性及有效期，保证同一患者所用同一药品的生产批号相同，并签名或者盖章；摆好的药品擦拭清洁后，方可传递入洁净室；每日应当对用过的容器按规定进行整理擦洗、消毒，以备下次使用。

699. 全营养混合液成品输液复核的注意事项？

（1）检查营养袋输液管夹是否关闭、有无裂纹，输液应无沉淀、变色、异物、分层、破乳等；

（2）进行挤压试验，观察营养袋有无渗漏现象；

（3）检查输液标签的完整性，按输液标签内容逐项核对所用输液和空西林瓶与安瓿的药名、规格、用量等是否相符；

（4）非整支（瓶）用量药品剂量是否与输液标签显示相符，核查标识；

（5）各岗位操作人员签名是否齐全，确认无误后核对者应当签名或盖签章；

（6）核查完成后，空安瓿等废弃物按规定进行处理。

700. 运送全营养混合液有哪些注意事项？

经核对合格的全营养混合液，用适宜的塑料袋包装，采取避光措施，整齐地分别放置于有病区标记的密闭容器内，避免挤压，送药时间及数量记录于送药登记本上；将密闭容器加锁或加封条，钥匙由调配中心和病区各保存一把，运送过程中防止过度震荡，运送工人及时送至各病区，由病区药疗护士开锁或启封后逐一清点、检查、核对，并注明交接时间，无误后，在送药登记本上签名。

701. 全营养混合液中脂肪乳剂微粒粒径不得大于多少?

根据《中国药典》（2015 版）乳状液型注射液中 90% 的乳滴微粒应在 $1\mu m$ 以下，不得有大于 $5\mu m$ 的乳滴。

702. 全营养混合液的临床停用指征是什么?

（1）肠道功能恢复；

（2）经肠内营养支持能够满足患者能量及营养素需要量；

（3）出现肠外营养禁忌证时；

（4）全营养混合液并发瘀胆；

（5）三酰甘油 > 4mmol/L 者应禁止使用脂肪乳剂，输入脂肪乳后血清三酰甘油水平应维持在输注前水平或不超过正常水平。

703. 全营养混合液的并发症有哪些?

（1）再喂养综合征；（2）高糖血症和低糖血症；（3）代谢性酸中毒；（4）高甘油三酯血症；（5）二氧化碳产生过多；（6）肝胆并发症；（7）代谢性骨病；（8）导管性脓毒症；（9）胃肠道并发症。

704. 为减少或避免全营养混合液的并发症，应主要对哪些生化指标进行监测?

（1）血常规；（2）肝功能；（3）肾功能；（4）血糖或尿糖；（5）血电解质（钠、钾、氯、钙、磷、镁）；（6）血脂（三酰甘油、总胆固醇）；（7）凝血功能。

705. 全营养混合液并发症的预防及纠正?

（1）导管并发症：采用正确的穿刺方法及护理、选用优质导管可明显降低该并发症的产生。

（2）感染并发症：微生物的来源有①全营养液配制及使用过程中的污染；②输液导管污染；③沿导管窦道、裂隙污染；④患者原有的菌血症；⑤肠道细菌易位。应根据不同的原因，采取相应的手段加以预防及纠正。

（3）代谢并发症：①糖代谢异常，血糖过高应及时给予胰岛素，一般可从 8 ~ 10g 葡萄糖加 1U 胰岛素开始，以后根据监测血糖、尿糖结果作调整。输液速度保持恒定，不要大幅度改变滴速或突然停输高浓度葡萄糖液。②氨基酸代谢异常，对高血氨者应测定血氨值，必要时加用精氨酸，血浆氨基酸不平衡时针对不同疾病状态，使用不同配方的氨基酸制剂。③预防和处理必需氨基酸缺乏最有效的方法是输入脂肪乳。④长期应用全营养混合液易导致低钾、低镁、低磷血症，应严密监测，及时补充。代谢性酸中毒是全营养混合液期间较易发生的并发症，预防的措施是减少糖的输入量，必要时给予碳酸氢钠。⑤微量元素缺乏症、维生素缺乏症、肝胆系统异常、肠道屏障受损是全营养混合液期间可发生的并发症，应加强监测和观察。及时采取预防和纠正措施。

706. 营养评价常用的方法有哪些？

（1）临床检查：①病史采集；②体格检查。

（2）人体测量：①体重；②身高；③体质指数；④皮褶厚度与臂围。

（3）生化及实验室检查：①血浆蛋白；②氮平衡与净氮利用率；③肌酐-身高指数；④3-甲基组氨酸；⑤免疫功能。

（4）营养不良的诊断：①营养不良类型；②营养不良诊断标准。

（5）人体组成测定：①生物电阻抗分析法；②双能 X 线吸收法；③总液体滴定法；④总体钾含量法。

（6）综合性营养评价指标：①预后营养指数；②主观全面评定；③微型营养评定；④营养评价指数；⑤营养危险指数；⑥住院患者预后指数。

707. 在全营养混合液治疗中，如何推算患者所需能量？

主要有三种方法：直接测量患者能量需求，应用预测公式以及凭借经验估计。

（1）直接测量患者能量需求

应用"间接测热法"直接测得的患者能量消耗值被认为是目前能量代谢测定的"金标准"。然而，许多情况下，"患者的能量消耗"并不等于"患者对能量的需求"。不同患者的能量消耗与能量利用效率之间的关系也不同。故此法在临床上并不常用。

（2）应用预测公式

目前，临床上估算创伤、应激状态患者的能量消耗常采用应激程度系数乘以 Harris-Benedict 公式估算值。具体应激程度系数如下：单纯饥饿 0.85，择期手术 1.05 ~ 1.15，感染 1.20 ~ 1.40，闭合性颅脑损伤 1.30，多发性创伤 1.40，系统性炎症反应综合征 1.50，大面积烧伤 2.0。但是，应激程度系数的划分带有很大的主观性。另一方面，同样疾病患者个体间的差异也较大，同一患者每天的能量消耗量变化也较大，不宜用固定的公式进行估算。

附：Harris-Benedict 公式

男性：BEE（kcal/d）= 66.4730 + 13.7513W + 5.0033H − 6.7750A

女性：BEE（kcal/d）= 655.0955 + 9.5634W + 1.8496H − 4.6756A

（W：体重，Kg；H：身高，cm；A：年龄，岁）

（3）凭借经验估计

经过多年的研究和临床实践，许多权威机构和组织提出了各种情况下机体能量需要的推荐量，可供一些没有条件做能量消耗测定的单位或部门参考。临床实践证实，这些推荐量可满足绝大部分患者每日的能量需要，临床上推荐的每日非蛋白热量摄入量见表 16-3。

表 16-3　每日非蛋白热量摄入推荐量

人群	摄入推荐量（kcal/kg）
无或轻度应激成人	20～25
中度应激成人	25～30
严重应激、高分解代谢成人	35～40

708. 全营养混合液的输注速度如何控制？

为充分吸收和利用全营养混合液中的营养成分，应控制输注速度。一般标准静脉营养液，以 125ml/h 的时速输入，即可供患者 3000ml/d 液体的需要，但一般不超过 200ml/h。

709. 工业三腔袋［如"脂肪乳氨基酸葡萄糖（卡文）"］中可以添加其他药物吗？

三腔袋中内含的各种营养成分都是标准配方，只有在需要时，才在袋中添加维生素、微量元素和其他所需的成分。这也说明三腔袋中是可以添加药物的。

710. 全营养混合液质量控制主要项目有哪些？

（1）符合卫生要求，无菌、无热源、无致敏物质；

（2）乳剂微粒粒径 ≤5μm，微粒异物最大直径应 ≤10μm；

（3）pH 5～6；

（4）剂量准确；

（5）相容性、稳定性良好；

（6）适当的渗透压：血浆渗透压 280～320mmol/L；

（7）成人全静脉营养液中心静脉输注总渗透压 <1200mmol/L；外周静脉输注总渗透压 <900mmol/L。

711. 全肠外营养（TPN）的质量要求有哪些?

（1）pH：pH 应调整在人体血液缓冲能力范围内。健康人血液的 pH 约为 7.4，平时只有极微小的改变。在这一 pH 范围内，各组织及其酶系统才能正常的代谢活动。所以在调配时，对于 pH 的调整一方面应考虑药液维持本身稳定性的需要，必须注意被调整药液的 pH 在血液缓冲能力的范围以内。

（2）渗透压：血浆渗透压一般为 280～320mmol/L，与 0.9% 氯化钠注射液的渗透压相当。当输入低渗透压溶液时，水分子将进入细胞内，严重时可有溶血现象。若输入高渗溶液，细胞内水分子溢出而发生细胞皱缩，由于体内有中枢神经系统参与的调节机制，仅输入与血浆渗透压差异不大或差异虽大但输入量较小时，机体可以调整。但注入量大或速率较快，机体调节失控，将引起细胞脱水，严重者可致血栓形成。另外，输液的渗透压过高对血管刺激较大，尤其是外周静脉为全静脉营养的途径时，可以引起静脉炎、静脉栓塞，使全静脉营养不能进行。

（3）无菌，无热源。

（4）微粒异物不能超过规定：目前各国药典中规定的微粒应 ≤10μm。

（5）无毒性：对于某些输液如水解蛋白，要求不能含有引起过敏反应的异性蛋白。

712. 脂肪乳剂能否直接加入电解质液中进行混合?

单瓶脂肪乳剂中不宜加入电解质溶液中，易出现油水分离而不能使用。脂肪乳剂是油相、水相、乳化剂组成的乳剂，属热力学不稳定体系，可能发生分层、絮凝、转相、合并与破裂，加入电解质可能破坏乳化膜，增加乳剂的不稳定性。

713. 脂肪乳剂与电解质为何在全肠外营养液中可以进行混合?

全肠外营养液的调配需要在特定的环境中进行，要严格按照调配顺序才能使脂肪乳剂与电解质溶液混合在一起。

电解质溶液（Na^+、K^+、Mg^{2+}、Ca^{2+}）分别加入葡萄糖或葡萄糖氯化钠中，充分混匀；微量元素、含磷制剂分别加入氨基酸溶液中，充分混匀；脂溶性维生素注入水溶性维生素，充分溶解后再加入到脂肪乳中，充分混匀；然后将葡萄糖溶液、氨基酸溶液加入静脉营养输液袋内，再加入脂肪乳，轻轻按压，充分混匀。

714. 一次性使用静脉营养输液袋是由哪些部件组成的?

带输液管路的一次性静脉营养输液袋（三升袋）是由瓶塞穿刺器及护套、截流夹、进液管路、可拆开式管路连接件、防重开启截流夹、悬挂孔眼、贮液袋、注射件、滴斗、输液管路、流量调节器、药液过滤器、外圆锥接头、保护套、空气过滤器组成，营养袋及配套的瓶塞穿刺器和各连接口应有保护套，使其内部在使用前保持无菌，见图16-1。

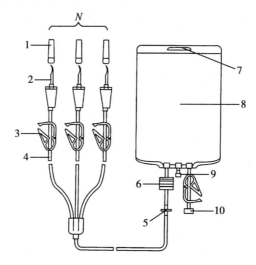

图 16-1　不带输液管路的营养袋示意图

注：1. 瓶塞穿刺器保护套；2. 瓶塞穿刺器 a；3. 截流夹 b；4. 进液管路；5. 可拆开
式管路连接件 c；6. 防重开启截流夹；7. 悬挂孔眼；8. 贮液袋；9. 注射件 d；
10. 输液器插口

附注：图16-1 中的其他标识如下所示：
　　N. 进液管路部分，根据设计需要，可以增加或减少进液管路的数量。
　　a. 如有进气口，须配有空气过滤器。
　　b. 截流夹的型式和数量不限。
　　c. 通过拆开该连接件将进液管路部分与贮液袋部分分离。
　　d. 可没有。

715. 一次性使用静脉营养输液袋包材有何要求?

贮存 TPN 液的 PVC 袋可释放出增塑剂邻苯二甲酸酯（DEPH），它对脂肪微粒有破坏作用，其释放与 TPN 液的贮存温度、时间及脂质的含量成正关系。建议采用无毒无味的 EVA 贮存袋。

第十七章

PIVAS 混合调配儿科用药
基础知识问答

第一节　PIVAS 儿科用药混合
调配基本原则

716. 儿童静脉用药主要有哪些风险?

儿童尤其是新生儿组织器官发育不成熟，生理功能不健全，对药物的处置与耐受性均较成人有很大的差异，以静脉方式给药存在以下主要风险。

（1）输液对循环系统的潜在风险：新生儿心脏容量约 10ml 左右，对超容量液体的代偿能力差，易致容积性心力衰竭；微细血管管径细小，液体中不溶性微粒易导致肉芽肿、脉管炎等；药物直接进入血管对管壁刺激反射性影响心率改变，可导致心律失常等；

（2）输液对消化系统的潜在风险：新生儿肝脏发育不全，药物代谢酶缺乏或活性不足，易发生对药物代谢不全或蓄积中毒；

（3）输液对排泄系统的潜在风险：新生儿的肾小管重吸收与排泄不足，对药物排泄及水盐电解质平衡调节能力差，易导致肾功损伤以及电解质等紊乱。

717. 儿科哪些人群与疾病应高度关注静脉用药的安全?

儿科需高度关注的人群：早产儿、新生儿、婴幼儿、重症监护患儿、正在接受呼吸机生命支持等患儿。应高度关注使用静脉用药的安全；

儿科需高度关注的疾病：早产、心血管系统疾病、血液系统疾病、肾功能严重不全、严重肾脏器质性疾病、中重度腹泻与脱水、中重度电解质紊乱等疾病的患儿。应高度关注使用静脉用药的安全。

718. 儿科哪些常用静脉用药应高度关注用药安全?

抗肿瘤类药物、肠外营养药物、高浓度电解质、青霉素类、糖皮质激素类、洋地黄类强心药、抗休克类、对肝肾功损伤较大的药物、影响生长发育类药物、儿童禁忌类药物等。

719. 集中调配模式对降低儿童静脉用药风险有何意义?

（1）PIVAS 从药品的贮存、调剂、使用等环节通过标准化统一的流程与操作，通过对各环节严格的质量控制，降低儿童静脉用药的风险；

（2）每一条医嘱通过专科药师根据儿童生长发育、儿科疾病特点与药物治疗等进行严格审核确保用药安全、合理、有效；

（3）按临床治疗需要与药物性质，分批分次按规程调配，并在标签上标注每一环节的执行时间，保证成品输液的稳定与及时使用；

（4）摆药、混合调配与成品输液复核等每一环节都严格执行标准操作规程（SOP），避免差错发生；

（5）对非整支（瓶）用量药物准确调配，统一方法与流程，确保剂量准确。

720. 儿科开展静脉用药集中调配服务前，应做好哪些基本准备工作?

开展儿科静脉用药集中调配服务前，除按《静脉用药集中调配质量管理规范》要求所必备的硬件与软件外，还须做到：熟悉儿科疾病发生、发展的特点，掌握儿科用药的药物选择、给药剂量、给药方法、药品不良反应及儿童禁用的药物等，特别是儿科剂量计算问题；其次，必须深入临床了解儿科医嘱情况和临床用药习惯。只有充分了解和掌握儿童安全合理用药情况下才能开展儿科静脉用药集中调配服务。

721. 儿童药代谢动力学特点有哪些?

（1）吸收：早产儿和新生儿不适合口服给药，因新生儿尤其早产儿出生后第一周内几乎没有胃酸分泌，药物在胃内排空延迟，肠蠕动不规则，胃肠吸收功能有较大差异；新生儿肌肉不发达，肌张力不足，末梢神经不完善，肌内注射给药吸收不规则且易在肌肉组织内形成药物存库或囊肿；新生儿、婴幼儿的皮肤、黏膜面积相对较成人大，且皮肤角化层薄，经皮肤给药时，药物较成人更易吸收，甚至出现局部药物蓄积中毒。因此，新生儿或早产儿全身用药首选血管内给药方式。

（2）分布：影响药物分布的主要因素有脂肪含量、药物与血浆蛋白结合率、血脑-屏障等。由于新生儿、婴幼儿脂肪含量低，脂溶性药物不能与其充分结合，血浆中游离药物浓度增高，容易出现药物中毒；新生儿血浆蛋白浓度较低，白蛋白结合能力弱，血浆中游离药物浓度高，且体内存在较多的内源性物质如胆红素等，可与药物竞争血浆蛋白位点，因此与血浆蛋白结合力强的药物如磺胺类药物等与胆红素竞争结合蛋白，使游离型胆红素浓度升高，出现高胆红素血症等；新生儿血-脑屏障发育不完全，通透性较成人大，使得脂溶性药物易分布入脑，容易出现中枢神经系统反应。

（3）代谢：小儿年龄越小，各种酶活性较低或缺乏，使代谢减慢，容易导致药物在体内蓄积。新生儿肝酶系统不成熟，直到出生后 8 周此酶系统活性才达到正常成人水平。对大多数药物而言，与年长儿比较，新生儿缓慢的代谢反应导致药物半衰期延长，从而易造成药物蓄积中毒。因此，对新生儿尤其低出生体重儿，给药剂量需根据血药浓度监测进行调整。

（4）排泄：药物的主要排泄器官肾脏功能随年龄增长而变化，尤其新生儿体表面积相对成人小，其肾血流量只有成人的 20%～40%，肾小球滤过率仅为成人的 30%～40%，肾小管的排泄功能也仅为成人的 20%～30%。因此，导致经肾排泄药物消除缓慢，易致药物蓄积中毒。

722. 药物在不同年龄段体内半衰期有何特点？

药物半衰期（$T_{1/2}$）是指药物自体内消除一半所需的时间。新生儿与婴儿期体内脂肪组织、液体量等较其他年龄组高，有利于药物吸收后的分布，转移到消除相相对减慢；体内药物消除主要经过肝脏代谢、转化，以原型或代谢物形式经肾脏排泄，新生儿与婴儿期客观存在肝功能及与药物代谢相关的酶发育不全或活性不足，肾功排泄能力不足，这几方面因素的共同结果是年龄越低体内药物消除越慢，药物消除半衰期越长，1 岁半以后随着年龄的增长 $T_{1/2}$ 渐延长至成人水平。

723. 审核儿科静脉用药医嘱主要参考依据有哪些？

儿童用药同成人一样，须遵循"药品说明书"、《中华人民共和国药典临床用药须知》，以及原中华人民共和国卫生部或国家卫生和计划生育委员会颁发的儿童用药处方集，各省市卫生计生行政部门颁发的儿童用药处方集，各卫生计生行政部门颁发的儿科疾病临床诊疗路径，中华医学会各儿科专业学组推荐的儿科疾病诊疗指南等。

724. 有些药品说明书中没有标明儿童用量能否使用？如何把握其用药安全性？

临床因治疗必须使用时，要充分权衡利弊。使用时可参考成人剂量，根据年龄与体重等相关公式计算儿童用量，同时应尊重临床安全有效使用积累的实践经验进行综合评价，并按照所在医疗单位的要求做好对患者及其家属的知情同意，签署相关的文件。

725. 如何根据药代动力学原理评估说明书等缺乏儿童用法的用药医嘱？

当说明书等缺乏儿童用法用量时，基于药代动力学原理，有条件开展治疗药物监测（TDM）的药物应通过 TDM 获得该患儿的药代动力学参数；无 TDM 条件的药品可通过循证医学、循证药学等方法科学获取个体相近的药代动力学参数，再根据药动学原理按药动学参数法对儿童用药医嘱进行评价。

726. 儿科静脉用药混合调配时是否应该与同批次普通药物分开调配？

不需要。PIVAS 药品调配应按照同种药品集中调配，儿科应和全院其他科室用药一起按照药品种类不同分别集中调配，每种药品集中调配时可将儿科非整支（瓶）用量药品集中放在一起调配。

727. 儿科 PIVAS 如何调配非整瓶溶媒？对多余溶媒如何处理？

由于输液厂家生产的溶媒实际装量与标示量会有出入，也因为儿童所需液量有限且准确，为保证非整瓶的溶媒量准确，建议在混合调配时应将溶媒用注射器全部抽出，将所需溶媒量重新注入输液袋内，剩余溶媒转入排水容器内，最后统一丢弃。

728. PIVAS 混合调配非整支（瓶）用量药物如何保证准确性？

除按成人输液准确调配的基本要求外，还需做到：
（1）输液标签：非整支药品用量与溶媒在标签中需明确标识；
（2）摆药：非整支用量药品统一摆药，指定人员与调配台集中调配，以便于有效监控与快速识别非整支药物与溶媒；
（3）混合调配：混合调配前、中、后双人核对，确保加药无误，取量准确；
（4）可采取一些设备或者信息化手段进行辅助的质量控制，如设置视频监控、条码扫描等便于调配过程追溯与查寻。

729. 如何评估粉针剂溶解后的容积效应？

调配输液由于要求液体量与药物量准确，药品调配中粉针剂或溶液剂与溶媒粒子间相互作用而溶解；微粒间在相互作用力如氢键、范德瓦耳斯力等作用下，溶解后常伴随着体积发生相应的改变即容积效应，对儿科配液的准确性产生一定的影响：若溶质与溶剂性质相似，溶质微粒间、溶剂微粒间作用相近而互溶时溶液体积常是溶质体积和溶剂体积之和；若溶质与溶剂性质差异大，溶质微粒间、溶剂微粒间作用较强，互溶后混合溶液体积大于溶质和溶剂体积之和，即产生膨胀效应；但也有少数溶质和溶剂间存在吸能效应，混合溶液体积小于溶质和溶剂体积之和，体积减少。

调配这类存在容积效应的药物应先以适量溶媒充分溶解，再加溶媒至医嘱液体量混匀。

730. 由于危重患儿液体量限制，导致输液的药物浓度超说明书规定的上限该如何处理？

当危重患儿静脉输液按当日液体治疗的最大量仍出现药物浓度超过说明书规定的上限时，可考虑：

（1）评估用药安全性，确保药物充分溶解；

（2）评估渗透压，若渗透压未超限，则按常规静脉给药方式输注；若渗透压超过最大上限，在确保安全用药下选择中心深静脉通道给药，严格控制给药速度；

（3）履行相关的知情同意程序。

731. 儿童用药量如何计算？

儿童药物剂量计算方法通常可根据：小儿体重计算、小儿年龄计算、小儿体表面积计算等方法进行计算：

（1）根据小儿体重计算

1）根据小儿体重计算

小儿剂量 = 成人剂量×小儿体重/70kg

此方法简单易记，但对年幼儿剂量偏小，而对年长儿童，特别是体重过重儿童，剂量偏大。

2）根据推荐的小儿剂量按小儿的体重计算

每次（日）剂量 = 小儿体重×儿童体重每次（日）单位药量/kg

在不便准确称量体重时，根据年龄计算小儿体重：

①1～6 个月体重（g）= 初生时体重（3000g）+ 月龄×600

②6～12 个月体重（g）= 初生时体重（3000g）+ 月龄×500

③12 个月以上体重（kg）= 年龄×2 + 8

（2）根据小儿的年龄计算

1）根据小儿的年龄计算

①婴儿量 = 月龄×成人量/150kg

②儿童量 = 年龄×成人量/（年龄 + 12）

2）其他方法

①1 岁以内用量 =0. 01 ×（月龄 +3）×成人剂量

②1 岁以上用量 =0. 05 ×（年龄 +2）×成人剂量

根据小儿的年龄计算误差较大，很少为儿科临床所采用，仅用于一些对剂量要求不十分精确药物的粗略计算，如复方血腥草合剂、复方甘草合剂等，一般每岁 1ml。

（3）根据小儿的体表面积计算

①儿童剂量 = 儿童体表面积（m^2）×儿童单位体表面积剂量/m^2

②儿童剂量 = 成人剂量×儿童体表面积（m^2）/1. 73

此方法计算相对较合理，但计算体表面积比较繁琐，

儿童体表面积（m^2）= 体重（kg）×0. 035（m^2/kg）+ 0. 1

此公式对于 30kg 以上儿童需进行校正，对 10 岁以上儿童，体重每增加 5kg，则体表面积增加 0. 1m^2，如 30kg = 1. 15m^2，35kg = 1. 25m^2，50kg = 1. 55m^2；体重超过 50kg，则每增加 10kg，体表面积增加 0. 1m^2。

（4）根据小儿年龄按成人剂量折算（表 17-1）

表 17-1　年龄折算表

年龄	剂量（占成人剂量的比例）
初生 ~ 1 个月	1/18 ~ 1/14
1 个月 ~ 6 个月	1/14 ~ 1/7
6 个月 ~ 1 岁	1/7 ~ 1/5
1 ~ 2 岁	1/5 ~ 1/4
2 ~ 4 岁	1/4 ~ 1/3
4 ~ 6 岁	1/3 ~ 2/5
6 ~ 9 岁	2/5 ~ 1/2
9 ~ 14 岁	1/2 ~ 2/3
14 ~ 18 岁	全量

（5）根据药品未注册用法用药流程

因新药临床试验执行困难等原因，国内外药物说明书普遍存在缺乏儿童尤其是新生儿安全用药资料，对此儿科临床各专业应根据治疗需要梳理相关药品与安全用药资料，按药品未注册用法用药流程，拟定相关事项（药品未注册用法用药事由、具体用法用量、安全性监控、有效性评估等）向所在医院药事管理委员会和药物治疗委员会提出申请，经相关专家评估与论证，获准后由医疗质量管理部门下发具体实施方案，方可为 PIVAS 审方与调配的依据。

732. 儿科患者静脉输液滴注速度大约是多少?

新生儿静脉输液滴注速度大约4~6滴/分,或用微量注射泵控制输液速度至8~10ml/h;婴幼儿15~20滴/分;学龄前儿童20~30滴/分;对危重患儿输液速度应根据患儿病情、药物类别与特性、患者个体差异及尿量、心率等指标确定与调整。

733. 禁用于儿童的药物有哪些?

(1)喹诺酮类药物:如诺氟沙星、环丙沙星、氧氟沙星、莫西沙星等,由于该类药物可影响儿童软骨发育引起关节病变,抑制儿童生长发育,故18岁以下儿童禁用。

(2)四环素类:如四环素、多西环素等,因这类药物易沉积于骨、骨髓、牙齿及牙釉质中,抑制骨骼生长,均禁用于8岁以下儿童。

(3)氯霉素类:如氯霉素,由于氯霉素大剂量应用可致早产儿或新生儿发生周围循环衰竭(灰婴综合征),故新生儿和早产儿避免使用。

(4)磺胺类:如复方磺胺甲噁唑、磺胺增效剂、磺胺嘧啶等,由于该类药物可能增加胆红素脑病发生的危险性,新生儿及2个月以下婴儿应禁用。

(5)呋喃类:呋喃妥因、呋喃唑酮等可引起新生儿溶血,故新生儿禁用。

(6)部分唑类药物:如酮康唑、咪康唑等1岁以下婴儿禁用;甲苯达唑:2岁以下婴幼儿禁用。

(7)镇痛类:如吗啡、哌替啶等新生儿和婴儿禁用。

(8)其他类药物:美洛昔康:15岁以下儿童禁用;塞来昔布:18岁以下禁用;雷尼替丁:8岁以下儿童禁用;利培酮:15岁以下儿童禁用;环孢素:1岁以下婴儿禁用等。

(9)含有麝香的中药注射剂:复方麝香注射液、醒脑静注射液等;

(10)其他说明书提示的儿童禁用的药物。

734. 大体重的儿童可以按成人用量吗?

不可以。根据年龄与体重,若大于14岁已步入组织器官已发育成熟期与成人体重相当甚至超过平均体重的大体重儿童,可以参考成人用量使用;对小于14岁儿童若与成人体重相当甚至超过平均体重的大体重儿童,因其主要脏器功能不全,对药物代谢处置能力不足,按成人剂量给药会导致药物蓄积、中毒;超过该年龄组儿童平均体重甚至成人体重多为脂肪,多数药物在肥胖型体内的代谢较偏瘦型慢,对此可参考年龄与体重计算下限或按其理论计算量的2/3给予。

735. PIVAS 药师审核儿科静脉用药物应注意哪些?

不同年龄段儿童生理特点与药动学特点各不相同,用药特点也不相同,因此 PIVAS 药师在审核儿科处方时应注意以下几点:

(1) 选择药物是否合适:如抗菌药物的选择是否符合抗感染治疗原则等;

(2) 配伍、年龄与疾病禁忌;

(3) 给药途径是否合适;

(4) 给药频次是否符合药动/药效学、是否符合药物治疗学;

(5) 溶媒品规与用量是否合适;

(6) 用药剂量与成品输液药物浓度是否合适;

(7) 给药速度是否合适;

(8) 药物品种与分配的输液顺序是否满足治疗需要等。

736. 小儿常用静脉输液药物的张力/渗透压如何评估?

儿科液体疗法时常用溶液张力计算可参考表 17-2:

表 17-2　儿科溶媒疗法补液溶液张力

溶液	每 100ml 含溶质或液量	渗透压或相对于血浆的张力
血浆	—	280~320mOsm/L
①0.9% 氯化钠	0.9g	等张
②5%/10% 葡萄糖	5g 或 10g	无张力
③5% 碳酸氢钠	5g	3.5 张
④1.4% 碳酸氢钠	1.4g	等张
⑤11.2% 乳酸钠	11.2g	6 张
⑥1.87% 乳酸钠	1.87g	等张
⑦10% 氯化钾	10g	8.9 张
⑧0.9% 氯化铵	0.9g	等张
1:1 含钠液	①50ml、②50ml	1/2 张
1:2 含钠液	①35ml、②65ml	1/3 张
1:4 含钠液	①20ml、②80ml	1/5 张
2:1 含钠液	①65ml、④或⑥35ml	等张
2:3:1 含钠液	①33ml、②50ml、④或⑥17ml	1/2 张
4:3:2 含钠液	①45ml、②33ml、④或⑥22ml	2/3 张

737. PIVAS 调配儿科长期医嘱的静脉用药时分配输液顺序有何基本原则?

除遵循成人的分配输液顺序（又称分批次）的原则外，还需根据：

（1）儿科疾病临床治疗基本方案；

（2）儿科疾病特点；

（3）药物的药理作用类别与性质；

（4）准确计算液体量与滴速，确保每个批次之间药液能够衔接等。

第二节　PIVAS 儿科用药混合调配工作流程

738. PIVAS 儿科输液标签设计有何要求?

参考《处方管理办法》和《静脉用药集中调配质量管理规范》等相关法规对输液标签的规定，儿科除具备与成人静脉输液标签的基本要素如姓名、病区与床号、ID、药品名称、规格、数量、用量等以外，还需特别强调：

（1）"儿科"等与其他病区的区别标识；

（2）"泵滴"与"滴注"等给药方式区别标识；

（3）"年龄""体重""滴速"等标识；

（4）新生儿、婴儿以"日龄"标识、其他年龄组以"月龄"标识；

（5）非整支（瓶）药品的用量标识；

739. 新生儿、婴幼儿的微量泵入输液应如何设计与规范贴签?

新生儿、婴幼儿的静脉用药因液体量小，输液速度要求精确，常以微量泵泵入输液，为此应设计合适的输液标签并规范贴于注射器固定的部位，应注意：

（1）输液标签设计：应充分考虑到成品药液的多少与注射器针筒面积有限的实际问题，以不遗漏医嘱及用药的关键信息，合理设计标签，做到界面清晰，排版合理，文字大小适宜便于识别；

（2）贴签：各单位统一规范，原则上从注射器手柄边缘内侧与刻度线垂直方向沿刻度线中间线位置平整粘贴，如图 17-1。

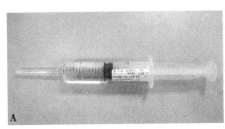
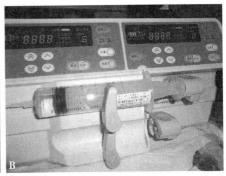

图 17-1 注射器贴签

A. 贴好的标签的注射器；B. 安装于微量输液泵的贴签注射器

740. 儿科静脉用药 PIVAS 以何种模式摆药与混合调配更合适？

儿科因年龄与体重等原因，药品用量较其他科室小，多数药物规格在儿科用量涉及非整支（瓶）用药较普遍，摆药与混合调配应有利于混合调配与有效管控质量，减少差错为原则。通常可采用：

（1）按全院或片区，按药品同一批次集中统一摆药与混合调配；

（2）抗肿瘤等危害药物、静脉全营养液等实行单处方摆药，分调配间指定调配台混合调配；

（3）按病区、按患者单处方摆药与加药混合调配等方式。

741. 调配儿童静脉用药时是否需要将溶解粉针剂的液体量计算在内？

需要将溶解药品的液体量计算在内。因儿科用药要求液体总量与主药均应准确，由于溶解粉针需一定量的稀释溶媒，若不计稀释溶媒则对液体总量产生较大的影响，因此应将这部分溶媒计算在液体总量内。

742. 儿科常用贵重药物如何实行集中调配？

儿科尤其是新生儿、婴幼儿，其年龄与体重决定了静脉用非整支剂量，充分利用集中调配模式，实现资源最大程度的集约化调配。对于贵重药品来说，PIVAS 可通过：

（1）混合调配前再次与临床科室确认是否执行该医嘱；

（2）一日多次用药，确保药物稳定性与安全性下，非整支（瓶）用量的药物同一患儿可分次抽取调配；

（3）全院集中，同一批次同品种统一摆药与混合调配。

743. 新生儿、婴幼儿有很多微量泵输液，如何解决盛装药液的注射器的包装和输送时污染、渗漏等问题？

（1）生产符合溶媒需要量的小规格；

（2）将药品和溶媒混合调配至输液袋，临用前准确取量经微量泵泵入；

（3）理化性质稳定的药物，同一病区相同输液可集中预配，临用前准确取量经微量输液泵泵入。

744. PIVAS 如何进行高浓度电解质等高警示药物在儿科的规范调配？

高浓度电解质在国内外通常纳入高警示药品进行管理，儿科作为高风险人群，使用高浓度电解质（静脉方式给药）等高警示药品尤其应高度重视用药安全。其中医嘱的合理性评价是关键，应以"高浓度电解质单次与每日用药量与补液量、输液药物终浓度、给药速度"等关键指标进行评价，对当时的液体补充量应结合患者患病状况以及相关监测结果进行科学评估，规范调配。此外，在调配该类药品时，应做到在调配前、调配中、调配后双人复核，以确保调配的品种与剂量无误。

745. 新生儿、早产儿全营养混合液需要量很少，如何选择容器与输液装置？

新生儿全营养混合液用量通常较少，应尽量选择适宜容量的营养袋进行混合调配，含脂肪乳成分的营养液，应避免使用含 PVC 材料的营养袋。

临床输注时通常采用微量泵输入的方式给药。

746. 新生儿全营养混合液如何摆药更有利于调配？

新生儿疾病复杂，病情变化快，病区治疗与护理通常按病种进行分组诊疗，同一治疗与护理小组患儿生理基础大体相似，全营养混合液医嘱处方的营养成分也较接近。同时，新生儿药物用量较小，几乎很少为整支、整瓶规格的药物可供直接加药混合调配，因此可按病区治疗小组进行集中摆药，有利于混合调配与质量控制。

747. 新生儿的全营养混合液如何调配？

对于新生儿全营养混合液调配除按成人相关的调配原则与流程进行加药混合调配（参见"第十六章 PIVAS 全营养混合液混合调配基础知识问答"）外，由于新生儿的生理特点还需以下关键指标的复核与质量控制：

（1）液体量

婴幼儿及新生儿的当日全营养混合液应在 24 小时内以微量输液泵均匀泵入，最大生理补液量含 TPN 新生儿 7 日内根据出生体重按日龄进行调整，见表 17-3，7 日及以后参考生长体重。

表 17-3　新生儿初生 7 日内每日液体需要量参考 [ml/(kg·d)]

出生体重	第 1 天	第 2 天	第 3-7 天	>7 天
<750g	100～140	120～160	140～200	140～180
750～1000g	100～120	100～140	130～180	130～180
1000～1500g	80～100	100～120	120～160	110～130
>1500g	60～80	80～120	100～130	90～110
>2500g	70～80	80～110	90～120	100～140

注：非新生儿年龄组儿童生理补液参考量：学龄前及以上年龄儿童 50～60ml/(kg·d)，幼儿 60～70ml/(kg·d)，婴儿 70～90ml/(kg·d)

（2）基础热量

早产儿 80～100kcal/(kg·d)；足月儿 70～90kcal/(kg·d)

（3）渗透压

1）中心静脉通道输入：≤1200mOsm/L

2）外周静脉通道输入：≤600mOsm/L

3）颈外静脉等深静脉输入：≤800mOsm/L

（4）主要营养物质及组成

1）葡萄糖

剂量：体重用量 2～5g/kg·d；

占比：占总能量的 50%～60%；

用法：开始剂量 4～8mg/(kg·min)，按 1～2mg/(kg·min) 的速度逐渐增加，最大剂量不超过 11～14mg/(kg·min)；

途径：外周静脉葡萄糖浓度≤12.5%、中心静脉葡萄糖浓度≤25%。

2）脂肪乳

剂量：体重用量 0.5～3.0g/(kg·d)；

占比：占比为总能量的 30%～40%；糖脂比 2:1～1:1；

用法：生后 24 小时内即可使用，剂量从 1.0g/(kg·d) 开始，按 0.5～1.0g/(kg·d) 的速度增加，日最大量不超过 3.0g/(kg·d)；

成分：标准脂肪乳 80～90%，其他类 10～20%；

早产儿推荐 20% 的脂肪乳。

3）氨基酸

推荐小儿氨基酸，含多种条件必需氨基酸（如牛磺酸）为儿童生长必需，生后数小时即可开始输注（肾功能不全除外）。

剂量：起始量 1.5~2g/（kg·d），逐渐增加至标准需要量，足月儿 3.0g/（kg·d），早产儿 3.5~4.0g/（kg·d）；

占比：占总能量的 15%~20%；

4）氮

非蛋白热量 =1g:100~200kcal，根据胎龄、出生体重和是否需要追赶性生长，可调节至 2.4~3.4g:100kcal 的范围。

成分：平衡型氨基酸/非平衡型氨基酸 =1/（1~3），谷胺酰氨等单独添加成分计入氨基酸总量；

用法：无先天性的代谢功能异常，生后 24 小时内即可使用，从 1.5~2.0g/（kg·d）开始，可增至 3.5~4.0g/（kg·d），肾功不全慎用、功能严重不全禁用。

5）电解质

生后第 1~2 天常规无需补充，第 3 天开始参考基础量钠 2.0~3.0mmol/L、钾 1.0~2.0mmol/L、氯 2.0~3.0mmol/L 等进行常规补充，同时根据病情与实时的监测结果及时调整。

6）微量元素

生后第 1~2 天常规无需补充，第 3 天开始参考基础量钙 0.6~0.8mmol/L、磷 1.0~1.2mmol/L、镁 0.3~0.4mmol/L，同时根据病情与实时的监测结果及时调整。

7）蛋白质/热量比

足月儿 1.8~2.7g/（kg·d）；早产儿 3.2~4.1g/（kg·d）。

748. PIVAS 如何规范调配儿童使用的危害药品？

儿童危害静脉用药物集中调配除按成人危害药物的调配原则与操作流程进行混合调配（参见"第十七章 PIVAS 混合调配儿科用药基础知识问答"）外，还需严格以下操作规程：

（1）医嘱药物与诊断是否符合；

（2）非整支（瓶）对保证用药安全、有效至关重要，严格主辅调配工作模式，复核全过程中每一环节均确保无误；

（3）因儿科医嘱中非整支（瓶）的较多，因此在调配危害药物时显著增大意外溢出的可能，在调配的整个过程中充分做好危害药物溢出的应急处理准备。

第三节 PIVAS 儿科用药混合
调配注意事项

749. 儿童静脉用抗生素、平喘祛痰类、糖皮质激素类、止血类、消肿利尿等药物，在 PIVAS 如何准确调配？

儿科患者因年龄小，液体量与给药速度均要求准确，上述类别药物在儿科 PIVAS 完成调配除按成人的操作规程完成外还应注意以下 3 点：

（1）分配输液顺序：按儿科疾病特点与药物治疗临床需要对药物类别正确分配输液顺序。这几类药物均具有进入每日第一批药物治疗的属性，首先考虑疾病治疗需要，再兼顾药物类别。如属于中度或重度感染患儿应优先抗菌药物再用糖皮质激素类等其他类；如需要治疗或应急止血或潜在高风险出现的患儿，应优先止血类再用抗菌药物等其他类；如需要治疗或缓解中重度哮喘症状，应优先糖皮质激素类、平喘祛痰药物类再用抗菌类等其他类；如为治疗缓解水肿、容积性心力衰竭等患儿，应优先消肿利尿类再用其他类药物。

（2）调配模式：这几类药物在儿科普遍存在非整支（瓶）加药调配，同一批次既可按药品全院或片区实行集中摆药集中调配；也可按病区集中摆药集中调配；或单筐单药调配，可根据各 PIVAS 的工作方式自行确定。

（3）调配注意点：同一批次中稳定性差、需遮光保存等特殊药物通常安排在本批次最后加药调配，按规程及时送达病区执行治疗。

750. 注射用头孢曲松钠在儿科如何正确使用？

严格按照药品说明书推荐的儿童用法用量及注意事项，并重点注意以下 4 点：

（1）严禁与含钙制剂配伍：头孢曲松钠与含钙制剂（如氯化钙注射液、葡萄糖酸钙注射液、复方氯化钠注射液（林格注射液）、乳酸钠林格注射液、复方乳酸钠葡萄糖注射液等配伍，头孢曲松阴离子易与阳离子钙形成不溶性头孢曲松钙沉淀，静脉注射或静脉滴注后其微粒可阻塞毛细血管和在组织中沉积并形成肉芽肿，儿科患者毛细血管内径细小更易发生，若在心、脑、肾、肺等重要器官则可致严重后果甚至死亡；如果新生儿≤28 天，需要或预期需要使用含钙的静脉输液，禁止使用头孢曲松。

（2）严禁与含酒精制剂配伍：头孢曲松钠侧链中含有与甲硫四氮唑侧链相似的氨基噻唑侧链，遇酒精可产生双硫仑样反应；因此头孢曲松钠严禁与含酒精药物制剂配伍，并严禁在接受头孢曲松钠治疗期间饮食含酒精类食物。

（3）不得用于高胆红素的新生儿和早产儿。

（4）其他配伍禁忌：此外头孢曲松钠与氨基苷类抗生素、氟康唑、万古霉素等常用抗感染药物配伍加重药物副作用，即不得混合使用。

（5）合理使用：若需使用含钙制剂，尽可能避免选用头孢曲松钠抗感治疗；若因治疗需要两者联用，必须分开调配，分开间隔足够的时间使用；同一静脉给药容器与管道用药前后两者之间需足够非含钙注射溶媒冲管确保用药安全。

751. 洋地黄等强心苷类药物与含钙制剂药物在儿科如何正确使用？

（1）作用特点：洋地黄等强心苷类药物具有使用剂量小、作用强、安全范围小，治疗剂量已接近中毒剂量，有效治疗浓度范围与最低中毒浓度存在部分交叉，超大剂量时可使心脏中毒甚至停跳，儿童临床使用其安全性的监控尤为重要。

（2）合理使用：强心苷类药物增强心肌收缩力是通过抑制 Na-K-ATP 酶活性，使心肌细胞内 Na^+ 不能泵出致心肌细胞内 Na^+ 浓度升高，心肌细胞内过多的 Na^+ 通过细胞膜上的 Na^+-Ca^{2+} 交换而将细胞外的 Ca^{2+} 摄入心肌细胞内，使细胞内 Ca^{2+} 浓度增加，从而增强心肌细胞的兴奋-收缩偶联作用，表现为心肌收缩力增强。因此当使用钙制剂类药物期间应及时加强心电监护、监测洋地黄血药浓度等确保用药安全，并根据监测结果及时调整洋地黄类药物与钙制剂的用量；此外应用排钾利尿剂时，应注意补充钾，预防强心苷类药物中毒。

752. 氨溴索注射液在儿童不同年龄段如何合理使用？

氨溴索通过促进呼吸道内黏稠分泌物排除及减少黏液的滞留，改善呼吸道状况达到祛痰的目的，在儿童不同年龄段使用如下：

（1）6～12 岁：每日 2～3 次，每次 15mg；

（2）2～6 岁：每日 3 次，每次 7.5mg；

（3）2 岁以下：每日 2 次，每次 7.5mg。

婴儿呼吸窘迫综合征使用剂量为 30mg/kg，分 4 次注射泵给药，每次静脉注射时间不少于 5 分钟。

婴幼儿不会自主咳嗽、祛痰，在使用氨溴索后应加强呼吸道护理，及时采用吸痰等辅助祛痰。

753. 新生儿静脉用药中应注意哪些因素对心律的影响？

新生儿因心血管循环等系统发育不全，输液等对血容量与心律影响其自身代偿能力低。了解其输液速度的要求以及输液影响心率的因素，防止因输液发生心律失常或心力衰竭、肺水肿等药源性意外发生，对保证安全治疗非常重要，需要注意以下几点常见的与药物相关的因素：

（1）药液成分：成分不同输注的速度也应不同，如静脉滴注葡萄糖与氯化钾溶液，若氯化钾溶液滴注与葡萄糖注射液同样速度，则因补钾过快而使血清钾突然上升引起高钾血症，以致心脏停搏。

（2）药物的渗透压：在一定范围内，药液渗透压越高其滴速度应相对减慢。

（3）药物的刺激性：当滴注有刺激性或刺激性较强的药物时，应相应减小滴速，减少药物刺激对血管的损害以及反射性引起心率增快；

（4）药物温度：如液体温度太低，会因低温刺激，引起血管壁痉挛而引起心率减慢，尤其对心动过缓等心律失常的新生儿，液体治疗时应考虑到温度的影响。

第十八章

PIVAS 清场、清洁、消毒工作基础知识问答

第一节　PIVAS 清场、清洁、消毒工作原则

754. PIVAS 清场、清洁、消毒的基本要求是什么?

（1）对工作场所的各项仪器设备、各种辅助用物及工作间内的门、窗、椅等进行严格的卫生打扫和整理工作，确保用物干净、整洁、摆放有序，工作间内无灰尘、无药迹、无死角残留。相关调配用物符合消毒或清洁标准。

（2）专用工具定位存放。

（3）清场工作同时做好安全工作，对水电、门窗及各种设施进行检查，防患于未然。

（4）认真做好各操作岗位的清场记录。

755. PIVAS 清洁卫生工作制度内容是什么?

（1）工作人员必须养成良好的卫生习惯。做到不洗手不调配、不留指甲、不留胡须及长发，经常洗澡，经常换衣袜。

（2）工作人员调配前必须按规定洗手、穿戴衣、帽、鞋、手套，不得戴饰物，不得化妆。

（3）工作人员不得吸烟、用餐，不得大声喧哗、打闹，保持工作区内安静。

（4）工作人员的手不得直接接触药品，不得接触与药品直接接触的设备表面。

（5）调配中，工作人员需临时外出时，应在二更脱下洁净隔离服及帽子、口罩，整齐放置，一次性手套丢入污物桶内；在一更应当更换工作鞋。返回时重新洗手、消毒、换鞋、更衣。

（6）工作人员每年进行一次体检，并建立健康档案。患有传染病、皮肤病、外伤感染和药物过敏者不得从事直接接触药品的工作。

（7）洁净区内物品应整洁、存放有序，不得直接堆放于地面。

（8）洁净区按洁净区管理制度中清洁消毒处理方法进行。洁净区内墙面、地面、设施除常规清洁外，也要定期进行消毒处理。需用紫外线灯消毒的场所，应在工作前消毒 30 分钟，并作记录。

（9）在缓冲区和洁净区内不得存放与工作无关的物品，个人生活物品在专柜或专用区域存放，并保持整洁。

756. PIVAS 中的净化区域的清场保洁卫生应由谁来负责？

谁使用谁打扫，当班次完成。由专业技术人员或质控人员监督指导。

757. 除日常进行清场清洁消毒工作外，应多久大扫除一次？

清场清洁消毒工作除日常进行外，每周应彻底大扫除一次。

（1）各区域的回风口应每周清洁一次。

（2）非洁净区每周彻底清洁一次地面和污物桶：地面使用常水清洁即可，污物桶先清洁后用 500mg/L 含氯消毒液擦洗污物桶内外，15 分钟以后再用常水擦去消毒液。

（3）非洁净区每周一次用 500mg/L 含氯消毒液擦拭消毒、成品输送密闭容器、药车、不锈钢设备、凳椅、门框及门把手。

（4）洁净区墙壁、顶棚每月进行一次清洁、消毒。

758. 洗手池是否需要清洗？

洗手池每天都要用来洗手、洗抹布、拖布等，使用各类洗手液、洗衣粉等清洁用品的频率很高，这就导致了洗手池内壁容易积累污垢，因此，在使用后应先用常水冲洗，再用无纺布擦拭干净，避免污垢产生。

759. 各区域内洁具是否可以混用？

静脉用药调配中心按区域分为洁净区和非洁净区，而洁净区各区域的洁净级别也不同，如审方区 30 万级、一次更衣室 10 万级、二次更衣室和调配间万级、操作台局部百级等，所以各区域内洁具应专区专放，标识清晰，严禁混用，专人管理，定期检查，及时记录。

760. 调配工作结束后，清洁、消毒的顺序有何不同？

清场工作完成后用浸有清洁水的抹布从污染相对低处开始清洁，到污染相对严重的区域，先清洁传递窗、玻璃、墙壁，然后清洁治疗车、凳椅，最后清洁操作台。清洁工作完成后用浸有 75% 乙醇的纱布从无菌要求相对高处开始消毒，到无菌要求相对低的区域，先消毒操作台，再消毒治疗车、传递窗、凳椅等，最后是地面。再开启紫外线灯消毒 30 分钟，并做记录。

761. 摆药容器、送药箱的日常清洁、消毒如何实施？

摆药容器、送药箱各医院用的规格不一，如果是体积小的可以采用浸泡法，但必须先清洗，再用含氯消毒剂浸泡 30 分钟，常水冲洗干净，晾干备用。如果体积较大，无法浸泡可以用擦拭法消毒。擦拭消毒剂选用：75% 乙醇、500mg/L 含氯消毒液、季铵类阳离子表面活性剂交替使用，做好记录。

762. 调配完危害药品的洁净隔离服是否应立即脱掉清洗，需要单独清洗吗？

调配完危害药品的洁净隔离服，如果有药物污染，应立即脱掉单独清洗；如果没有污染，可以将危害药品的洁净隔离服统一清洗，但不能和普通工作服一起清洗，最好使用一次性洁净隔离服。

第二节　PIVAS 清场、清洁、消毒工作流程

763. PIVAS 清场、清洁、消毒的标准操作规程是什么？

（1）物料

1）对现场剩余的药品、耗材、包装材料等认真清点核对，确认无误后传递出调配间，清场后物品要分类存放，定置管理。

2）收集使用后的摆药筐转移至清洗消毒间进行清洗、消毒。

3）医疗垃圾废弃物，进行分类收集和包装，并标识后传递出调配间，做到"日产日清"。

（2）环境设备

1）清洁方法：①干擦：可能脱落尘埃粒子，通常仅用于擦干潮湿的表面；②湿擦：是大多数除污及清洁的方法。

2）操作规程：遵循先清洁后消毒的原则，清洁时从污染程度低的区域开始，消毒时从无菌要求高的区域开始。

①层流操作台面及两侧内壁，传递窗顶部、两侧内壁、把手及凳椅、地面、照明灯开关、药物振荡器等。每日清洁、消毒，调配结束后，用常水清洁

不锈钢设备，待挥干后，用 75% 乙醇擦拭消毒。除不锈钢设备外，也可使用 500mg/L 含氯消毒液擦拭后用常水擦干净，以防止损坏物品。

②洗手池：清洁后用含氯消毒剂擦洗，常水冲洗，必要时使用清洁球去除污垢，清洗后保持干燥。

③墙壁、顶棚：每月进行一次清洁、消毒，500mg/L 含氯消毒液擦拭，至少停留 30 分钟使微粒散落最小化，操作程序同上。

④地面：用 500~1000mg/L 含氯消毒液擦拭。

⑤清洁工具：主要包括抹布和拖把等，推荐使用超细纤维材料，拖把使用可脱卸式拖把头，清场结束后清洗干净，用 500mg/L 含氯消毒液浸泡 30min，清洁消毒后所有抹布、拖把头烘干，干燥保存备用。

3）清洁、消毒注意事项：

①消毒剂应当定期轮换使用：季铵类阳离子表面活性剂和含氯消毒液必须在临用前用冷水新鲜配制，配制用容器使用前应清洁消毒；

②洁净区和非洁净区的清洁工具必须严格分开，做好标识，不得混用；

③清洁、消毒过程中，不得将常水或消毒液喷淋到高效过滤器上；

④用常水清洁时，待干后，才能再用消毒剂擦拭，保证清洁、消毒效果。

764. PIVAS 清洁消毒有哪些要求？

（1）静脉用药调配中心（室）应当制订卫生管理制度、清洁消毒程序。各区域内存放的物品应当与其工作性质相符合。

（2）洁净区每天清洁消毒，其清洁卫生工具不得与其他区域混用。清洁工具的洗涤方法和存放地点有明确的规定。选用的消毒剂定期轮换，不会对设备、药品、成品输液和环境产生污染。每月定时检测洁净区空气中的菌落数，并有记录。严格控制进入洁净区域的人员数。

（3）洁净区定期更换空气过滤器。进行有可能影响空气洁净度的各项维修后，经检测验证达到符合洁净级别标准后方可再次投入使用。

（4）设置有良好的供排水系统，水池应干净无异味，周边环境应干净、整洁。

（5）重视个人清洁卫生，进入洁净区的操作人员不应化妆和佩戴饰物，按规定和程序进行更衣。工作服的材质、式样和穿戴方式，与各功能室区域的不同性质、任务与操作要求、洁净度级别相适应，不得混穿，分别清洗消毒。

（6）根据《医疗废弃物管理条例》制订废弃物处理管理制度，按废弃物性质分类收集，由本机构统一处理。

765. 洁净区的日常清洁、消毒内容有哪些？

（1）每日调配结束后，用常水清洁不锈钢设备，层流操作台面及两侧内壁，传递窗顶部、两侧内壁、把手及凳椅、地面、照明灯开关等，待挥干后，用75%乙醇擦拭消毒。

（2）每日调配结束后，用75%乙醇擦拭或含氯消毒液浸泡塑料筐，再用常水冲洗干净晾干备用。

（3）每日按规定的操作程序进行地面清洁、消毒。

（4）调配间内使用的拖鞋应每天使用后用常水清洗，每日用500mg/L的含氯消毒液消毒。

（5）各种废弃物必须每天及时处理。

766. PIVAS清场时混合调配间净化系统是否应处于开启状态？

清场时混合调配间净化系统应处于开启状态。

清洁消毒工作及人员走动空气中会产生大量的微粒，净化系统的运转可以保持继续换气，快速稀释空气中的微粒，最大程度的减少净化区域的微粒。如果清场不开机可能导致万级净化环境的尘埃粒子不能及时排出，下一批次或次日紫外线照射消毒前，因紫外线的穿透性差，直接影响紫外线的消毒效果。尤其是危害药品调配间，调配结束后空气中残留的药物微粒通过负压的作用进一步排出。

767. PIVAS用常水清洁时，是否待挥发干后，才能再用消毒剂擦拭？

清洁消毒时，首先应当用常水/蒸馏水清洁后，一定待常水挥发干以后，再用消毒剂擦拭，否则会降低消毒剂的效果，不能达到消毒效果。

768. 调配后的医疗废物如何处置？

医疗废物应按照垃圾种类不同分别装入到不同的垃圾袋：玻璃安瓿、针头等利器装入利器盒，危害药品装入专用的带有专用标识的垃圾袋。根据原卫生部《关于明确医疗废物分类有关问题的通知》（卫办医发［2005］292号）规定：使用后的各种玻璃（一次性塑料）输液瓶（袋），未被患者血液、体液、分泌物、排泄物污染的，不属于医疗废物，不必按照医疗废物进行处理，但这类废物回收利用时不能用于原用途，用于其他用途时应符合不危害人体健康的原则。因此这些废物可以不纳入到医疗垃圾。废弃物应每天清理。

769. 调配结束后未满的利器盒和垃圾袋是否应该清理？

利器盒容量达到3/4时应及时关闭，防止继续使用，包装袋达到3/4容量时，应及时打"鹅颈结"，用一次性锁扣等工具扎紧袋口，进行有效密封，防止再次被打开。

混合调配间内利器盒与垃圾袋均用以盛放医疗垃圾，因此根据《医疗废弃物管理条例》应做到日产日清。

770. 危害药品调配间应如何清场消毒？

（1）针头、药物空瓶投入到利器盒，容量达到3/4时应及时关闭，将调配危害药品的注射器及脱去的外层手套投入到装有"危害药品"标识的双层垃圾袋内。继续保持净化系统的运转，以排除空气中残余的药物微粒。

（2）戴着里层手套将百级操作台用常水擦洗，由上至下，由里向外，生物安全柜需要打开回风槽外盖，用蒸馏水清洁回风槽道，必要时进行冲洗。治疗车及周边区域的抹布和操作台的抹布必须分开使用，将危害药品的污染程度降至最低。最后用75%的乙醇擦拭消毒。擦洗危害药品操作台的纱布或抹布不允许擦洗其他区域。

771. 回风口过滤网需要清洁吗？多久清洁一次及更换时间要求？

需要清洁。回风口过滤网每周清洁一次，每年更换一次。如遇特殊污染，及时更换，并用消毒剂擦拭回风口内表面。

第三节　PIVAS清场、清洁、
消毒注意事项

772. 清洁生物安全柜时必须用蒸馏水或注射用水吗？

蒸馏水或注射用水为灭菌后的无机溶剂，清场结束后可以一定程度的减少操作台微生物的数量，同时蒸馏水或注射用水为中性，对设备无腐蚀。没有条件制备蒸馏水的医院可以用常水替代，清洁后用75%的乙醇擦拭消毒。

773. 如何清理调配间地面上的碎玻璃屑？

可以使用塑料刷子清除碎玻璃到簸箕中，也可使用抹布仔细清除碎玻璃。在洁净区内禁止采用干式清扫，因为在清扫时从清扫工具上脱落的粒子会到处飞扬，并被气流吹送或带静电。清扫的目的是将洁净区的污染物除掉，而不是将污染从一处转移到另一处，更不能将污染携带出去。

774. 清场后洁净区域可以放置次日调配所需要的物品吗？

每天所有调配工作及清场结束后，经核实无误，可以准备次日所需物品，以缩短次日早晨的准备时间。但一定要考虑药品的贮存条件以及避光与遮光措施。

775. 能否将消毒剂直接喷洒到高效过滤器上?

在调配操作台清洁消毒的过程中,需避免任何溶媒溅入高效过滤器,因为高效过滤器受潮后,会严重影响过滤效果,同时还很容易产生破损和滋生真菌。

第十九章

PIVAS 成品输液复核包装工作
基础知识问答

第一节　PIVAS 成品输液复核
包装基本原则

776. 为什么成品输液复核包装工作至关重要？

成品输液复核包装是 PIVAS 最后一道检查工序，是重中之重，是监督、制约调配间内调配人员和辅助人员的重要监察环节，是临床患者安全用药的又一重要保障。

777. 成品输液复核包装的原则有哪些？

（1）按科室复核包装；
（2）抗菌药物单独复核包装；
（3）青霉素专用包装袋单独复核包装；
（4）普通药物单独复核包装；
（5）危害药品用专用包装袋（双层）单独复核包装；
（6）肠外营养液用专用包装袋单独复核包装；
（7）遮光药品需套遮光袋。

778. 成品输液包装袋上应标明哪几项内容？

成品输液包装袋上应注明所包装输液的科室、数量、类别（如普通药物、抗菌药物、危害药品、肠外营养液或现用现配药品）。

779. 危害药品的成品输液复核应注意什么？

在复核危害性药物成品输液时除核对病房、药物、名称及剂量是否调配无误外，还应重点核对成品输液用药时间、用药频率、溶媒名称、颜色是否正确、检查输液袋有无渗漏、非整支用量药品调配是否准确、有无警示标识。

780. 成品输液合格的指标有哪些?

成品输液调配剂量应准确,调配过程要符合《静脉用药集中调配质量管理规范》及《静脉用药集中调配操作规程》的要求,保证其安全、有效、稳定,此外还应检查以下指标:

(1)外观及性状:输液袋(瓶)应无裂纹,输液应无沉淀、结晶、变色、异物等,如为脂肪乳剂,输液应无破乳、转相、分层等;

(2)检查漏液:进行挤压实验,输液袋应无渗漏现象;

(3)检查药品:按输液标签内容逐项核对所用输液和空西林瓶与安瓿的药名、规格、用量等应完全相符;

(4)核对剂量:核检非整瓶(支)用量的患者的用药剂量和标识应相符,调配人员应已标记确认;

(5)核对签名:成品输液标签内容应完整、准确、无缺项,应有基本用药安全提示信息,各岗位操作人员签名应齐全;

(6)无菌性检测:有条件者每月随机抽取成品输液进行无菌性检测,结果应符合无菌制剂质量要求。

781. 危害药品复核包装必须在调配间内进行吗?

为避免转移性污染,危害药品成品输液在调配间内复核,同时用专用包装袋双层包装。

782. 进行成品复核包装时工作人员是否佩戴口罩?

成品复核在核对区进行,核对区无洁净度要求,故不必戴口罩;若工作人员有轻微流感症状时,亦考虑佩戴口罩,流感重症时应该考虑换岗或休息。

783. 成品输液需要双人复核么?

成品输液双人同时复核不易实现,可通过多环节核对来实现对成品输液的连续性复核。

第二节　PIVAS 成品输液复核
包装工作流程

784. 成品输液复核包装工作的环境要求和设施要求?

(1)PIVAS 成品输液复核包装间应有足够的照明度、地面平整、光洁、防滑；

（2）环境无洁净级别要求区域，尽可能减少人员流动；

（3）配备核对、包装用的操作台（桌）、包装容器、包装用具等。

785. 成品输液复核包装工作的人员、物品准备有哪些？

复核包装人员由药学或护理专业技术人员担任。物品准备可视本PIVAS采取的复核包装方式决定，目前存在人工核对、扫描核对及分捡机核对方式，可配备相应的扫描或分捡机设备；包装多采用塑料袋包装方式，可配备包装标识、遮光袋、记号笔、治疗车及相应的封口设备等。

为保证复核包装有条不紊的进行，应合理划分复核包装区域与工作任务，单品种集中调配模式下，复核包装任务应与混合调配间内调配任务相对应。

786. 危害药品的成品输液复核外包装是否必须有标识？

各类药品的成品输液的外包装均应有相应的标识，危害药品还应有相应醒目的特殊标识，以示区别。

787. 成品输液核对（质量检测）的内容有哪些？

应确保本批次药品调配各环节设备和控制区域环境符合规范，成品输液质量检测内容主要有两方面：

（1）标签信息核对

按标签内容逐项核对成品输液，包括病区名称、患者信息、用药日期及时间、药品信息、特殊药品，如青霉素、冷藏药、高危药品及非整支用量药品的标识，有无特殊包装要求等。

（2）输液质量检查

1）检查输液包装：检查输液袋（瓶）有无裂纹，通过挤压实验验证输液袋是否破损渗漏、标签是否整洁清晰；

2）检查药品性质：是否出现沉淀、混浊、变色、分层、异物等。各岗位操作人员签名是否齐全，确认无误后核对者应当签名或盖签章。

788. 成品输液复核包装运送时发现输液袋破损或变色应如何处置？

成品输液送入临床科室出现破损，PIVAS临床调研人员应去临床科室查看并询问其详细过程，如果是药品质量问题，为保证医院不受损失、账目相符，需联系厂家进行更换，并重新调配；如果临床科室工作人员再次加入其他药品，出现变色及渗漏或为患者更换溶媒时两组溶媒之间未进行冲管而导致溶媒混浊、变色等等，PIVAS不予更换。成品输液包装运送时发现输液袋破损，药液渗漏时，若无法确认相邻成品输液的质量是否受到影响或受到交叉污染时，被污染的成品输液应重新调配，并记录事情经过及处理方式。

789. 如何提高成品输液的质量？

（1）选拔高年资审方药师成立合理用药小组，收集和整理合理用药信息，编制医嘱审核手册，使医嘱审核规范化、同质化。

（2）针对某些特殊管制药物，如危害药品以及有特殊调配方法的药品，如注射用替考拉宁，制订具体的标准调配规程。

（3）同一组输液中加入的药物种类及数量不宜过多，加入的药品越多，则输液微粒累加越多，产生药品相互作用、不良反应的几率越大。

（4）开展成品输液无菌性检测工作，提高成品输液质量。

第三节　PIVAS 成品输液复核 包装注意事项

790. 成品输液复核包装基本注意事项有哪些？

包装好的成品输液应封口，周转箱应加盖密封。包装材质无特殊要求，一般应为无粉、无屑、无纤维脱落材质，运送过程中应避免利器刺破。非一次性使用的转运袋及周转箱应每日使用后进行清洁消毒，晾干备用。

791. 抗菌药物成品输液复核包装时应注意什么？

与普通药物成品输液质量检测内容一致，但应单独包装，青霉素使用专用包装袋。

792. 单用普通药品成品输液复核包装时应注意什么？

在核对单用普通药品成品输液时，除核对药物、名称及剂量是否调配无误外，还应重点核对病房、用药时间、溶媒名称及成品输液颜色是否正确等。

793. 可配伍药品成品输液复核包装时应注意什么？

在核对可配伍药品成品输液时，除核对病房、药物名称及剂量是否调配无误外，还应重点核对溶媒名称，胰岛素是否已加，非整支用量药品调配是否准确，是否有配伍禁忌，易进瓶塞的药品要注意是否有瓶塞碎屑。

794. 肠外营养液成品输液的复核包装时应注意什么？

在核对肠外营养液成品输液时，除核对药物名称及剂量是否调配无误外，还应重点核对病房、成品输液颜色是否正确，胰岛素是否已加入，检查输液袋有无渗漏，截流夹是否关闭，输液应无沉淀、变色、异物，有水溶性维生素而无脂肪乳剂的需给予遮光，应妥善包装放置，防止堆放挤压。

795. 危害药品的成品输液复核包装时应注意什么？

在复核危害性药物成品输液时除核对病房、药物名称及剂量是否调配无误外，还应重点核对成品输液用药时间、溶媒名称、颜色是否正确、检查输液袋有无渗漏、非整支用量药品调配是否准确、有无警示标识。

796. 儿科成品输液复核包装时应注意什么？

在核对儿科成品输液时除核对病房、药物名称是否调配无误外，还应重点核对成品输液溶媒名称、颜色是否正确、非整支用量药品调配是否准确、药品剂量、浓度、用法是否符合患儿年龄。

797. 非整支（瓶）用量药品的成品输液如何复核包装？

非整支用量药品应在标签上明确指出，调配时调配人员加强核对，准确计算用量，调配结束后应签名确认。

798. 冷藏药品、遮光药品的成品输液如何复核包装？

冷藏药品及遮光药品通常是指储存条件，调配及使用过程相对储存来说时间较短，在 PIVAS 的正常工作环境来说不需特殊处理；遮光药品在包装时可套上遮光袋；若为遮光输注药品，则应在调配及使用的全过程使用遮光袋包装。

第二十章

PIVAS 运送工作基础知识问答

第一节 PIVAS 运送工作基本原则

799. PIVAS 运送工作的基本内容、基本原则包括哪些?

PIVAS 运送工作的基本内容是将经过药师适宜性审核的医嘱信息按照《静脉用药集中调配质量管理规范》2010 版（以下简称《规范》）内容完成调配后按照不同批次准时、准确送到临床科室的过程。基本原则有安全、准时、准确。在运送过程中应保证成品输液的存放安全，特殊药品的存放要求，以及运送时间的控制。

800. PIVAS 运送工作人员的资质是否有要求? 运送人员由 PIVAS 统一负责管理吗?

《规范》中并没有对运送工作人员的资质作出明确的要求，但是规范中明确要求工作人员每年至少进行一次健康检查，建立健康档案，患有传染病、其他可能污染药品的疾病，或患有精神病等不宜从事药品运送工作。

由于《规范》中只对运送工作人员的健康做了要求，所以目前 PIVAS 的运送工作人员主要有物业工作人员和医院工作人员两种类型。如果是物业工作人员则由物业统一管理；如果是医院工作人员则由 PIVAS 自己负责。

801. PIVAS 危害药品的运送有特殊的要求吗? 运送危害药品的药品转运车与其他送药车有何不同?

《规范》中规定成品输液运送时，危害药品的外包装上要有醒目标识。此标记可以根据医院的具体要求设计成统一样式，以便统一管理。运送危害药品的成品输液转运车应备危害药品溢出包，运送人员应熟练掌握危害药品溢出应急预案。由于危害药品的特殊性，建议专人、专车、专送。

802. PIVAS成品输液外送及与工勤人员交接应建立什么制度?有哪些注意事项?

根据《规范》中规章制度的基本要求,静脉用药调配中心应当建立健全各项管理制度、人员岗位职责和标准操作流程。成品输液转运与运送工作人员应建立相应的管理制度和岗位职责。应当注意管理统一性,工作流程合理性,岗位职能具体化,以及在运送过程中发生危害药品溢出的应急预案等等。成品输液递送时要与临床护理人员有书面交接手续,抗生素、危害药品、肠外营养液及其他的营养药应该分开包装,分别登记。

803. PIVAS送药工具要多久清洁、消毒并登记一次?

每日运送任务结束后由工勤人员将运送容器统一清洁、消毒并在清洁消毒登记本上记录。这些记录既是规范执行的证明,同时也是责任追溯的凭证。

804. PIVAS如何提高配送效率,保证临床及时用药?

根据临床用药量及用药时间要求合理安排调配批次和时间,合理排班安排工作人员,合理安排工作任务,保证临床及时用药。

第二节 PIVAS运送工作流程

805. PIVAS成品输液的运送方式有哪些?

根据现有的PIVAS成品输液运送方式,主要有气道传输系统、轨道小车运输和人工直接运送三种。气道运输一次仅能运送少量成品输液,适合紧急运送。轨道小车可以配送一定重量体积内的成品输液,节省了人力,可以承担部分成品输液运输。人工直接运送一次可以运送大量的成品输液,具有灵活性,但配送时间较长,需要投入更多的人力。

806. 运送的人员及用物应该怎样准备?

(1)人员准备:关于运送的人员一般分为两种,PIVAS负责运送交接的工作人员和到临床科室运送的人员。人员的数量没有具体的要求,应根据本医院的实际工作情况来确定,一般原则是负责PIVAS内部运送交接的工作人员1~2人,负责到临床各科室运送的工作人员由科室的工作量及运送的距离来确定。

(2)用物准备:在《规范》中明确指出"经核对合格的成品输液,用适宜的塑料袋包装，按病区分别整齐放置于有病区标记的密闭容器内，送药时间及数量记录于送药登记本。"因此准备的用物包括《PIVAS 发药批次登记本》、笔、塑料包装袋、周转箱、成品输液转运车等。

807. 运送成品输液时需准备的用物有哪些？成品输液配送箱有何要求？运送成品输液的车子是否需要加锁？成品输液周转箱能否替代密闭成品输液转运车？

运送时准备的用物有密闭的配送车、周转箱、交接登记本、锁或封条，危害药品配送需要备有大/小剂量溢出包。

根据《规范》中的要求，应当将密闭容器加锁或封条，钥匙由 PIVAS 和病区各保存一把，成品输液转运工作人员及时运送至各病区，由病区护士开锁或启封后逐一清点核对。外送箱在配送时使用具有局限性，可以使用，但不能完全替代密闭车。

808. 发药登记本中设计的表格包括哪些项目？

在《规范》中明确指出抗菌药物、危害药品、肠外营养液及其他的营养药应该分开包装，所以在登记的时候也应该分开登记。根据以上要求所设计登记表格的项目应该包括发药日期、科室、批次、成品药数量、抗菌药物数量、青霉素数量、营养药数量、肠外营养液数量、危害药品数量、冷藏药品数量、发药时间、发药人员、运送人员、接收时间、接收人员、备注等。

809. 运送时间如何控制？关于普通青霉素的运送时间是如何控制的？青霉素类可否跟其他药品一起配送？

运送时间的控制，是在保证路程通畅的情况下，根据不同批次和住院部远近、楼层高低进行运送，优先较远住院部和人工配送的住院部，通过查看调配完成时间、复核包装后交接时间以及病区护士接收时间来控制运送时间。

由于普通青霉素类药品要求在调配后 30 分钟内使用，普通青霉素的调配放在抗菌药物调配的最后，调配人员登记调配时间，调配结束后，立即随一批运送，即可保证在半小时内送到临床科室。调配完毕后要记录准确的调配时间、复核包装时间及运送时间，工人将药品送到病区后要记录准确的交接时间。青霉素类药物可以与其他药品一起配送，但需用有标识的专用包装袋包装。

810. 临时医嘱怎样配送？

不同的医院配送和工作模式是不一样的，一般总体的原则为，如果 PIVAS

提供 24 小时服务同时有医院物流系统（SPD），一般每小时配送一次，为节省配送资源，有长期医嘱配送批次时，临时医嘱可以与长期医嘱一起配送，需做好配送记录。具体配送时间，根据医嘱最终提交时间、用药时间及调配完成时间，按照配送时刻表自动选择最近的配送批次。如果 PIVAS 不提供 24 小时服务又无 SPD，一般为方便工作的开展建议与临床科室进行协调确定时间段，建议在长期医嘱调配完毕后根据时间点来划分，每 30 分钟配送一次。

811. 无需调配的成品输液一般什么时间发往临床科室？

无需调配的成品输液多为瓶装的溶媒，由于数目较多同时也容易出现破损，一般建议在第一批次之前加一个批次（即零批次）直接送往临床，既可以减轻工人一批运送的压力又可以减少药品的破损。

812. 运送结束后工人需要与 PIVAS 人员进行交接吗？

每一批次的药品运送结束后运送人员都应在规定的时间点内与 PIVAS 工作人员进行交接，交接的内容包括在运送和与临床护士交接过程中所遇到的问题，PIVAS 工作人员将每天所遇到的问题记录到运送问题记录表中，每月汇总登记，进行总结分析。另外，每一批次结束后 PIVAS 工作人员都应及时将发药批次登记本收回整理，放置于相应位置便于次日使用。

第三节　PIVAS 运送工作注意事项

813. 运送车的材质要求是什么？运送过程是否需要对运送车进行封条？若一车同时运送几个科室，封条如何起到相应的作用？

《规范》中并无对运送车的材质要求，但考虑送药安全的因素，运送车材质选择不锈钢为宜，便于清洁。若一车同时运送几个科室，可以将各科室的成品输液分装至有病区标记的密闭容器内，将封条或扫描条形码带贴于该科室容器封口处，运送车上锁即可。

814. 在运送过程中对药品的包装有什么要求？

根据《规范》要求，经复核合格的成品输液，用适宜的塑料袋包装，按病区分别整齐放置于密闭的容器内，危害药品要有醒目的标记。其中抗生素、青霉素类、危害类药物、高危药品、冷藏药品都要用适宜的专用标识的包装袋包装，遮光药品使用遮光袋（图 20-1）。

 抗生素

A. 危害药品包装袋　　B. 青霉素药品包装袋　　C. 高危药品包装袋　　D. 抗生素药品包装袋

图 20-1　包装袋包装专用标识

815. 全静脉营养输液可否与其他药品一起配送？运送时应注意哪些问题？

全静脉营养输液（TPN）在运送时应当单独包装，可以与其他药品一起配送。运送时应注意不要受到挤压，避光放置，放置在其他成品输液的最顶层，做好配送交接记录。

816. 在 PIVAS 成品输液运送时，如发生渗漏应如何处理？

参见"第二十七章第六节第 1114～1115 题"。

817. 针对需要现用现配的针剂运送过程中出现破损怎么处理？

针对这种情况，如果是 PIVAS 工作人员在复核包装针剂时失误导致的，则由复核包装人员承担责任；如果是运送过程中操作不当导致的，则由运送工作人员承担。针剂运送过程中特别应注意药品的包装问题，原则上除现用现配的药品不调配外，其他药品均需在 PIVAS 集中调配。

818. 药品运送到临床科室后工人交接时应注意什么问题？

药品送到临床科室后由临床护士打开药品包装的封条，清点药品时需要运送工人在场，确认无误后在药品登记本的接收栏签字，若有问题应在登记本的备注栏写明并及时与 PIVAS 联系。不允许工人将药品放到治疗室后不清点签字就离开，否则出现问题后无法排查原因。

819. 如何处理送药时常出现的等待电梯困难等情况？送药时遇大雨、雪等恶劣天气怎么处理？

PIVAS 调配的药品均需在规定的时间内送到临床科室，在准确的时间内给患者用药。针对等待电梯困难最好的解决方案是与医院电梯管理部门进行协调，确定某个时间段内某个电梯为 PIVAS 药品运送专用梯。若突发电梯故障

应立即启动应急预案（参见"第二十七章第 1124 题"）。

　　面对变化无常的天气，应提前做好应急预案（参见"第二十七章第 1130 题"）。可根据科室的运送的人员、配备的车辆及使用的密封容器的样式来选择合适的防雨、防雪工具，并进行规范的培训考核，建议将应急用具放置固定的位置并定期维护，避免突发事件发生后由于管理的混乱而影响药品的配送。有条件的医院已使用物流小车或气道送药，轨道小车运送药品量大，速度稍慢，但便于检修；气道送药运送药品量小，速度快，但检修较难。

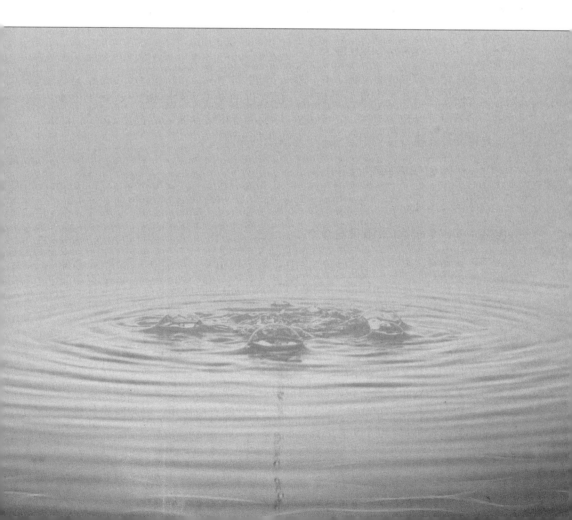

第五篇

PIVAS 质量控制

第二十一章

PIVAS 文件文档基础知识问答

第一节 文件文档概述

820. 文件文档如何分类？

按文件的性质一般分为两类，阐述要求的文件（即标准程序类的文件）和阐明结果或证据的文件（即记录文件）。

821. 文件记录的形式有哪些？

文件记录的形式有专簿、日记实、活页登记本。

为便于查找文件，准确掌握每一份文件的动态，就要做好文件的记录工作，记录时可以设"专簿"、"日记实"及两者相结合的"活页登记本"。日记实是对文件在执行过程中的每一个落脚点的即时记录。

822. 文件如何管理？

从制订文件、运行文件、暂存文件到销毁文件这些环节来管理。

823. 运行文件的作用是什么？

只有通过运行，文件材料的作用才能发挥出来。文件运行的形式多种多样，并呈现出一定的阶段性，依据文件运行的不同阶段对文件材料进行不同的要求，目的是实现文件的作用，同时提高工作效率。

824. 暂存文件的作用是什么？

文件的运行是有相对时限的，其作用实现或运行告一段落后，便可进入暂存阶段。虽然处于暂存阶段的文件作用已经实现或基本实现，但并非无人再利用了，有可能利用得更频繁。为便于暂存文件的查阅使用，必须解决其科学存放的问题。

825. 什么是标准化文件记录，其目的是什么？

标准化是指在经济、技术、科学和管理等社会实践中，对重复性的事物和概念，通过制订、发布和实施标准达到统一，以获得最佳秩序和社会效益。标准化核心是同质化和规范化。

标准化文件记录的目的是获取最佳的管理效益，确保有证据及可追溯性，为调查提供记录和线索，为统计分析提供数据。

826. 什么是文件记录的原始性？

记录要保持现场运作，如实记录，这就是原始性。做到及时和真实，不允许添加点滴水分，使记录真实可靠。原始性就是当天的运作当天记，当周的活动当周记。记录保持其原始性，不可以重新抄写和复印，更不可以在过程进行完后加以修饰和装点。

827. 文件记录的清晰准确的目的是什么？

记录是作为阐明质量管理体系所取得结果或提供体系所完成活动证据的文件而策划设置的，即是证据；记录要属实，要做到属实，就要将过程做到位并将运作事实记录正确和清晰，语言和用字都要规范。不但使自己能看清楚，也能使别人都看清楚。

828. 文件记录过程中空白栏目怎么填写？

有些记录在运作的情况下栏目无内容可填。空白栏目不能不填，其填写的方法是在空白的适中位置画一横线（"—"），表示记录者已经关注到这一栏目，只是无内容可填，就以一横线代之，如果纵向有几行均无内容填写，亦可用一斜线（"/"）代之。

829. 文件记录过程中关于签署有什么要求？

记录中会包含各种类型的签署，有作业后的签署，有认可、审定、批准等签署，这些签署都是原则、权限和相互关系的体现，是记录运作中不可少的组成部分，任何签署都应签署全名，同时尽可能的清晰易辨，不允许有姓无名或有名无姓的情况存在。

第二节　PIVAS 文件文档管理

830. 什么是 PIVAS 文件？

文件是一个专有名词，指的是形成的正式文书，分为公文、文书、函件和其他文件。而 PIVAS 所涉及的文件一般是指涉及调配药品质量及安全的书面标准和实施中的记录结果。

831. PIVAS 文件管理有何意义?

（1）建立规范化管理体系，成为管理的支撑；
（2）明确管理和工作职责，便于职责界定；
（3）对员工进行培训和教育的教材，制作工作和管理指南；
（4）保证工作全过程符合规定要求，成为工作的依据和标准；
（5）监督检查和管理的基本依据；
（6）原始质量档案真实反映药品调配全过程；
（7）便于进行追踪管理；
（8）能确保验证、审核和统计分析，提供数据。

832. PIVAS 文件管理原则是什么?

文件管理的好坏将直接影响到药品的安全及工作效率。因此，承担文件管理工作的人员一定要认识到文件管理工作的重要性，做到准确、及时、安全、精简的原则。

（1）准确是对文件工作的质量要求，包括文件本身的质量和文件处理各个环节的质量；

（2）及时是指在实现文件管理目标的前提下，高效完成文件管理工作。如：对管理的文件实行勤查制度。即对所管理的文件一周一小清、一月一大清，一有问题就主动及时上报，求得迅速解决，避免最后检查时发现有不合适的地方要花费大量的时间和人力去完善材料；

（3）安全主要是指在保证文件不被丢失和破坏的前提下，避免重要文件数据不被篡改或销毁，因此重要的文件放置时一定要加锁或设密码；

（4）精简是指设计填写的表格既能保障工作的需求，又能使工作人员方便使用，避免同一性质的记录分散在不同的表格上。

833. PIVAS 文件管理实质是什么?

PIVAS 文件的管理实质是管理的问题。文件管理工作的落脚点在班组、在现场。因为班组是 PIVAS 活动最基本的单位，就像人体的一个个细胞，只有人体的所有细胞健康，身体才有可能健康，才能充满了旺盛的活力和生命力。所以只有班组充满了生机，PIVAS 才有旺盛的活力。

834. PIVAS 文件分为哪几类?

在《静脉用药集中调配质量管理规范》中明确指出"静脉用药调配中心

（室）应当建立调配、质量管理等的相关记录文件"。

按照规范要求，PIVAS 文件通常分为以下几类：规章制度文件、质量控制文件、医院感染控制文件、责任追溯类文件、药品管理文件、仪器设备文件、耗材物料文件以及卫生消毒类文件等。

835. PIVAS 文件记录和文档与质量改善之间的关系是什么？

各项工作的文件记录和文档保存是改善质量的两大要素，是 PIVAS 质量保证体系的重要组成部分，使得 PIVAS 一切活动有章可循、责任明确。一切质量问题都可以用数据来证明，从数据中找到依据，从而控制质量。文件记录的依据是标准，标准执行的证明是文件记录。

836. PIVAS 文件管理中人员的分工依据及职责是什么？

PIVAS 文件管理一般可从科室领导、文件管理人员和文件的执行人员三个方面进行，每个人负责不同的工序。

（1）科室领导主要从宏观上主管文件处理工作，关键抓文件管理制度建设，以制度管理文件，提高文件的处理效率；

（2）文件管理人员主抓文件材料的分类管理，使之井然有序；

（3）文件的执行人员划分非常详细，涉及 PIVAS 工作流程的各个方面，主要从细节上将文件的管理落到实处。

837. PIVAS 相关文件管理的具体过程是什么？

首先按照标准对全员进行培训，培训结束后要求所有人员根据培训内容设计管理文件的具体实施方案；然后将收集的方案进行整理分析确定不同文件管理环节的最佳人选；最后由各环节人员通过实施完善本环节管理的制度及记录文件。

838. PIVAS 文件保存年限该如何规定？

文件办结之后按其价值分为有保存价值的文件和无保存价值的文件两类。有保存价值的应该而且必须继续保存下去，无保存价值的则应销毁，以防鱼目混珠。有保存价值的按保管期限分为 3 种，永久保存文件（50 年以上）、长期保存文件（16~50 年）和短期保存文件（15 年以内）。永久保存文件一般指各种规章制度、工作标准、工作规定及会议材料等；长期保存文件一般是反映本部门主要职能活动的文件材料、医院内部文件及一般的人事变动等；短期保存文件一般是指本单位形成的一般性、过程性文件材料。相关规定中没有保管期限的，应保存至最后一次记录后 1 年方能销毁。

839. 与 PIVAS 验收相关的文档通常有哪些?

与 PIVAS 验收相关的文档可包括:各项规章制度、人员管理相关文档、药品及物料管理相关文档、各项工作记录文档以及各项应急预案文档。

840. PIVAS 混合调配工作相关表格有哪些?

(1)《PIVAS 责任追溯表》;

(2)《PIVAS 共享药品登记表》;

(3)《PIVAS 生物安全柜/水平层流洁净工作台使用检查维护保养登记表》;

(4)《PIVAS 清场清洁消毒检查登记表》;

(5)《PIVAS 洗涤用具清洁消毒登记表》;

(6)《PIVAS 紫外线灯消毒登记表》;

(7)《PIVAS 危险品(酒精)领取使用清点登记表》。

第三节　PIVAS 文件文档管理注意事项

841. PIVAS 文件归档时有哪些注意事项?

文件的归档即文件的存放,是指对文件的放置和保管。一般根据文件的幅面尺寸选择适当的文件装具(文件夹、文件盒),将归档的文件按照类别顺序装入档案盒,并填写盒封面、盒脊(标注文件的类型及名称)。文件柜内放置文件时,首先将文件柜按文件的类型划分出不同的区域,然后再将文件盒放在相应的位置进行排列,一般按照从左到右,从上到下的原则,最后盒脊朝外便于管理。

842. 标准化记录常存在哪些错误?

标准化记录时常存在以下六种现象:盲、错、空、松、散、乱。

(1)盲是指记录的设置、设计目的、功能不明,不是为管理、改进所用,而是为了应付检查;

(2)错是指写错别字,语言表达不清,填写错误;

(3)空是指该填不填,空格很多,缺乏严肃性、规范性;

(4)松是指记录填写、传递、保管不严,日常疏于检查,达不到要求,无人考核,且丢失和涂改现象严重;

(5)散是指保存、管理分散,未作统一的规定;

(6)乱是指记录的设置、设计随意性强,缺乏体系考虑,记录的填写、保管收集混乱，责任不清。

843. 文件在记录的过程中对记录用笔有要求吗?

有要求。在记录的注意事项中有明确的关于记录用笔的要求，记录用笔可以用钢笔、中性笔或签字笔，不应用红笔，这些笔能够确保记录永不褪色。用笔一定要考虑其字迹的持久性和可靠性。

844. 文件记录过程中出现失误怎么处理?

在填写记录出现笔误后，不要在笔误处乱写乱画，甚至涂成黑色或用修整液加以掩盖。正确的处理笔误的方法，是在笔误的文字或数据上，用原使用的笔墨画一横线，再在笔误处的上行间或下行间填上正确的文字和数值。

第二十二章

PIVAS 管理与质量控制
基础知识问答

第一节　PIVAS 管理与质量控制基本原则

845. 什么是 PIVAS 质量控制的重要性？

　　PIVAS 质量控制是为达到质量要求所采取的作业技术和活动，即为了消除各环节质量可能存在的不合格因素而采用的各种手段和方法。PIVAS 工作任务繁重、流程环节众多，通过开展质量控制工作，成立质量控制组织，建立一整套完善的质量控制制度与措施，能够有效提升工作质量，预防差错发生，保障患者用药安全。

846. PIVAS 质量控制检查的目的是什么？

　　PIVAS 质量控制检查的目的是使 PIVAS 质量控制工作常态化、规范化，通过设定监督检查的目标，定期组织相关人员监督检查 PIVAS 的各项质量活动，促进 PIVAS 质量保证体系的建立，明确质量控制责任与任务，检查出来的问题给予记录整理，并组织 PIVAS 进行整改，提高 PIVAS 质控管理水平，提高成品输液质量，为患者提供更优质的药学服务。

847. PIVAS 质控小组成员及工作职责？

　　PIVAS 质控小组成员：负责人担任组长，成员一般由护士长和 2 名以上中级或中级以上职称技术骨干人员担任。

　　PIVAS 质控小组工作职责主要包括以下十个方面：

　　（1）将 PIVAS 质量管理贯穿静脉用药调配全过程，实施规范化管理；

　　（2）负责对相关规范、相关制度及操作规程的落实进行指导、监督和检查；

　　（3）负责 PIVAS 质量控制标准、细则的制订和各项管理措施的落实，对成品输液质量定期进行分析，并及时反馈；

（4）负责 PIVAS 质量管理有关文件的定期审查、修改，适应发展需要；

（5）负责对 PIVAS 空气净化系统的相关指标定期检测，对生物安全柜和水平层流洁净台的照明度、风速、尘埃粒子数、菌落数等项目定期检测，并及时评估；

（6）负责对二级库房药品的贮存和养护情况进行监督检查，确保在库药品符合《中国药典》或药品监督管理部门颁发的质量标准；

（7）负责建立质量控制检查考核制度，内容包括合理用药登记、用药分析、成品输液配送记录、设备使用、维修保养及检测记录等，定期考核，检查落实情况；

（8）负责每月召开一次质量分析会，讨论研究 PIVAS 工作中的质量情况，对出现的差错、事故及其他质量问题，进行分析解决整改，并做好记录；

（9）负责组织开展 PIVAS 继续教育、业务技能培训（包括岗前规范化培训），并定期组织考核；

（10）负责组织 PIVAS 各类研讨会，促进对外交流，提高科室的整体业务水平。

848. PIVAS 实行质量控制应以什么相关文件规定为依据？

静脉用药调配中心（室）（PIVAS）的质量控制应以原卫生部 2010 年 4 月 20 日印发的《静脉用药集中调配质量管理规范》《静脉用药调配中心验收标准》及医疗机构 PIVAS 的规章制度等相关文件规定为依据。

849. PIVAS 质量管理体系由什么组成？

PIVAS 质量管理体系由目视管理、定置管理、时间管理、走动管理、安全管理、药品管理、信息管理、设备管理等组成，各管理之间相互融合达到质量零缺陷。

850. PIVAS 质量保证体系是指什么？

通过制订完善的规章制度、工作流程及工作标准，明确各环节在质量管理上的任务、职责和权限，使科室从上到下形成一个全面、协调的质量管理有机整体，质量保证体系的建立和健全，能够让质量管理工作制度化、标准化、程序化。

851. 如何构建 PIVAS 质量控制体系？

（1）全面建立 PIVAS 标准操作规程和质量管理规范：应至少包括以下四

个方面：①建立各环节的标准操作规程；②建立肠外营养、危害药品等药物的混合调配标准操作规程；③建立药品、耗材质量管理制度；④建立 PIVAS 净化设施与设备维护、保养、洁净级别监测的质量管理制度。

（2）建立质量管理小组，并明确职责。建立 PIVAS 质量管理组织，制订各级职责，实行组长负责制，明确各组长职责，实行阶梯式管理，权责明确，避免 PIVAS 管理者因承担的管理任务过多过杂导致管理混乱的现象。同时，积极鼓励、引导员工正确利用质量管理工具，参与到 PIVAS 全面质量管理工作中去，实现全员参与质量管理。

（3）建立考核标准，持续改进。建立质量管理考核标准和绩效考核标准。将管理工作进一步细化和标准化，有效防止管理中的疏漏，有利于工作质量的控制和提升。对于质量管理中出现的问题，每月及时总结、反馈，使 PIVAS 质量管理体系持续改进。

852. 制度在 PIVAS 质量管理中有何意义？

制度，是组织管理过程中借以约束全体组织成员的行为，确定办事的相关规定，是组织中基本制度、工作程序、条例、守则、规程、标准、办法等的总称。好的制度可以用来更好的管理员工，管理工作标准，提高工作效率，从而起到 PIVAS 质量管理的依托作用。

853. PIVAS 制度分为哪几类？

（1）PIVAS 基本制度：在 PIVAS 制度规范中规定组成和组织方式，决定科室性质；

（2）PIVAS 管理制度：对科室管理的基本方面规定活动框架，调节集体协作行为；

（3）PIVAS 技术规范：涉及某些技术标准、技术规程的规定；

（4）PIVAS 业务规范：针对业务活动过程中那些大量存在、反复出现的事，所制订的作业处理规定；

（5）PIVAS 个人行为规范：所有对个人行为起制约作用的行为规范的统称，是科室组织中最具基础性的制度规范。

854. 制度的特点有哪些？

（1）权威性；

（2）系统性；

（3）科学性；

（4）无差别性：是指不对具体情况和具体人分别对待，在规范约束范围内一致对待，没有变通的余地；

（5）强制性；

（6）稳定性：是指其在一定时期内必须具有相对的确定性，不能朝令夕改，使人们无所适从。

855. 制订制度的基本要求是什么?

（1）从实际出发，从科室的规模、技术特性及管理沟通的需要等方面考虑，保证制度规范具有可行性、适用性；

（2）制度规范要完整，因为科室的管理制度是一个体系，制度内容要求全面、系统、配套；

（3）合情合理，一方面要体现制度严谨、公正、高度的制约性、严肃性，同时要考虑人性的特点，避免不近情、不合理等情况出现。

856. 制度是如何制订的?

（1）制度的制订者。

（2）制度的制订程序：①提出：是根据管理工作的需要，提出制度制订要求；②讨论：要广泛征求相关各方面的看法和意见，集思广益，充分讨论；③试行：其目的是在实践中进一步检验和完善，使之成熟化、合理化；④正式执行：是指制度经过一段时间的试行、完善后，即可稳定下来，形成正式的具有法律效果的制度文本。

857. 制度如何进行调整?

制度的不断修改和制订是一个调整完善的过程。

（1）规范基本工作；

（2）抓住典型案例，从案例中总结经验教训；

（3）持续分类、归纳、总结，举一反三，搭建框架；

（4）修改、填充、完善、审核。

858. 制度制订应理清的观点有哪些?

制度建设不能流于形式，应从需要出发，必要的制度一个不能少，不必要的制度一个也不可要，否则会扰乱组织的正常活动。

（1）制度有其严肃性，也有其灵活性，制度建设过程中不仅要维持它的严肃性，但又不能呆板、流于形式；

（2）制度贵在有人检查，有人验证，其目的并不是等出了问题惩罚，而是要防患于未然；

（3）制度约束最多的往往是管理人员。

859. 在制度管理中常见的误区有哪些?

（1）部分人员认为起草制度、修订制度是制度主管的事,不主动去研究制度,完善制度;

（2）部分管理者认为工作任务紧没时间搞制度;

（3）员工不愿意被审核,被考试;

（4）部分人员觉得制度很重要,但是自己的想法、好的经验及做法又没有很好地形成制度、程序或规范;

（5）管理者不会对员工提出很好地要求,不会找管理或事情的控制点,而是一味强调结果的重要性,流程设计不好,干部员工相互不理解,产生怨气;

（6）部分人员认为制度建设在务虚,文件、记录太繁琐。

860. 在制度管理中应注意哪些问题?

（1）在劳动分工的基础上,明确规定每个岗位的权利和责任,并且把这些权利和责任作为明确规范而制度化;

（2）按照各层次不同职位权力的大小,确定其在组织中的地位,从而形成一个有序的指挥链,并以制度的形式固定下来;

（3）以文字形式规定职位特性以及该职位对人应有素质、能力等的要求;

（4）管理人员在实施管理时应注意三点:①根据因事设岗的原则,每个管理人员只负责特定的工作;②每个管理者均拥有执行自己职能所必要的权利;③管理人员所拥有的权利要受到严格限制,要服从有关规章和制度的规定。

861. PIVAS 应当建立哪些标准操作规程?

根据《静脉用药集中调配质量管理规范》和《静脉用药集中调配操作规程》,结合各医疗机构实际工作,PIVAS 应基本建立以下标准操作规程:

（1）静脉用药调配中心（室）工作规程;

（2）审核处方或用药医嘱操作规程;

（3）打印输液标签操作规程;

（4）贴签核对摆药操作规程;

（5）混合调配操作规程;

（6）成品输液的核对、包装与运送操作规程;

（7）清场、清洁、消毒操作规程;

（8）药品管理规程；

（9）耗材物料领用规程；

（10）肠外营养液混合调配操作规程；

（11）危害药品混合调配操作规程；

（12）PIVAS 感染控制操作规程。

862. PIVAS 质量控制体系应具备哪些特点？

PIVAS 质量控制体系应具备以下特点：

（1）适应性：PIVAS 质量控制体系应适应 PIVAS 高风险、高强度、高责任心和集约化、流程化管理的特点；

（2）全面性：PIVAS 质量控制体系应从人员、环境、设备、操作等方面涉及 PIVAS 工作的各个环节，确保全面质量控制；

（3）预防性：PIVAS 质量控制应以主动预防质量风险为原则；

（4）持续改进性：PIVAS 质量控制体系应处于动态调控状态，PIVAS 质量控制组织应根据实际工作中的问题定期进行管理评审，以改进质量控制体系。

863. 常用的管理工具有哪些？

常用的管理工具主要有：根本原因分析、质量控制、质量保证、全面质量管理、品质管理、准时化生产、5S 管理、标杆学习和行动学习等。各医院 PIVAS 可根据实际情况选择相适应的品质管理工具对存在的问题进行持续改进。

864. 什么是 PIVAS 全面质量管理？

PIVAS 全面质量管理（TQM）是以保障成品输液质量为核心，以 PIVAS 为整体，以全员参与为基础，建立起一套科学、严密、高效的质量管理体系，以提供满足临床和患者安全合理用药需要的成品输液和药学服务的全部活动。

865. PIVAS 全面质量管理包括哪些方面？

PIVAS 全面质量管理实行多种多样的质量管理方法，包括人员管理、制度管理、流程管理、设备及卫生管理、目视管理、定置管理、时间管理、药品管理、耗材管理、安全管理、信息管理、服务质量管理等。PIVAS 以质量保证（QA）、质量控制（QC）、根本原因分析（RCA）、行动学习（AL）等质量管理方法，保证质量不下滑；以 5S 管理、准时化生产、标杆学习、流程再造、品管圈等质量管理方法，促使质量不断提升；用品质管理圈（QCC）理念与方法有效地调动所有工作人员的积极性和创造性。

866. 什么是目视管理?

目视管理是利用形象直观、色彩适宜的各种视觉信息,来组织现场生产活动,达到提高劳动生产率的一种管理手段,也是一种利用视觉来进行管理的科学方法。

867. 什么是定置管理?

定置管理是对生产现场中的人、物、场所三者之间的关系进行科学地分析研究,使之达到最佳结合状态的一门科学管理方法。

868. 什么是时间管理?

时间管理是指用最短的时间或在预定的时间内,把事情做好并注意他们用最好、最经济的方法去做——既要"做正确的事",又要"正确地做事"。

869. 什么是安全管理?

安全管理是管理科学的一个重要分支,它是为实现安全目标而进行的有关决策、计划、组织和控制等方面的活动;主要运用现代安全管理原理、方法和手段,分析和研究各种不安全因素,从技术上、组织上和管理上采取有力的措施,解决和消除各种不安全因素,防止事故的发生。

870. 什么是走动管理?

管理者利用时间经常到各个工作场所(工作环节)走动,以发现更直接的工作问题,并及时了解员工的工作困境。

871. 什么是信息管理?

信息管理是为了有效地开发和利用信息资源,以现代信息技术为手段,对信息资源进行计划、组织、领导和控制的社会活动。

872. 什么是基于缺陷的质量管理?

通过监测指标和监测平台,将结果进行横向比较、纵向比较、基准值比较,通过数据分析,找出根本原因、共同原因、特殊原因,进行干预措施和流程改进,以达到持续质量改进。

873. 什么是5S 管理?

5S 起源于日本,是指在生产现场对人员、机器、材料、方法等生产要素进行有效管理，这是日本企业独特的一种管理办法。5S 是整理（Seiri）、整顿（Seiton）、清扫（Seisou）、清洁（Seiketsu）和素养（Shitsuke）这 5 个词的缩写。部分单位也有 6S 的提法，即在 5S 的基础上增加了安全（Safety）要素。通过此项活动的开展能够塑造 PIVAS 良好的团队形象，提高工作效率，加强安全意识，减少安全隐患，保障工作品质，改善员工精神面貌，形成良好的团队文化。

874. 什么是品管圈？

品质管理圈（quality control circle，QCC）简称品管圈，是由石川馨博士在质量管理大师戴明、裘兰等品管思想的基础上创建的，是指由同一部门工作性质相近的人员（5~12 人）自发地组成小组进行品质管理活动，小组成员在自我启发、相互启发的原则下，积极主动地应用品管各种统计手法、工具，以全员参与的方式对自己工作场所的质量管理品项进行分析，并有效地解决存在的问题，以达到提升工作绩效，不断对自己的工作现场进行维持与改善的活动。需特别强调的是，组圈人员必须是基层人员，中层及以上干部不得参加。

875. 品管圈活动分为哪几种？

品管圈活动分为两种：
（1）问题解决型：是指有效运用 QCC 的想法与 QCC 的手法，按照解决问题的步骤，合理、科学而有效地解决问题的方法。
（2）课题达成型：是指运用全新的思维和创新的方法开展新业务、突破现状以及创造魅力品质，实现预期目标课题的方法。

876. 问题解决型品管圈活动有哪些基本步骤？

问题解决型品管圈的十个步骤为：主题选定、计划拟定、现状把握、目标设定、解析、对策拟定、对策实施及检讨、效果确认、标准化、检讨与改进。

877. 品管圈如何运用于 PIVAS 的质量提升？

品管圈可以用于不断发现和解决 PIVAS 的内部问题，完善规章制度及流程，改善工作质量，提高工作效率，降低差错率，有效地提升员工自我管理意识和管理制度的执行力，有利于药学服务品质的持续改进。

把品管圈应用于 PIVAS 的质量管理与持续改进的一般思路为：①组织员工自动组圈；②运用头脑风暴提出问题；③通过评价法评选出改善主题；④依据 PDCA 循环的十大步骤开展活动。

具有明显应用空间的改善主题主要有：优化 PIVAS 工作流程、提高医嘱审核合格率、降低 PIVAS 内部差错率、控制（降低）PIVAS 耗材的用量、提高 PIVAS 工作人员手消毒的依从性、缩短静脉用药配送时间、降低 PIVAS 药品破损率、提高 PIVAS 药品账物相符率等。

878. 如何实现 PIVAS 质量控制的 PDCA 循环？

PDCA 循环又叫戴明环，是美国质量管理专家戴明博士提出的，它是全面质量管理所应遵循的科学程序。全面质量管理活动的全部过程，就是质量计划的制订和组织实现的过程，这个过程就是按照 PDCA 循环。PDCA 构成要素包括：P 计划（Plan）、D 执行（Do）、C 确认（Check）及 A 处置（Action）。PDCA 循环管理的核心理念是通过激发个人潜能，发挥员工参与管理的积极性和主动性，不断发现问题、分析问题、解决问题（实践）、反馈总结的过程，循环滚动，阶梯状向更高目标前进，形成自下而上的质量改进机制。

PIVAS 可以采用三级质控组织形式：一级为 PIVAS 内部，二级为药学部门，三级为医院药事管理组织，制订各级质控组织的岗位职责，开展相应的质控活动。

879. 如何使用统计工具对存在的问题进行持续改进？

在 PIVAS 质量管理中，可根据实际需要运用合理的统计工具，找出各控制指标波动规律，将波动控制在合理范围内，消除异常影响因素，提高质量管理效率。常用统计工具主要有调查表、检查表、鱼骨图、流程图、甘特图、排列图、散点图、趋势图、因果图、直方图、控制图等。其一般应用方法为：

（1）首先运用调查表、分层法、排列图等对存在问题进行数据收集、数据项目的设立、查找问题的分布情况、找出主要因素；

（2）运用因果图、散布图、直方图、控制图等理清思路后，寻找原因，找出相关因素之间的关系，查看问题的分布情况，发现问题的异常情况进行解决；

（3）问题解决后运用控制图进行稳定性的检查。在一定的时间内，观察问题解决后的效果是否明显和能否持续保持。一定要贯彻落实"查出异因，采取措施，保证消除，不再出现，纳入标准"的管理原则，尽快消除异常因素，使它不再出现，从而起到预防的作用。质量管理工具的应用周而复始地贯穿于质量管理全过程，推动质量管理持续提升，质量持续改进。

880. 提升医疗质量两大要素是什么？

（1）寻找机会进行改善和调整。改善质量，不仅需提高工作人员个人能力，还要改善工作系统，减少危险情况，减低过失出现的几率；

（2）观察是否有成效。

881. 什么是月度工作报告制度？

月度工作报告制度即是 PIVAS 质量管理负责人每月根据实际工作状况，从日常业务与管理，工作计划与组织，人员培训与发展，团队建设，综合部分等方面详细对组织质量管理、运行情况进行总结记录并上报给上一级质量管理组织的制度。通过建立 PIVAS 月度工作报告制度便于提高质量管理的水平，促进质量管理的常态化、制度化。

882. 科室质控是否需要每月一次？

是。PIVAS 应建立相关的质量管理组织，制订质量管理规范以及技术操作规程，并定期组织监督检查，分析检查结果，提出改进措施。PIVAS 质量管理组织应由 PIVAS 负责人担任组长，每月至少召开一次例会，若有突发事件可以随时召开，讨论研究 PTVAS 工作质量情况，进行工作质量评析、差错事故分析、讨论解决存在问题并做好记录。

883. PIVAS 质量控制检查如何在绩效考核中体现？

将绩效考核内容细化到每一个工作环节，制订绩效考核标准，使其内容紧密围绕 PIVAS 质量控制，从而实现员工从"被动管理"向"主动管理"的过渡，通过绩效把控质量。科室可根据质量控制体系制订员工月考核表，对于工作中出现的差错予以扣分，弥补错误、提出合理化建议等予以加分，责任到人。每月将考核结果公示警示员工本月中存在的问题，个人年度绩效以当年月平均考核结果为依据。

第二节　PIVAS 关键工作环节关键质控点

884. PIVAS 关键工作环节关键质控点是什么？

PIVAS 关键工作环节关键质控点见表 22-1。

表 22-1　PIVAS 关键环节关键质控点

质控项目	质控关键点	管理方法
审方	不合理处方	基于缺陷的质量管理
摆药	预摆药	安全管理
贴签核对	秩序	定置管理

质控项目	质控关键点	管理方法
混合调配	流程	目视管理
输液成品包装	现场把控	走动管理
运送	及时用药	时间管理

885. 什么是关键点?

在工作活动中,受限制的因素对工作目标的实现具有明显的影响因素或是最能体现计划是否得以有效实施的因素。关键点的建立是为了使关键工作和事务得到正确的管理。关键质控点主要指在工作活动中受限制的因素,或对工作目标的实现具有明显的影响因素,或是最能体现计划是否得以有效实施的因素。

886. 为什么要关注关键点?

关注关键质控点、关键工序和事物通过质控点,不但有利于发现问题、解决问题,还可使质控有效率,改善质控效果,来实现正确的管理。

887. 科室质量与安全管理小组自查工作如何安排?

科室质量与安全管理小组自查工作安排见表22-2。

表22-2　科室质量与安全管理小组自查工作安排表

月份	自查项目	月份	自查项目
1月	审方环节 摆药环节 贴签核对环节 调配环节	7月	审方环节 摆药环节 贴签核对环节 调配环节
2月	复核包装环节 运送环节 清场清洁消毒环节 表格文书登记	8月	复核包装环节 运送环节 清场清洁消毒环节 表格文书登记

续表

月份	自查项目	月份	自查项目
3 月	耗材管理 院感管理 设备设施维修保养 安全管理（应急预案）	9 月	耗材管理 院感管理 设备设施维修保养 安全管理（应急预案）
4 月	审方环节 摆药环节 贴签核对环节 调配环节	10 月	审方环节 摆药环节 贴签核对环节 调配环节
5 月	复核包装环节 运送环节 清场清洁消毒环节 表格文书登记	11 月	复核包装环节 运送环节 清场清洁消毒环节 表格文书登记
6 月	耗材管理 院感管理 设备设施维修保养 安全管理（应急预案）	12 月	耗材管理 院感管理 设备设施维修保养 安全管理（应急预案）

888. PIVAS 需要设定哪些质量评价指标？

PIVAS 质量评价指标见表 22-3。

表 22-3　PIVAS 质量评价指标

项目	监测指标	计算公式	目标值	指标解读
结构性 指标 （必做）	医嘱审核 正确率	医嘱审核正确率 = 单位时间内正确审核医嘱张数/单位时间内审核医嘱总张数 注：按照《药品说明书》《处方管理办法》《医疗机构药事管理规定》《抗菌药物临床应用管理办法》《抗菌药物临床应用指导原则》《静脉用药集中调配操作规程》中审核处方或用药医嘱操作规程的要求正确审核医嘱视为"医嘱审核正确"。	100%	无漏、未审核出的医嘱

续表

项目	监测指标	计算公式	目标值	指标解读
结构性指标（必做）	输液标签打印正确率	输液标签打印正确率＝单位时间内正确打印输液标签条数/单位时间内输液标签打印总条数 注：按照《静脉用药集中调配操作规程》中打印标签与标签管理操作规程的要求正确打印视为"输液标签打印正确"。	100%	无漏、缺、错打的输液标签
	分配输液顺序正确率	分配输液顺序正确率＝单位时间内正确输液批次分配张数/单位时间内输液批次分配总张数 注：按照本院 PIVAS 输液批次分配基本原则规定正确分配视为"输液批次分配正确"。	100%	无批次、频次分配错误
	摆药正确率	摆药正确率＝单位时间内正确摆药袋数/单位时间内摆药总袋数 注：按照《静脉用药集中调配操作规程》中摆药操作规程的要求正确摆药视为"摆药正确"。	100%	无漏、多、少、错摆药品
	贴签核对正确率	贴签核对正确率＝单位时间内正确贴签核对袋数/单位时间内贴签核对总袋数 注：按照《静脉用药集中调配操作规程》中贴签核对操作规程的要求正确核对视为"贴签核对正确"。	100%	无漏、错贴大输液
	混合调配正确率	混合调配正确率＝单位时间内正确混合调配袋数/单位时间内混合调配总袋数 注：按照《静脉用药集中调配操作规程》中静脉用药混合调配操作规程的要求正确混合调配视为"混合调配正确"。	100%	无用药剂量多、少、错调配药品

续表

项目	监测指标	计算公式	目标值	指标解读
结构性 指标 （必做）	复核包装 正确率	复核包装正确率＝单位时间正确复核包装例数/单位时间内复核包装总袋数 注：按照《静脉用药集中调配操作规程》中成品输液的核对、包装与发放操作规程的要求正确核对包装视为"复核包装正确"。	100%	无数量错误、混科
结果性 指标 （必做）	各临床科室接收相符率	各临床科室接收相符率＝单位时间各临床科室接收相符例数/单位时间内各临床科室接收总袋数	100%	无数量、混科、调配错误
	临床满意度	根据《PIVAS 临床满意度调查表》内容，每月进行临床调研。	98%	

备注：1. 单位时间指 1 个月；2. 各项过程性指标均为单项否决，即检查中发现一处不合格即为不合格；3. 抽样时间不应过于集中，应在 1 个月中均匀分布，即每周进行监测；4. 科室可根据实际工作情况增加专科指标。

889. 不合理处方类型有哪几类？

根据《静脉用药集中调配质量管理规范》《处方管理办法》等规范要求，将不合理处方分为以下 3 类：

（1）不规范处方：①单张处方超过五种药品的；②操作失误，如：10% Kcl 用量 10ml 录入为 0.1ml；

（2）不适宜处方：①溶媒不合适，如：甘草酸二胺（甘利欣）溶媒只能用 10% 葡萄糖注射液；②配伍禁忌，如：维生素 C 与胰岛素；③用法用量，如：q8h 应录入为 8am、4pm、12n，错误录为 10am、6pm、2am；

（3）超常处方：①无正当理由超说明书用药的；②无正当理由为同一患者同时开具 2 种以上药理作用相同药物的。

890. 什么是不合理处方前馈？

临床医师将医嘱通过 HIS 系统发送至 PIVAS，PIVAS 在网络上审核，并将不合理处方反馈临床。网络未计费，且不会产生退药。

891. 什么是不合理处方后馈？

临床医师将医嘱通过 HIS 系统发送至 PIVAS，PIVAS 接收医嘱（计费），在药品调配过程中连续性审核，并将不合理处方反馈临床，临床医师修改，并产生退药。

892. 如何利用定置管理对贴签核对环节进行质控？

贴签核对前，利用定置管理规范核对环境秩序、人员秩序、物品秩序，见图 22-1。

（1）环境秩序：根据药品所用溶媒特点，合理安排各核对区域。

（2）人员秩序：根据调配模式与调配工作量，合理分配各工作人员的贴签核对任务。

（3）物品秩序：贴签核对前准备所需用物。

1）核对桌应与液体架呈"T"型摆放；

2）治疗车上规范铺好治疗巾；

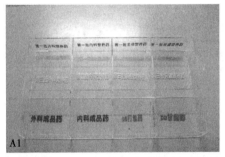
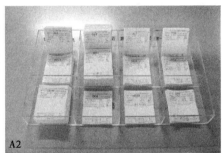

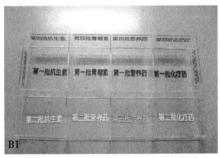
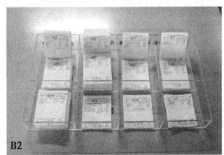

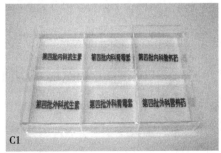
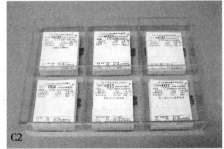

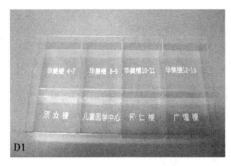
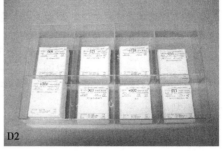

图 22-1　按批次、按品种各标签格

3）核对用筐固定位置摆放，不同颜色的筐子代表不同的输液批次；

4）贴签核对所用输液标签放置在相应标签格内。

贴签核对中，按品种进行粗分细核，利用定置管理放置各药品位置，标签复纸与用量少的液体定位放置，保持核对桌面整洁，保证核对秩序，见图 22-2。

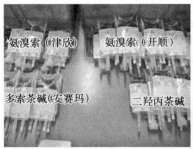
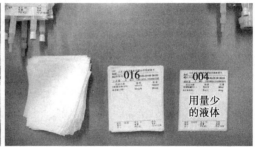

图 22-2　贴标签核对

贴签核对后，将核对好的待调配液体推至调配间内，按照各调配间内操作台上的调配任务置于相对应的位置，见图 22-3。

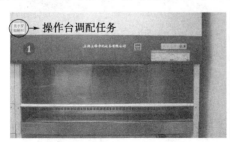
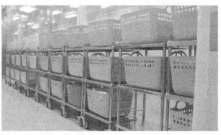

图 22-3　待调配液体位置摆放

893. 目视管理在混合调配流程中如何发挥其作用?

（1）利用标识牌标明各操作台调配任务，见图 22-4，使调配人员做到心中有数合理地安排时间，避免时紧时松、前紧后松、前松后紧。

（2）将待调配液体药品按操作台上调配任务置于相对应的位置，见图 22-4，规范调配间物品秩序。

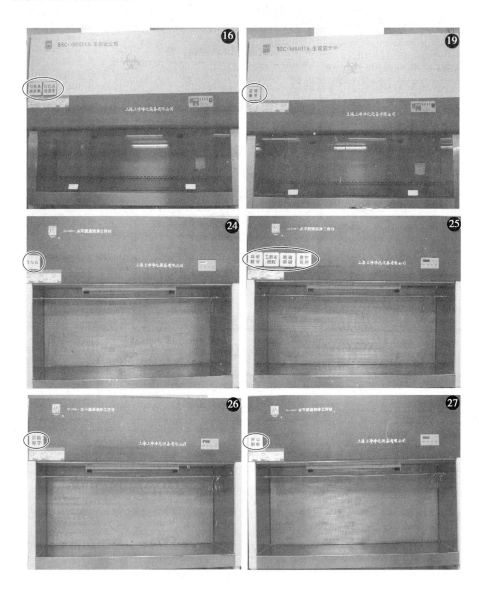

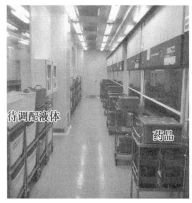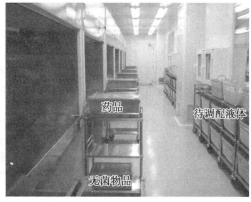

图 22-4 规范调配间物品秩序

（3）混合调配完毕的成品输液利用不同颜色区分放置各批次用药。

（4）利用目视标识提示工作人员需调配的贵重药品，询问病房后再配；需调配的危害药品，病房通知药敏试验为阴性后再配，避免因更改医嘱造成浪费。

（5）待处理问题汇总标识，见图 22-5，集中放置混合调配中发现的问题，有专人统一处理，规范调配间人员秩序。

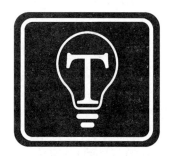

图 22-5 待处理问题
汇总标识

894. 设置"一对一辅助岗位"对 PIVAS 质控有哪些好处？

通过走动管理发现工作流程中调配人员与复核包装人员僵化分开的缺陷，从而设置一对一辅助岗位，其好处有：

（1）人力资源进行重组，现场 5 次核对；

（2）将平行作业、顺序作业改为交叉作业，可不必等待上道工序全部完成，上下工序交叉进行，两者结合扬长避短；

（3）细化工作流程，保证无菌操作；

（4）防止转移性污染，加强职业防护；

（5）实现集中摆药，可以药品共享，从而减少药品损耗；

（6）药师进入现场，促进审方工作。

895. PIVAS 运送交接如何质控？

发药、接收、返回形成一个闭环环节：

（1）PIVAS 人员与送药人员交接：利用不同颜色表格代表不同批次，色标管理一目了然，节约时间；交代送药注意事项、登记姓名及时间。

（2）送药人员与临床交接：每个科室交接 5 分钟左右，发现问题 30 分钟反馈；登记姓名及时间。

（3）送药人员与 PIVAS 人员交接：及时反馈运送过程中出现的问题，并登记姓名及返回时间。

896. PIVAS 的差错有哪些？

（1）按照 PIVAS 差错发生的范围可分为内差、外差；

（2）按照工作流程可分为审方差错、摆药差错、贴签核对差错、混合调配差错、复核包装差错等。

897. 如何做好 PIVAS 的差错管理？

（1）建立健全 PIVAS 管理规章制度及质量管理细则；

（2）建立质量管理组织或质量控制小组，定期监督检查，发现问题及时召开质量分析会议，找出问题原因，及时整改，使工作真正落到实处；

（3）不断完善信息系统，持续优化工作流程，实行多环节连续复核，落实责任制；

（4）加强专业技术人员培训，强化岗位技术能力；

（5）借助智能系统（智能差错管理系统、智能摆药机、机器人、物流信息系统等）及质量管理工具（品管圈、6-σ 等工具），使 PIVAS 工作更加科学化、规范化；

（6）制订规范的差错上报制度，严格执行；

（7）建立科学合理的问责机制，实施奖罚制度；

（8）善用激励方法，提高上报差错的积极性，减轻员工的身心压力，不要让员工背上包袱。

898. PIVAS 实现安全应用静脉药物治疗应重点控制哪些环节？

（1）药品贮存与养护；

（2）洁净环境与设备设施；

（3）医嘱审核与干预；

（4）调配无菌操作与双人核对；

（5）成品输液运送及时与安全；

（6）临床用药监控；

（7）全程的质控。

899. 在工作量增加，人员易疲劳的情况下，PIVAS 为减少差错可采取哪些措施？

（1）加强 PIVAS 人员医德教育，提高全体人员的修养，增强责任心，强化为患者的服务意识；

（2）加强业务学习和培训，努力提高专业技术人员的技术水平；

（3）进一步优化 PIVAS 工作流程，改善工作条件，提高人员待遇；

（4）有条件的情况下，加强信息化、自动化建设；

（5）建立差错登记，持续监督、检查制度，及时召开质量分析会议，进行差错分析，总结经验，改善不足；

（6）建立科学合理的奖罚制度，激励 PIVAS 人员的工作热情；

（7）定期组织 PIVAS 开展户外运动（爬山、拓展训练），减轻压力，加强团队精神。

第二十三章

PIVAS 医院感染的预防与控制基础知识问答

第一节　PIVAS 感染与控制工作概述

900. 什么是标准预防?

标准预防是基于患者的血液、体液、分泌物（不包括汗液）、非完整皮肤和黏膜均可能含有感染性因子的原则，针对医院所有患者和医务人员采取的一组预防感染措施。

901. 科室感染管理小组由谁直接领导?

由医院感染管理委员会、医院感染管理科直接领导。

902. PIVAS 医院感染预防与控制的要点有哪些?

（1）环境的清洁、消毒与监控；
（2）医务人员手卫生；
（3）无菌操作；
（4）职业暴露与防护；
（5）医疗废物的管理。

903. PIVAS 的医院感染管理应达到什么要求?

（1）制订卫生管理制度、清洁消毒程序。各功能室内存放的物品应当与其工作性质相符合。
（2）洁净区应当每天清洁消毒，其清洁卫生工具不得与其他功能室混用。清洁工具的洗涤方法和存放地点应当有明确规定。消毒剂应当定期轮换。
（3）应当定时监测洁净区空气中的菌落数，并有记录。进入洁净区的人员数应当严格控制。

（4）应当重视检查和定期更换空气过滤器（初、中、高效）。

（5）有良好的供排水系统，水池应当干净无异味，其周边环境应当干净、整洁。

（6）重视个人卫生，进入洁净区的操作人员不应化妆和佩戴饰物，应当按照规定和程序进行更衣。

（7）根据《医疗废弃物管理条例》制订废弃物处理管理制度，按废弃物的性质分类收集，由医疗机构统一处理。

904. PIVAS 感染控制人员的职责是什么？

（1）严格执行消毒、灭菌、隔离、无菌操作技术和规程及医院感染管理各项规章制度。

（2）掌握抗菌药物临床合理应用原则，做到合理、安全、经济适用。提供临床药学的知识指导治疗。

（3）掌握职业暴露防护知识和技能；正确进行各项技术操作，预防锐器伤，做好职业暴露的规范处理。

（4）积极参加医院感染相关法律法规、医院感染管理相关工作规范和标准、医院感染管理专业知识培训，考试与考核，并在实际工作中运用。

（5）熟练掌握无菌操作技术，自觉遵守《医务人员手卫生规范》，认真执行消毒隔离技术。

（6）规范处置医疗废物。

（7）负责定期对 PIVAS 人员进行院感知识培训。

905. PIVAS 院感预防与控制自查表的项目包括什么？

（1）医院感染管理内容落实情况；

（2）医院感染监测的实施情况；

（3）无菌技术、操作、消毒灭菌管理是否规范；

（4）手卫生与职业防护工作；

（5）医疗废物的管理。

906. PIVAS 感染控制工作的计划与培训内容有哪些？

（1）PIVAS 负责感染控制工作的人员需作出每年的计划。

（2）PIVAS 对新上岗人员、进修生、实习生必须接受医院感染知识的岗前规范化培训，时间不少于 3 学时，考核合格后方可上岗。PIVAS 工作人员除了参加本科室的培训还要参加预防、控制医院感染相关知识的继续教育课程和学术交流活动，PIVAS 感染管理专职人员每年不少于 15 学时，其他管理人员每年不少于 6 学时。

（3）PIVAS 对工勤人员也应做到定期培训，合格后方可上岗。

907. PIVAS 应多长时间对全科的感染管理工作进行一次综合质量考核？

按照等级医院评审相关工作要求，应一个月对全科的感染管理工作进行一次综合质量考核。

908. PIVAS 是洁净空间，为何还需进行医院感染控制管理？

医院是各类患者聚集的场所，其环境易受各种病原微生物的污染，从而会增加医院感染的机会。如某些建筑布局不合理、卫生设施不良、污物处理不当等会增加医院空气中病原微生物浓度，医院的设备、器械等受污染后适合病原体的生长繁殖和变异。而且居留愈久的病原体，其耐药、变异，病原微生物的毒力和侵袭性愈强，常成为医院感染的共同来源或持续存在的流行菌株。在此环境中，PIVAS 即使是洁净空间，也应进行医院感染控制管理。

909. PIVAS 混合调配药品时常用的防护设备有哪些？

管理者要充分认识到职业暴露的危害性，创造安全健康的工作环境、完善的检测系统、医疗设备和职业防护措施，为工作人员提供全方位的安全保障。

（1）建立静脉用药调配中心。根据药物特性，建立符合国际标准的操作环境，并配备经过严格培训的药学及护理人员。严格按照操作程序调配全静脉营养液、危害药品及抗生素等药品，以保证临床用药的安全性和合理性，减少药物对护士的伤害。

（2）防护设备及用品

1）常用的防护设备、设施，如生物安全柜；

2）防水围裙、洁净隔离服，一般用品，如手套、面罩、护目镜、防护罩及脚套等；

3）安全注射装置和符合国际标准的一次性锐器回收盒等。

910. 引起锐器伤的锐器种类及原因是什么？

（1）引起锐器伤的利器种类：

1）玻璃类：主要有玻璃药瓶、玻璃安瓿、玻璃输液瓶、玻璃器皿、玻璃试管、玻璃注射器及体温计等；

2）金属类：主要有注射器针头、输液（血）器针头、静脉输液针头、各种穿刺针、套管针、手术时使用的缝合针、手术刀片及手术剪刀等。

（2）锐器伤的原因：

1）工作人员自我防护意识淡薄；

2）工作人员技术不熟练和操作不规范；

3）意外损伤；

4）患者因素；

5）身心疲劳；

6）教育培训不够，防护用品不到位。

911. PIVAS 如何做好职业防护，防止药物的溢出和锐器损伤？

（1）进行混合调配时，应按照规定的程序操作。防止压力过大引发西林瓶爆裂而造成伤害。必要时应佩戴护目镜、双层手套、一次性洁净隔离服、口罩，使用具有安全性能的注射器。

（2）选择正确的掰开安瓿的方法，严格按照弹、消、锯、消、掰的操作程序切割安瓿。应选择在安瓿上标明的断点处用砂轮划痕，消毒后快速沿划痕施力将安瓿掰开，避免用力不均使断口不整齐。

（3）禁止徒手分离针头和针栓。

（4）禁止将使用后的针头重新套上针帽。

（5）正确、妥善处理医疗废物，避免锐器伤的发生，提高安全防护能力。医疗废弃包装物或容器应密闭防渗漏、防锐器穿透，有明显的警示标识和警示说明；使用后的调配针头应置于防漏防刺的专用利器盒中，不得随意丢弃，防止被刺伤；盛装的医疗废物不得超过包装物或容器的 3/4，并确保封口严实紧密。

912. 危害药品职业暴露风险有哪些？

（1）准备危害药品过程中可能发生的药物接触，常发生在药物稀释时的振荡过程中。由于瓶内压力过大，排气时出现药物的喷洒或针剂药瓶出现破碎而漏出药物；

（2）在注射操作过程中可能发生的药物接触，静脉注射药物前排气或注射时针头连接不紧密，导致药液外溢；

（3）在处理危害药品使用后的过程中可能发生的药物接触，用过的危害药品空瓶或剩余药物处理不当，可污染工作环境或仪器设备；

（4）直接接触化疗患者的排泄物、分泌物或其他污染物，如患者的粪便、尿液、呕吐物、唾液及汗液中均含有低浓度的危害药品，其污染被服后，如果处理不当，也可使工作人员接触到危害药品。

913. PIVAS 感染管理监控的主要内容？

在医院感染管理科的业务指导下，积极开展预防医院感染的各项检测，对检测发现的各种感染因素及时采取有效的控制措施。

（1）严格遵守空气净化装置的工作程序，确保设备运行正常。

（2）每半年进行例行巡检的基础上，每季度进行沉降菌的细菌培养，并将监测结果备案。

（3）药物混合调配人员严格按照更衣操作规程进行一次更衣、二次更衣，消除感染隐患。

（4）严格执行混合调配操作规程，仔细、认真、避免调配混乱。混合调配完毕进行彻底的清场并记录，操作程序遵照《清场工作制度》处理。

（5）混合调配后的废弃物规范分类、管理、严格交接。

（6）工作区域地面采取湿性清扫、消毒，混合调配区域在工作前半小时进行紫外线消毒30分钟并记录。

（7）根据不同的工作区域，使用专用的拖布、抹布，用后进行清洁消毒，晾干备用。

（8）非工作区保持地面整洁、干净、无臭。

914. 不同洁净级别空气尘粒、微生物的监测标准是什么？

不同洁净级别尘粒、微生物最大允许数，见表23-1。

表23-1　不同洁净级别尘粒、微生物最大允许数

洁净度级别	尘粒最大允许数		微生物最大允许数	
	≥0.5μm	≥5μm	浮游菌/m³	沉降菌/皿，0.5h
A 级（100 级）	3500	0	5	1
C 级（10000 级）	350000	2000	100	3
D 级（100 000 级）	3500000	20000	500	10

915. PIVAS 医院感染监控应多长时间进行一次？

PIVAS 医院感染监控时间表，见表23-2。

表23-2　PIVAS 医院感染监控时间表

医院感染监控项目	时间	部位	方式
空气培养	每季度	百级层流台	沉降菌检测或浮
		万级洁净区	游菌检测
		10 万级洁净区	

续表

医院感染监控项目	时间	部位	方式
物体表面附着菌检测	每季度	洁净区推车操作台面	物体表面采样
手卫生效果监测	每季度	调配人员（随机抽检）	物体表面采样
成品输液无菌性检测	每季度（有条件的 PIVAS）	成品输液（随机抽检）	

916. PIVAS 沉降菌如何监测？检测的结果判定标准是什么？

　　PIVAS 洁净区沉降菌监测采用方法为沉降法，即通过自然沉降原理收集在空气中的生物粒子于培养基平皿，经若干时间，在适宜的条件下让其繁殖到可见的菌落进行计数，以平板培养皿中的菌落数来判定洁净环境内的活微生物数，并以此来评定洁净室（区）的洁净度。

　　沉降菌监测可分为静态监测、动态监测两种。静态是指洁净室（区）在生产操作全部结束，操作人员撤离现场并经过 20 分钟自净后。动态是指洁净室（区）已处于正常生产状态，设备在指定等方式下进行，并且有指定的人员按照规范操作。前者反映了净化设备的自净能力，而后者能够真实反映洁净室（区）实际运行状态下整个净化体系的洁净状况，因此建议优先进行动态沉降菌监测。

　　监测方法：测试前培养皿表面必须严格消毒。采样人员洗手、佩戴医用帽子、口罩、穿隔离衣进入调配间，将已制备好的培养皿按采样点布置图逐个放置，然后从里到外逐个打开培养皿盖，使培养基表面暴露在空气中。静态测试时，培养皿暴露时间为 30 分钟以上；动态测试时，培养皿暴露时间为 ≤4 小时。全部采样结束后，盖上平皿盖，用记号笔进行标记。将培养皿倒置于恒温培养箱中培养。采用大豆酪蛋白琼脂培养基（TSA）配制的培养皿经采样后，在 30～35℃培养箱中培养，时间≥2 天；采用沙氏培养基（SDA）配制的培养皿经采样后，在 20～25℃培养箱中培养，时间≥5 天。每批培养基应有对照试验。最后对菌落进行计数、计算平均值，结果判定。

　　参照 GB/T 16294-2010《医药工业洁净室（区）沉降菌的测试方法》及 2010 年版《药品生产质量管理规范》，洁净区微生物沉降菌监测的判定标准，见表 23-3。

表 23-3　洁净区微生物监测标准

洁净度级别	沉降菌（φ90mm）CFU/30min	沉降菌（φ90mm）CFU/4h
A 级（100 级）	1	<1
C 级（10000 级）	3	50
D 级（100 000 级）	10	100

917. 空气采样的布点方法、采样时间、采样高度有哪些规定？

（1）采样时间：采用洁净技术净化空气的房间在洁净系统自净后与从事医疗活动前采样；未采用洁净技术净化空气的房间在消毒或规定的通风换气后与从事医疗活动前采样；或怀疑与医院感染暴发有关时采样。

（2）采样方法及高度：①洁净用房可选择沉降法或浮游菌法，按照要求进行监测。浮游菌可选择六级撞击式空气采样器或其他经验证的空气采样器。监测时将采样器置于室内中央 0.8～1.5m 高度，按采样器使用说明操作，每次采样的时间不应超过 30 分钟。房间面积 >10m² 者，每增加 10m² 增设一个采样点。②未采用洁净技术净化的房间采用沉降法：室内面积 ≤30m²，设内中外对角线三点，内、外点应距墙壁 1m 处，室内面积 >30m²，设四角及中央五点，四角的布点位置应距墙壁 1m 处。将普通营养琼脂平皿（φ 90mm）放置各采样点，采样高度距地面 0.8～1.5m。采样时将平皿盖打开，扣放于平皿旁，暴露规定时间后盖上平皿盖及时送检。

918. 空气微粒监测方法是什么？

空气微粒是环境监测不可或缺的一个重要部分，它的结果直接反映环境质量。它既可以反映整个指定空间空气微粒含量，也可以通过微粒计数器扫描整个高效过滤器表面和边框进行完整测试。空气微粒监测使用的仪器是微粒计数器，具有一个探测器，空气中穿过一束激光，当微粒通过光束，它们会散射激光。此时，散射光会聚焦于光电探测仪，光信号转换成电信号，通过微处理器即可对每个尺寸的微粒进行电脉冲计数，从而得出探测的空间中微粒含量。测试程序如下：

（1）微粒计数器的具体操作可以参阅其自带的使用说明手册；

（2）将微粒计数器及取样位置图（放置于塑料套内）带至取样点；

（3）准备好微粒计数器，用无纤维抹布浸润过的乙醇来抹拭干净，并将进气口的盖子去掉；

（4）打开电源，每个位置测量 0.5～5μm 的微粒，采样时间、日期、警报点（微粒尺寸极限）及延迟时间均应预先设置于仪器内；

（5）保持取样器尽量靠近关键工作区域，非单向流时，口应朝上，单向流时，则应对准气流方向。在离地 0.8m 处取样，测试者站在取样点下风处；

（6）每个取样点取样 5 次，测试结果有超标的，应重新进行测试；

（7）在一些特殊情况下应进行特别测试，如：新的洁净区、改建和维修洁净区或超净工作台，有可能影响空气供给质量，应在每个影响的点进行取样。

919. 如何减少 PIVAS 洁净区的产尘量？

（1）严格着装要求。进入调配间的人员必须严格遵守更衣程序。按规定除尘、换鞋、洗手、手消毒、戴口罩和帽子、穿洁净隔离服、戴无菌无粉乳胶手套；

（2）控制人员进出。空气中的微粒与调配间内人流、物流活动程度密切相关且成正比例关系，在无菌操作过程中产生的微粒大多数来源于人，不同状态下所散落的微粒数量也有明显区别，因此调配间不允许参观人员进入，调配人员进入调配间后尽量一次性进入完成所调配的工作，避免不必要的走动和频繁进出；

（3）加强物流管理。调配间所需药品和物料必须经拆去外包装后方可进入，已排好的药品须经传递窗（门）送入，传出成品也需通过传递窗（门），传出和传入避免开放窗口，室内和台面物品存放数量尽量控制在最小范围；

（4）做好卫生清洁。①按原卫生部《静脉用药集中调配质量管理规范》中的卫生与消毒基本要求执行；②制订卫生管理制度、清洁消毒程序，各功能室内存放的物品应当与其工作性质相符合；③洁净区应当每天清洁消毒，其清洁卫生工具不得与其他功能室混用。洁净工具的洗涤方法和存放地点应当有明确的规定。选用的消毒剂应定期轮换，不会对设备、药品、成品输液和环境产生腐蚀或污染；④重视个人清洁卫生，进入洁净区的操作人员不应化妆和佩戴饰物；⑤洁净区应当定期更换空气过滤器；⑥制订废弃物处理管理制度，按废弃物性质分类收集，必须每天及时清理。

920. PIVAS 调配人员与调配间面积的最适宜比例是多少？

为了最大限度减少微粒的产生又能保证工作的正常开展，建设静脉用药调配中心，首先设计上要满足医疗机构的治疗需要，房屋面积的大小主要取决于患者就诊治疗量和住院床位数，房屋使用性质的设计取决于治疗患者所用的药物及特点，人员设置按调配量需求配备。根据实际调配量和医院实际情况，1000 张左右床位的医院，门诊 PIVAS 面积 100～200m^2，住院部 PIVAS 面积 400～500m^2。

921. PIVAS医务人员手卫生制度有哪些?

（1）洗手时必须使用流动水设施洗手，使用洗手液、一次性干手纸。必须配备非手触式水龙头（如感应式或脚踏式水龙头）。

（2）洗手池边备"洗手示意图"，严格按照流程洗手。

（3）手部有可见污染物时，应用洗手液和流动水洗手。

（4）当手部没有可见污染物时，宜使用速干手消毒剂消毒双手。

（5）下列情况应进行洗手与卫生手消毒：①穿脱隔离衣前后，摘手套后；②进行无菌操作、接触清洁、无菌物品之前；③处理药物前。

（6）医务人员不得戴假指甲、戒指等饰物，要保持指甲和指甲周围组织的清洁。

（7）手卫生合格标准：卫生手消毒，监测的细菌菌落总数$\leq 10CFU/cm^2$；

（8）科室医务人员手卫生执行情况按照提高手卫生依从性管理规定执行。

922. PIVAS工作人员在患呼吸道疾病时，是否可以继续从事输液调配工作?

工作人员有疾病或割伤，尤其是患有消化系统或呼吸系统疾病时，应停止从事输液调配，立即通知上级领导，进行相应调整。

第二节　PIVAS清洁消毒灭菌

923. 常用的消毒灭菌方法有哪些?

常用的消毒灭菌方法有两大类：物理消毒灭菌法和化学消毒灭菌法。物理消毒灭菌法是利用物理因素如热力、辐射、过滤等清除或杀灭病原微生物的方法；化学消毒灭菌法是各种化学消毒剂来清除或杀灭病原微生物的方法。不能用物理方法消毒的可选用化学方法，包括高效、中效、低效消毒剂或灭菌剂。

其中物理消毒灭菌法包括如下内容：

（1）热力消毒灭菌法：①干热法，包括燃烧法、干烤法；②湿热法，包括压力蒸汽灭菌法、煮沸消毒法等；

（2）辐射消毒法：①日光暴晒法；②紫外线消毒法；③臭氧消毒法；

（3）电离辐射灭菌法；

（4）微波消毒法；

（5）机械除菌法。

924. PIVAS 内常用的物理消毒灭菌方法有哪些?

（1）辐射消毒法：主要利用紫外线或臭氧的杀菌作用，使菌体蛋白质光解、变性而致细菌死亡。

（2）机械除菌法：指有机械的方法，如冲洗、刷、擦、扫、抹、铲除或过滤等以除掉物品表面、水中、空气中及人畜体表的有害微生物，减少微生物数量和引起感染的机会。常用层流通风和过滤除菌法。

925. 什么是臭氧消毒法?

臭氧在常温下为强氧化性气体，是一种广谱杀菌剂，可杀灭细菌繁殖体、病毒、芽孢、真菌，并可破坏肉毒杆菌毒素。主要用于空气、医院污水、诊疗用水及物品表面的消毒。

926. 臭氧消毒法注意事项有哪些?

（1）臭氧对人体有害，国家规定大气中臭氧浓度不超过 $0.2mg/m^3$；

（2）臭氧具有强氧化性，可损坏多种物品，且浓度越高对物品损坏越重；

（3）温湿度、有机物、水的浑浊度、pH 等多种因素可影响臭氧的杀菌作用；

（4）空气消毒时，人必须离开，待消毒结束后 20~30 分钟方可进入。

927. 对 PIVAS 净化工作台内的空气及其他洁净区域的空气，如何消毒?

对 PIVAS 净化工作台内的空气及其他洁净区域的空气可以进行紫外线照射消毒。在封闭空间内、无人状态下，采用 $20mg/m^3$ 浓度的臭氧，作用 30 分钟，对自然菌的杀灭率达到 90% 以上，消毒后应通风 30 分钟，人员方可进入室内。

928. 化学消毒剂的种类及使用方法是什么?

（1）各种化学消毒剂按其消毒效力可分为四类：

1）灭菌剂：如戊二醛、环氧乙烷等；

2）高效消毒剂：如过氧乙酸、过氧化氢、部分含氯消毒剂等；

3）中效消毒剂：如醇类、碘类、部分含氯消毒剂等；

4）低效消毒剂：如酚类、季铵盐类消毒剂等。

（2）化学消毒剂的使用方法：

1）浸泡法；

2）擦拭法；

3）喷雾法；

4）熏蒸法。

929. 化学消毒剂的使用原则是什么？

（1）合理使用，能不用时则不用，必须用时则尽量少用，能采用物理方法消毒灭菌的，尽量不使用化学消毒灭菌法。

（2）根据物品的性能和各种微生物的特性选择合适的消毒剂。

（3）严格掌握消毒剂的有效浓度、消毒时间及使用方法。

（4）消毒剂应定期更换，易挥发的要加盖，并定期检测，调整浓度。

（5）待消毒的物品必须先洗净、擦干。

（6）消毒剂中不能放置纱布、棉花等物，以防降低消毒效力。

（7）消毒后的物品在使用前须用无菌生理盐水冲净，以避免消毒剂刺激人体组织。

（8）熟悉消毒剂的毒副作用，做好工作人员的防护。

930. PIVAS 常用的消毒剂的使用浓度、消毒范围和频率为多少？

（1）含氯消毒剂：用于地面、物品、物体表面的消毒，作用时间为 30 分钟，浸泡时需要加盖，使用溶媒现用现配，使用时限≤24 小时。未加入防锈剂的含氯消毒液对金属有腐蚀性，不应用于金属器械的消毒，加入防锈剂的含氯消毒剂对金属器械消毒后，应用蒸馏水冲洗干净。

（2）75% 乙醇或复合碘：用于手、皮肤、物品表面的消毒。75%（体积比）乙醇溶液，擦拭消毒，作用时间 3 分钟。

（3）季铵盐类消毒剂：环境、物品表面、皮肤与黏膜的消毒，1000 ~ 2000mg/L 消毒液，浸泡或擦拭消毒，作用时间 15 ~ 30 分钟。对金属物有腐蚀作用。

931. PIVAS 静脉用药混合调配间消毒隔离措施有哪些？

（1）维持调配间的空气洁净度。采用有效的净化设备，减少空气中的悬浮粒子的含量，避免环境污染。

（2）必须由经过专门培训，且合格的药学人员或护理人员担任，遵循无菌技术操作规程。

（3）调配前开启操作台风机，至少稳压运转 30 分钟。观察温湿度、压力显示，如达到要求，方可进入调配间。

（4）保持个人卫生，进入调配间尽可能一次性完成调配任务，不得频繁进出调配间。严格按照无菌要求正确洗手、戴口罩、帽子、穿防护服。

（5）操作前用免洗手消毒液洗手，戴手套。75% 酒精用于去除乳胶手套的粉层和安瓿、加药口、操作台的消毒。

（6）每天清洁消毒，其清洁卫生工具不得与其他功能室混用，选用的消毒剂应定期轮换。每月定时监测洁净区空气中的菌落数，并有记录。

932. 生物安全柜和水平层流洁净台的紫外灯是否需要检测杀菌效力？如何操作？

需要。通常可采用紫外线辐射照度仪检测法或化学检测法两种方法。

（1）采用紫外线辐射照度仪检测法：测试时应先开灯 3~5 分钟，将照度仪遮光盖打开置于紫外线灯管正中垂直下方 1 米处照射，直到仪表表针或示数不再上升即可读值，照射 1 分钟后判断结果，辐射强度低于 $70\mu W/cm^2$ 的灯具为不合格，应及时进行更换。

（2）化学检测法：将紫外线灯辐射强度测定架（带有标尺）固定或是悬挂在灯管中央下方垂直 1 米处；开启紫外线灯 5 分钟之后，将紫外线辐射强度指示卡色块面朝向紫外线灯照射 1 分钟，立即将反应色块与标准色块进行比较，记录下结果（因色块很快褪色不能保存）；若色块颜色达到或深于标准色块，可判定合格，如记录达到 $\geq 70\mu W/cm^2$，记录为合格，低于 $70\mu W/cm^2$ 的判定不合格。

933. PIVAS 各调配间是否需要在屋顶安装紫外灯？

需要安装紫外线灯。按原卫生部颁布的《消毒技术规范》第 3 版第 2 分册《医院消毒规范》规定，室内悬吊式紫外线消毒灯安装数量（30W 紫外线灯，在垂直 1m 处辐射强度高于 $70\mu W/cm^2$）为平均每立方米不少于 1.5W，并且要求分布均匀、吊装高度距离地面 1.8~2.2m，使得人的呼吸带处于有效照射范围。

934. 如何能使紫外线灯达到更好的消毒效果？

紫外线的辐射强度与辐射距离呈反比，悬挂太高，影响灭菌效果。如果是物体表面消毒，灯管距照射表面应以 1m 为宜，杀菌才有效。消毒时房间内保持清洁干燥，减少尘埃和水雾，温度 <20℃ 或 >40℃ 时，或相对湿度 >60% 时，应适当延长照射时间。

935. 紫外线消毒应为多长时间？

紫外线多用于空气和物体表面消毒。

（1）空气消毒：每 $10m^2$ 安装 30W 紫外线灯管一只，有效距离不超过 2m，照射时间为 30～60 分钟。

（2）物品消毒：消毒时，有效距离为 25～60cm，照射时间为 20～30 分钟。消毒时间须从灯亮 5～7 分钟后开始计时。

936. 紫外线灯管如何清洁消毒？紫外灯登记本都要记录哪些内容？

紫外线灯管表面的灰尘和油垢，会阻碍紫外线的穿透，使用中应注意灯管的擦拭与清洁，新灯管使用前，可先用 75% 酒精棉球擦拭。使用过程中一般每周用 75% 酒精擦拭一次。发现灯管表面有灰尘、油污时，应随时擦拭，保持灯管的洁净和透明，以免影响紫外线的穿透及辐射强度。

紫外灯登记本要记录：消毒日期、每次照射时间、累计照射时间，灯管的清洁消毒时间、检测时间、检测结果以及签名等。

937. 紫外线灯需要更换吗？何时更换？

紫外线灯需要更换。普通 30W 直管型紫外线消毒灯，新灯管的辐照强度应符合 GB 19258 要求；使用中紫外线消毒灯辐照强度 $\geqslant 70 \mu W/cm^2$ 为合格；30W 高强度紫外线新灯的辐照强度 $\geqslant 180 \mu W/cm^2$ 为合格。紫外线消毒灯使用过程中辐照强度逐渐降低，故应定期检测灯管辐照度值的测定，根据检测情况决定是否更换。

938. PIVAS 在混合调配过程中清洁、消毒的关键点及方法有哪些？

（1）工作人员的手：连续调配注意更换手套；
（2）操作台：保持台面的清洁，随时用清水或酒精布擦洗干净；
（3）输液瓶（袋）瓶口的消毒、西林瓶瓶口、安瓿瓶颈：使用 75% 酒精或碘制剂消毒。

939. 在混合调配过程中可否进行大量的清洁工作？

在调配过程中或关键性的操作时段不应进行大量的清洁工作，减少微粒的产生，保持室内的最佳洁净状态。

940. 照度检测方法？噪声检测方法？

（1）照度检测：采用数字照度计在日光灯打开 15 分钟后，无自然光条件下测定照度。各测点距离地面 0.8m，离墙面 0.5m，按间距不超过 2m 均匀布点。

（2）噪声检测：采用数字声级计测定噪声，不足 $15m^2$ 的房间在室中心 1.1m 高处测一点，超过 $15m^2$ 的在室中心合四角共测 5 点，测得数据平均值。

941. PIVAS 洁具间安装消毒柜的优缺点是什么？

优点：在洁具间安装消毒柜，可以将清洗后的洁净服直接放置消毒柜消毒，比较方便。

缺点：洁净服从消毒柜取出后需要从级别低的十万级环境转移到级别高的二更万级环境，转移过程可能污染。

942. 有效氯消毒剂对环境有腐蚀性，并且对人员的身体有一定的损害，是否可以建议洁净区取消有效氯消毒剂的使用？

含氯消毒剂属于高效消毒剂，其杀灭微生物的能力与其有效氯含量成正比，是目前应用比较广泛的消毒剂，虽然对金属有腐蚀性，但加入防锈剂的含氯消毒剂仍然可以用于金属器械消毒后，因此不建议取消。

943. 如何对消毒剂的消毒效果进行检测评价？

（1）常用消毒液有效成分含量测定。库存消毒剂的有效成分含量依照产品企业标准进行检测；使用中的消毒液的有效浓度测定可用上述方法，也可使用经国家卫生行政部门批准的消毒剂浓度试纸（卡）进行监测。

（2）使用中消毒液染菌量测定。监测方法：①用无菌吸管按无菌操作方法吸取 1.0ml 被检消毒液，加入 9ml 中和剂中混匀。醇类与酚类消毒剂用普通营养肉汤中和，含氯消毒剂、含碘消毒剂和过氧化物消毒剂用含 0.1% 硫代硫酸钠中和剂，氯己定、季铵盐类消毒剂用含 0.3% 吐温 80 和 0.3% 卵磷脂中和剂，醛类消毒剂用含 0.3% 甘氨酸中和剂，含有表面活性剂的各种复方消毒剂可在中和剂中加入吐温 80 至 3%；也可使用该消毒剂消毒效果检测的中和剂鉴定试验确定的中和剂。②用无菌吸管吸取一定稀释比例的中和后混合液 1.0ml 接种平皿，将冷至 40~45℃的熔化营养琼脂培养基每皿倾注 15~20ml，36℃±1℃恒温箱培养 72 小时，计数菌落数；怀疑与医院感染暴发有关时，进行目标微生物的检测。

（3）结果判断。①使用中灭菌用消毒液：无菌生长；②使用中皮肤黏膜消毒液染菌量：≤10CFU/ml；③其他使用中消毒液染菌量≤100CFU/ml，不得检出致病微生物。

（4）注意事项：采样后 4 小时内检测。

944. PIVAS 如何进行物品表面消毒效果监测？

（1）采样时间：潜在污染区、污染区消毒后采样。洁净区根据现场情况确定。

（2）采样方法：包括接触碟法和擦拭法。

1）接触碟法：接触碟法是将充满规定的营养琼脂培养基的接触碟对规则表面或平面进行取样，通常的碟子是 55mm 直径的，培养基充满碟子并形成圆顶，取样面积一般约为 25cm²。

2）擦拭法：用 5cm × 5cm 灭菌规格板放在被检物体表面，用浸有无菌 0.03mol/L 磷酸盐缓冲液或生理盐水采样液的棉拭子 1 支，在规格板内横竖往返各涂抹 5 次，并随之转动棉拭子，连续采样 1 ~ 4 个规格板面积，剪去手接触部分，将棉拭子放入装有 10ml 采样液的试管中送检。被采表面 < 100cm²，取全部表面，被采表面 ≥ 100cm²，取 100cm²。门把手等小型物体则采用棉拭子直接涂抹物体采样。若采样物体表面有消毒剂残留时，采样液应含相应中和剂。检测方法：把采样管充分振荡后，取不同稀释倍数的洗脱液 1.0ml 接种平皿，将冷至 40 ~ 45℃的熔化营养琼脂培养基每皿倾注 15 ~ 20ml，36℃ ± 1℃恒温箱培养 48 小时，计数菌落数，必要时分离致病微生物。

（3）结果计算判定，见表 23-4：

表 23-4　表面微生物检测判定标准

洁净度级别	表面微生物	
	接触（φ55mm）CFU/碟	5 指手套 CFU/手套
A 级（100 级）	< 1	< 1
C 级（10000 级）	25	—
D 级（100 000 级）	50	—

945. 洗手和手消毒的指征是什么？如何进行手卫生效果的监测？

在下列情况下，医务人员应选择洗手或使用速干手消毒剂：

（1）直接接触每个患者前后，从同一患者身体的污染部位移动到清洁部位时。

（2）接触患者黏膜、破损皮肤或伤口前后，接触患者的血液、体液、分泌物、排泄物、伤口敷料等之后。

（3）穿脱隔离衣前后，摘手套后。

（4）进行无菌操作、接触清洁、无菌物品之前。

（5）接触患者周围环境及物品后。

（6）处理药物或配餐前。

医疗机构应每季度对工作的医务人员手进行消毒效果的监测；当怀疑医院感染暴发与医务人员手卫生相关时，应及时进行监测，并进行相应致病性微生物的检测。监测方法如下：

（1）采样时间：在接触患者、进行诊疗活动前采样。

（2）采样方法：被检者五指并拢，用浸有含相应中和剂的无菌洗脱液浸湿的棉拭子在双手指曲面从指跟到指端往返涂擦两次，一只手涂擦面积约 $30cm^2$，涂擦过程同时转动棉拭子；将棉拭子接触操作者的部分剪去，投入 10ml 含相应中和剂的无菌洗脱液试管内，及时送检。

（3）检测方法：将采样管在混匀器上振荡 20 秒或用力振荡 80 次，用无菌吸管吸取 1.0ml 待检样品接种于灭菌平皿，每一样本接种 2 个平皿，平皿内加入已熔化的 45~48℃ 的营养琼脂 15~18ml，边倾注边摇匀，待琼脂凝固，置 36℃±1℃ 温箱培养 48 小时，计数菌落。细菌菌落数总数计算方法：

细菌菌落总数（CFU/cm^2）= 平板上菌落数 × 稀释倍数/采样面积（cm^2）。

946. 洗手与卫生手消毒应遵循的原则是什么？外科手消毒应遵循的原则？

（1）洗手与卫生手消毒应遵循以下原则：

1）当手部有血液或其他体液等肉眼可见的污染时，应用肥皂（皂液）和流动水洗手；

2）手部没有肉眼可见污染时，宜使用速干手消毒剂消毒双手代替洗手。

（2）外科手消毒应遵循以下原则：

1）先洗手，后消毒；

2）不同患者手术之间、手套破损或手被污染时，应重新进行外科手消毒。

947. 消毒剂使用方法和注意事项有哪些？

（1）浸泡法：将待消毒的物品浸没于装有含氯消毒剂的容器中，加盖。对细菌繁殖体污染物品的消毒，用含有效氯 500mg/L 的消毒液浸泡时间 >10 分钟，对经血传播病原体、分枝杆菌、细菌芽孢污染物品的消毒，用含有效氯 2000~5000mg/L 消毒液，浸泡时间 >30 分钟。

（2）擦拭法：大件物品或其他不能用浸泡消毒的物品用擦拭消毒，消毒所用的浓度和作用时间同浸泡法。

（3）喷洒法：对一般污染物品的表面，用含有效氯 400~700mg/L 的消毒液均匀喷洒作用时间 10~30 分钟；对经血传播病原体、分枝杆菌、细菌芽孢污染表面的消毒，用含有效氯 2000mg/L 的消毒液均匀喷洒，作用 60 分钟。喷洒后有强烈的刺激性气味，人员应离开现场。

第三节　PIVAS 医疗废弃物处理

948. 医疗废物管理基本要求?

（1）医疗废物的贮存做到日产日清。

（2）按照国家有关部门的规定和要求，建设符合标准的医疗废物暂存地，同时设置危险废物等各种警示标志。

（3）严禁在贮存设施以外堆放医疗废物。

（4）对未被污染的输液瓶、输液袋回收过程中严禁科室外卖和混放，如混有医疗废物如棉棒、空针针头等视为医疗废物处置，不得称重回收。

（5）严禁将医疗废物与生活垃圾混放，不得紧邻生活垃圾存放处。医疗废物暂存不得设置在公共走廊、楼道、水房或医务人员视野范围之外，不能让污染医疗废物处于无人照管的状况，以防止因监管不到位而造成医疗垃圾的流失。

（6）生活垃圾存放到黑色垃圾袋中。非利器医疗废物存放在黄色医疗废物袋中，少量药物性废物可按感染性废物处理。

（7）损伤性废物如注射针头、安瓿等应与一般医疗垃圾分开，统一盛放在利器盒内，以免发生刺伤事故。严禁使用没有医疗废物标识的包装容器。

（8）盛放非利器类医疗废物的黄色塑料袋使用前须进行检查，外部应粘贴标签，表明部门名称和产生日期、数量（重量）和废物种类。

（9）使用中发现盛放医疗废物的容器有破损、渗漏等情况应立即更换并做相应的消毒处理。不得将破损的医疗废物包装容器作为普通生活垃圾遗弃，破损后的包装容器应与医疗废物一同处置。

（10）放入包装物或者容器的医疗废物不得取出。

（11）盛装的医疗废物达到包装物或者容器的 3/4 时，应当使用有效的封口方式，使包装物或者容器的封口紧实、严密。

（12）盛装医疗废物的每个包装物，容器外表面应当有警示标识，在每个包装物、容器上应当系中文标签，中文标签的内容应当包括：医疗废物产生单位、产生日期、类别及需要的特别说明等。

（13）医疗垃圾的登记资料至少保存 3 年。

（14）每天运送工作结束后，应当对运送工具（车）及时进行擦拭消毒并做好登记。

949. 医疗废物的含义是什么?

医疗废物是指医疗卫生机构在医疗、预防、保健以及其他相关活动中产生的具有直接或者间接感染性、毒性以及其他危害性的废物。

950. PIVAS 产生的医疗废物有哪些类？应如何处理？

（1）在 PIVAS 内产生的医疗废物主要包括损伤性废物、药物性废物、感染性废物，其中感染性废物主要是使用过的一次性使用医疗用品（无论有无污染）。

（2）医疗废物用黄色医疗废物专用包装袋；损伤性废物（安瓿、针头等）放入专用防刺伤的利器盒中，不得放入收集袋中，以防运送时造成锐器伤；放入黄色专用包装袋的医疗废物不得取出。

（3）所有医疗废物出科室需标明产生科室、类别、产生日期及需要特别说明的内容。

（4）所有存放污染性医疗废物的容器必须有盖，便于随时关启。

（5）盛装医疗废物时不得超过包装物或容器的 3/4，封口严实紧密。

（6）医疗废物意外泄漏或包装物、容器的外表面被感染性废物污染时，应立即启动《医疗废物意外泄漏应急预案》。

951. 利器盒需要注明使用时间吗？

利器盒不需要注明使用时间，但利器盒存放太久容易生长细菌，因此 PIVAS 应选择适当容量的利器盒，尽量减少在 PIVAS 内停留时间，但要注意利器盒内废物量不得超过利器盒容积的 3/4。

952. 医疗废物的主要包装物有哪些？

医疗废物主要包装物有：包装袋、利器盒、周转箱（桶）。

953. 医疗废物、生活垃圾应分别使用什么颜色袋子盛放？

医疗废物包装袋的颜色为黄色，并有盛装医疗废物类型的文字说明，如盛装感染性废物，应在包装袋上加注"感染性废物"字样，包装袋上印制规定的医疗废物警示标识，标示见图 23-1。生活垃圾的包装袋为黑色。

954. 医疗废物登记的内容包括哪些？登记资料应保存多长时间？

医疗卫生机构和医疗废物集中处置单位，应当对医疗废物进行登记，登记内容应当包括医疗废物的来源、种类、重量或者数量、交接时间、最终去向以及经办人签名等项目。登记资料至少保存 3 年。

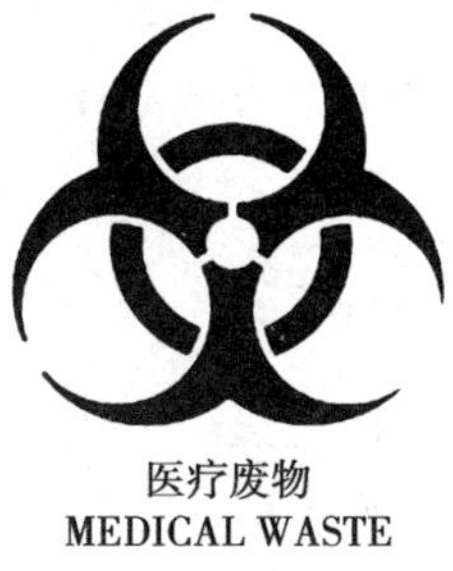

医疗废物
MEDICAL WASTE

图 23-1　医疗废物
专用警示标识

955. 医疗废物暂存点要求？医疗废物暂时储存的时间？

医疗卫生机构应当建立医疗废物的暂时贮存设施、设备，不得露天存放医疗废物。医疗废物的暂时贮存设施、设备，应当远离医疗区、食品加工区和人员活动区以及生活垃圾存放场所，并设置明显的警示标识和防渗漏、防鼠、防蚊蝇、防蟑螂、防盗以及预防儿童接触等安全措施。医疗废物的暂时贮存设施、设备应当定期消毒和清洁。医疗废物暂时储存的时间不得超过 2 天。

956. PIVAS 工作人员在日常工作中如何预防医疗废物泄漏事件？

静脉用药调配中心应制订详细、具体的处理规程，工作人员应严格根据规程妥善进行医疗废弃物的处理，防止发生医疗废物泄漏。

（1）混合调配操作结束后，应将医疗废弃物分类、放置于相应医疗废物包装物或容器中，封口，按医院规定进行处理。

（2）医疗废弃物包装物或容器应密闭防渗漏、防锐器穿透，有明显的警示标识和警示说明。

（3）盛装前应进行认真检查医疗废弃物包装物或容器，确保无破损、渗漏或其他安全问题。

（4）盛装的医疗废物不得超过包装物或容器的 3/4，盛装完毕后应采取有效方式对包装物或容器进行封口，并确保封口严密。

（5）收集、运送人员在运送医疗废物时，应当心造成包装物或容器破损和医疗废物的流失、泄漏和扩散，并防止直接接触身体。

（6）收集、运送医疗废物的工具是：防止渗漏、撒落的无锐角且易于装卸、清洁和消毒的封闭式专用车。

957. PIVAS 需要设立污物通道吗？

PIVAS 设计布局、功能室的设置应当保证洁净区、辅助工作区和生活区的划分，不同区域之间的人流和物流出入走向合理，并应设立污物通道，不同洁净级别区域间应当有防止交叉污染的相应设施。

958. PIVAS 洁净区域的各类垃圾需要通过单独的传输窗（门）传出吗？

根据《医药工业洁净厂房设计规范（GB 50457-2008）》"生产过程中产生的废弃物出口，宜单独设置专用传递设施，不宜与物料进口合用一个气闸室或传递柜"，建议对于极易造成污染的物料及废弃物，均应从其专用传递窗（门）运到非洁净控制区。

第二十四章

PIVAS 药品管理基础知识问答

第一节 PIVAS 药品贮存与养护

959. 药品贮存基本设施、养护仪器、设备有哪些?

基本设施、养护仪器和设备一般有货架、垛架、遮光布或遮光板、医用冰箱、温湿度计、加湿器或除湿器、温度监测报警、照明度监测设备等。

960. 药品贮存与养护的内容、要点、注意事项有哪些?

药品应按"分区分类、货位编号"的方法进行定位存放,按药品性质分类集中存放,对高警示药物应设置显著的警示标识;每种药品应当按批号及有效期依次或分开堆码,并有明显标志,遵循"先进先用""近期先用"的原则;药品应按照药品外包装标示的储存要求储存药品,包装上没有标示的,按照《中华人民共和国药典》规定的要求进行贮存;药库具备确保药品与物料贮存要求的温湿度条件;并做好药库温湿度的监测与记录;对不合格药品的确认、报损、销毁等应当有规范的制度和记录。

贮存药品应当按照要求采取避光、遮光、通风、防潮、防虫、防鼠等措施;垛间距≥5cm,与墙间距≥30cm,与顶间距≥3cm,与温度调控设备及管道等设施间距≥30cm,与地面间距≥10cm;拆除外包装的零货药品应当集中存放;储存药品的设施设备应当保持清洁。

961. PIVAS 药品管理的相关记录有哪些?

PIVAS 药品管理的相关记录药品自检记录、药品抽检记录、药品信息变更记录、药品开关账页记录、需皮试药品临床通知记录、近效期药品记录、药品摆药记录、药品共享记录、药品破损记录、药品不良反应记录、冷藏药品温度记录、二级库温湿度记录、药品的请领单、退货单和药品的盘点表。

962. 在 PIVAS 对抗菌药物如何实施批号管理?

抗菌药物的使用要求皮试和注射所用药物必须是同一批号的,尤其是青霉素，换批号后必须再次皮试。所以抗菌药物使用时需遵循以下原则：

（1）药品入库验收时查看批号，批号若有变更及时登记记录。

（2）同一药品不同批号，应警示标识并区分放置。

（3）必须待同一批号的用完后再启用另一个批号，遵循"旧批号先用"。

（4）在患者使用期间更换厂家或者批号，要及时告知临床重新做皮试。

963. PIVAS 药品效期管理制度主要包括哪些内容？

药品的有效期是指药品在规定的储藏条件下能保持其质量的期限，药品的有效期从生产日期开始算起。有效期不足 6 个月的药品应设置明显标识以警示，6 个月以内贴黄标签，3 个月以内贴红标签，并对最终去向跟踪记录。

964. PIVAS 药品贮存应按什么原则进行定位放置？

药品贮存时应根据药品的性质及贮存条件等特性，结合医院药品分类贮存管理规定对药品合理分类，将药品分为抗生素摆药区、营养药摆药区、危害药品摆药区、成品药摆药区、冷藏药摆药区、中药注射剂摆药区，并在软件系统上进行设定。药品定位放置，可弥补人工记忆的缺陷，提高了工作人员的工作效率和管理水平，提高了发药和盘存的正确率，避免了重复劳动。

965. 目前国内 PIVAS 药品库存方式有哪些？

PIVAS 药品库存方式有单独设置库房和住院部公用库房，其各自优缺点如表 24-1。

表 24-1　不同 PIVAS 药品库存方式的优缺点比较

	单独设置库房	住院部公用库房
优点	药品账目清晰，方便药品管理	节省人员与占用面积
缺点	占用面积大、需专人进行药品贮存管理	领取不便，管理复杂

966. PIVAS 二级库的设置有哪些要求？

二级库应能够保证各类药品的质量与安全储存，应分设冷藏、阴凉和常温 3 个区域，各个区域温湿度要求如下：①常温区域为 10 ~ 30℃；②阴凉区域为不高于 20℃；③冷藏区域为 2 ~ 10℃；④相对湿度为 40% ~ 65%。工作区域应干净、整齐，门与通道的宽度应便于搬运药品和符合防火安全要求。药品的领入、验收、贮存、保养、拆外包装等作业应有相适宜的空间和设备、设施。

967. PIVAS 二级库药品如何进行质量控制?

（1）PIVAS 二级库管理应设置专人管理，权责明确；

（2）药品应按药理作用分类定位摆放，并注意批号和有效期管理，应采取先进先出、近期先用原则，各项药品养护管理记录完整；

（3）特殊贮存条件的药品，如冷藏、对光不稳定的药品等应按其性质选择合适的贮存方式；

（4）建立定期盘存制度，贵重药品需每日盘点，确保账务相符；

（5）每周药品进货时，应对药品进行抽检、自检，并做好记录。

968. PIVAS 二级库药品请领验收时应检查核对哪些项目? 需要几个人在请领单据上签字?

PIVAS 二级库负责人应按药品请领单等与实物逐项核对，包括药品名称、规格、数量、效期是否合格，药品标签与包装是否整洁、完好，核对无误后，在请领单上签名。请领单据上一般应该有请领人、发药人、财务审核人、药学部门负责人等人员的签字。

969. PIVAS 二级库药品入库单据保存多久备查?

参照 GSP（2015 版）中验收记录的保存年限，PIVAS 二级库药品入库单据应保存至药品有效期满后 1 年，不得少于 5 年。

970. PIVAS 可否直接对外采购药品?

PIVAS 不得直接对外采购药品，一律由医院药学部门统一采购供应。

971. PIVAS 二级库的色标管理是指什么?

PIVAS 二级库应按质量状态实行色标管理。质量状态色标应为：①绿色，合格药品；②红色，不合格药品；③黄色，到货待验、销后退回待验、召回待验或有质量疑问等待确定的药品。

972. PIVAS 二级库中药品储存量不宜超过多久的用量?

PIVAS 二级库中药品储存量一般为 7 天，特殊情况时 ≤15 天。

973. PIVAS 如何提高药品的周转率?

药品周转率为药品使用数量与库存数量比值的百分数，也就是说在确保药品临床需求和供应的前提下提高药品的周转率，一方面可以通过增加药品的使用数量，另一方面可以通过减少药品的库存数量来考虑。

（1）合理确定每次进货的数量和频率，减少药品库存数量。通常医院的销售药品分为稳定销售药品和不稳定销售药品，其中的稳定销售药品通常为降压药、降糖药、治胃病药等慢性病的治疗药品，这类药品需求量波动不大，可以通过对销售量的分析和统计来确定这类药品的进货量，保证仓库药品不积压。另一类是不稳定销售药品通常为消炎药、抗病毒等用于治疗急性病、流行病的药品，这类药物的需求量波动较大，急需时容易发生药品供应短缺，应根据疾病发病、流行的规律季节性储备品种。

（2）控制高额药品品种，可以增加单品种药品的使用数量，从而减少由于同一种通用名的药品品种过多，而其中的一些品种药品未使用或使用量较少而导致的库存积压。

（3）及时处理滞销及近效期药品，减少药品库存。总之，提高药品周转率需要对根据临床用药的特点进行长期的统计，分析出药品周转周期的规律，合理的提高药品的周转率。

974. PIVAS去除外包装的药品应怎样贮存？

PIVAS药品除去外包装后，有些需要遮光、避光的药品自带的避光包装被脱去，药品表面也容易受到污染，除去包装后，药品按同一批号整齐摆放于清洁药盒内，加盖遮光、避光盖，以避光并避免药品表面污染。

975. 药品贮存过程中发生质量问题时如何处理？

药品贮存过程中发生质量问题，包括过期失效、变色、发霉等。

（1）过期失效，属于储存过程中的差错导致的药品损失，应进行全面检查，查明原因、分清责任，制订改进措施；

（2）变色、发霉，可能是药品本身的质量问题也可能是药品储存不当发生的药品质量问题。一旦发现变色、发霉要立即进行全面检查，查明原因、分清责任，制订改进措施。必要时将上述药品的检查结果及相关资料报告上级部门，由上级部门统一报药品监督管理部门。确认人员登记并签字，同时通知药品管理人员将该药品移至不合格药品区，立即停止使用（销售），对已发送至临床的药品，应积极地与临床联系并启动"药品召回流程"预案全力追回。若质量责任属于供货单位，应向供货单位退换，责任在医疗机构的，应按"药品报损销毁程序"规定履行药品报损手续。

976. 影响药品稳定性的因素有哪些？药品在贮存、养护中发生质量变异的因素有哪些？

影响药品质量的因素主要为阳光、空气、湿度、温度、时间。药品在贮存养护中发生质量变异的因素有：

（1）内因：药品的物理性质、化学性质。

（2）外因：空气、温度、湿度、光线、时间、真菌、虫鼠、容器以及包装方法。

第二节　PIVAS 特殊药品管理

977. 特殊管理药品验收时是否需要逐件验收至最小包装？

麻醉及第一类精神药品验收必须做到货到即验，至少双人开箱验收，清点验收到最小包装，验收记录双人签字。

978. PIVAS 哪些药品需要特殊标识？

PIVAS 以下药品摆放时需要特殊标识：高警示药物、光不稳定药品、冷藏药品、近效期药品、更换批号药品等。

979. 高警示药品如何管理？

高警示药品：是指若使用不当会对患者造成严重伤害甚至死亡的药物，其特点是这类药物出现的差错可能不常见，而一旦发生则后果非常严重。主要管理方法包括以下几种：

（1）制订高警示药品的目录。

（2）药房、药库及静脉用药调配中心储存高警示药品可在专用区域内存放，其他部门若储存高警示药品必须在有安全措施的专用区域内存放，有专用的醒目标识用以辨别。同时高警示药品的储存应符合药品储存条件要求。

（3）除药库、药房、静脉用药调配中心、各科室抢救车外，原则上不允许其他部门储存高警示药品，若确有需要备用高警示药品和高浓度电解质的科室（如 10% 氯化钾注射液、25% 硫酸镁注射液等）应按基数管理，每天交接班需清点药品数量。

（4）高警示药品制订统一的警示标识（图 24-1），包括药品标识、区域标识、信息系统标识及各类涉及高警示药品纸质记录单（如出入库记录单据、输液卡、医嘱执行单、用药交代单等）中的标识。

（5）高警示药品实行专人管理，凡是涉及高警示药品使用管理的人员均应经过培训并通过考核。

（6）高警示药品的调剂及使用实行双人复核。

（7）加强高警示药品的不良反应监测，并定期总结汇总，及时反馈给临床医护人员。

 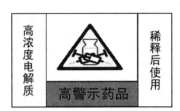 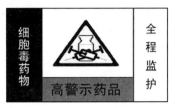

图 24-1　高警示药品标识

980. 什么是易混淆药物，应如何管理？

易混淆药品是指药品在使用过程中因容易混淆而发生差错的药品。一般包括由于包装或名称相似所引起的听似、看似药品，多规格药品以及多剂型药品，见图 24-2。

易混淆药物的管理主要包括以下几个方法：

（1）药学部负责易混淆药品目录的制订、相关数据资料的收集整理以及对药学专业技术人员易混淆药品鉴别、药品管理的培训，医务部负责对临床医师易混淆药品知识的使用和管理培训，护理部负责对护理人员易混淆药品的鉴别和使用培训。

（2）易混淆药品目录制订：药学部各部门根据日常工作中容易错发的药品，归纳整理易混淆药品目录，药品目录将根据药品变更情况进行修订。

（3）易混淆药品的储存及使用。

1）备有易混淆药品的临床科室、药品库房、各住院药房及门诊药房应规划限定区域排位贮备，原则上易混淆药品应分开放置，避免同一排放置。不同的品种、外观相似、读音相近等易导致混淆差错的药品，应采取有效措施，设置明显的警示标识。

2）药学专业技术人员应学习并掌握易混淆药品的鉴别知识及调剂过程中的注意事项；医师及护理人员也应学习掌握易混淆药品的使用及鉴别知识，在用药过程中加强监测易混淆药品，严防纰漏疏失，规避医疗风险。

 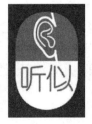 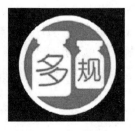

图 24-2　易混淆药物标识

3）对于易混淆相似药品定期安排药师进行清点建立记录，保证出现问题及时发现并纠正。

（4）若发生易混淆药品的差错事件，应及时通上报用药错误报告。

981. PIVAS 冷藏药品如何管理？

（1）冷藏药品应按药品说明书贮存条件进行贮存，各药房配备冷藏柜以保存需低温冷藏药品。

（2）冷藏柜要进行温度监测，每日两次，定时进行，并由专人负责登记。

（3）严格购进验收环节管理，严格审核供货单位运送冷藏药品所使用的相应设施、设备。

（4）科室定期对药品储备情况进行检查，确保药品按规定条件存放，如发现未达到冷藏标准应采取相应措施，以保障冷藏药品的质量。

（5）对不按规定存放的药品要提出处理意见，对责任人提出批评。由此引发的医患纠纷或医疗事故，要追究相关人员责任。

（6）如发现药品储存未达到冷藏标准应对药品暴露在冷藏温度以上的时间进行评估，决定是否继续使用或报废。

982. 胰岛素以及肝素等药物开封后应该如何保存？

未开封的胰岛素应放在 2～8℃ 环境中保存，已开封的胰岛素可室温（25℃）或阴凉处保存，确保无菌可在 4 周内使用。胰岛素注射液反复置于冷、热环境中，更易失效，因此不必再放入冰箱冷藏。每次使用胰岛素注射完成后，只需将针头取下，室温保存即可。如果室温过高，可放在冰袋、抽屉等阴凉处。胰岛素不能在 0℃ 及以下温度保存，冻过的胰岛素不能再使用。但随着存放时间的延长，药物效价呈下降趋势，因此应减少药液开启后的存放时间。可于开瓶时在药瓶上注明开封使用日期。

开启的肝素建议一次用完，不能用完建议配制成成品液，成品液宜放在阴凉干燥处，遮光保存，一般是在 2～8℃ 冰箱内储藏 24 小时内有效。

983. 有些药品说明书明确指出：稀释后的药品在冷藏下 24 小时内有效，是否意味着成品输液放置于冰箱冷藏，在 24 小时内给患者输注可以保证药效？

药物经稀释调配完成后至患者输液之间的放置时间延长，诸多不确定因素会对药物的稳定性及有效性产生一定影响。尽管有些药品说明书明确指出了稀释后的药品在冷藏下 24 小时内有效，为确保药物的最佳疗效，不提倡将调配好的输液放置于冰箱冷藏在 24 小时内给患者输注，实际应用中还是应该遵循现配现用的原则。

984. 甘露醇在何种条件下易析出结晶?

（1）处于低温环境中，易有微粒产生进而析出结晶。

（2）由于输液瓶、涤纶薄膜等灌装，包装材料处理不洁等原因，玻璃屑、纤维、色点等不溶性异物可能会混入药液中，这也会使其易析出结晶。

985. 避光和遮光有何区别? 避光、遮光的"光"是指哪些光? 光照对药品的影响程度?

（1）遮光：指用不透光的容器包装，例如棕色容器或黑色纸包裹的无色透明或半透明的容器。

（2）避光：应将药品储存于阳光不能直射的地方。避光、遮光的"光"，是指所有的光，包括较强的太阳光直接或间接照射；较弱的室内光或灯光等。

光对药品的影响程度随着光线的强度增强而变大。例如，临床上用的 5% 的葡萄糖注射液配制成 0.05% 的硝普钠溶液，在阳光下照射 1 分钟就分解 13.5%，在室内光线条件下，半衰期为 4 小时。

986. PIVAS 避光、遮光药品如何保管?

（1）要求遮光保存的药品应设立遮光盖或遮光帘，防止一切光线透过。

（2）需要避光保存的药品，应放在阴凉干燥光线不易直射的地方。

（3）不常用的需避光保存的药品，可贮存于严密的药箱内。

987. PIVAS 价格昂贵（贵重）药品如何管理?

价格昂贵（贵重）的药品如果在使用过程中发生错误，将直接带来较大的经济损失，所以在使用这些药物的过程中更加需要注意减少差错发生。

目前在临床上使用频率较高并且价格相对昂贵的药品以化疗药物居多。管理这些药物应采用冗余策略。需要从每一个环节（包括药师审核处方、打印标签、分配输液顺序、摆药、贴签核对、混合调配、复核包装和交接配送）都要严格把控。

（1）严格审核医嘱，及时与临床沟通。如患者死亡、患者用药后出现过敏或医生根据患者病情修改医嘱等，都应及时沟通，减少由于未及时沟通而造成的经济损失。

（2）注意分配输液顺序，如紫杉醇，通常先调配小剂量，然后根据临床反馈再调配大剂量，因此在分配输液批次时注意区分两种标签，并做好定位放置。

（3）混合调配过程中，认真核对溶媒及药品的规格、质量。在混合调配前，确保溶媒尽量抽吸完全，不能外漏，保证调配的药品溶解完全。

（4）复核包装时，需避光的药品要套避光袋。送至临床时，交接清楚并做好登记。

总之，对于价格昂贵（贵重）的药品在使用过程中需要反复核对、及时沟通，从而减少由于差错而产生的经济损失。

988. 麻醉药品和毒性药品应如何管理？

麻醉药品处方颜色为淡红色，应专柜储存，严格做到专人负责、专柜加锁、专用账册、专簿登记，双人双锁管理；要定期盘点，当出现账物不符时，及时查找原因，并报科主任和上级主管部门；管理人员更换时，必须在相关科室负责人及药学部负责人共同监督下办理全部账卡、报表、清点实物等手续；实行批号管理和追踪，必要时可以及时查找或者追回，麻醉药品处方保存3 年。

毒性药品的包装容器必须贴有规定的毒药标记：黑底白字的"毒"字；必须专人保管、专柜加锁、专门的收支账目，双人收发、双人领取，定期盘点，做到账物相符。出现问题时，必须迅速追查，并报主管部门，毒性药品处方保存两年。

989. 药品未注册用法的管理流程是怎样的？

在使用"药品未注册用法"前，应向医院药事管理与药物治疗学委员会医院药事会及伦理会提出申请，由药事会及伦理会充分研究后决定下发医疗质量管理部门组织实施，其具体方案下发临床科室、药学部、PIVAS 等相关部门，PIVAS 审方与混合调配前均以此为依据进行计算核查，但紧急抢救情形下不受此条限制。临床科室在使用"药品未注册用法"时，应告知患者治疗步骤、预后情况及可能出现的危险。并在患者表示理解后签署知情同意书。如符合上述管理规定，流程完善，PIVAS 可实施调配。

990. 使用未注册药品需具备哪些条件？

使用"未注册药品用法"不受法律保护，导致不良后果的，医生和药师均应承担相应法律责任。在临床工作中，使用"药品未注册用法"应具备以下条件：在影响患者生活质量或危及生命的情况下，无合理的、可替代的药品而使用"药品未注册用法"时，必须充分考虑药品不良反应、禁忌证、注意事项，权衡患者获得的利益大于可能出现的危险，保证该用法是最佳方案。另外，用药目的不是试验研究，用药目的必须仅仅是为了患者的利益，而不是试验研究，并且有合理的医学实践证据。

991. PIVAS 对药品未注册用法是否有必要实行分级管理？

没有必要。药品未注册用法在按照相关规定进行审批后只有可使用与不可使用之分。

992. 特殊使用级抗菌药物的使用管理要求有哪些？

具有明显或者严重不良反应，不宜随意使用的抗菌药物；需要严格控制使用避免病原菌过快产生耐药的抗菌药物；新上市不足 5 年的抗菌药物，疗效或安全性方面的临床资料较少，不优于现用药物的抗菌药物；价格昂贵的抗菌药物按照特殊使用级进行管理。

使用管理要求：

（1）门诊处方不得开具特殊使用的抗菌药物，门诊药房不得领取特殊使用级抗菌药物；

（2）使用应有严格的指征或确凿依据，经抗菌药物管理工作组指定人员会诊同意后，由具有相应处方权医师开具处方；

（3）具有高级专业技术任职资格的药师，经培训并考核合格后，方可授予特殊使用级抗菌药物处方权；

（4）凡临床需要"特殊使用抗菌药物"的患者，一律经主管医师履行会诊程序，填写"特殊使用抗菌药物会诊申请单"，由科主任或副主任以上职称的医师审核同意并签字；

（5）患者使用"特殊使用抗菌药物"时，主管医生在病程记录中必须详细记录病情，记录会诊专家意见以及与家属沟通情况；

（6）紧急情况下，可越级使用一次，但是主管医师要在病程记录中详细记录用药指征，并应于 24 小时内补办会诊手续，处方量不得超过 1 日用量，并做好相关病历记录；

（7）感染科、重症医学科、呼吸科使用特殊使用级抗菌药物流程由本科室的专家作为上级医师查房并在病程中记录，填写"特殊使用抗菌药物会诊申请单"，一般由本科室专家完成会诊，必要时邀请药学部会诊；

（8）会诊专家应于 24 小时内完成会诊；

（9）特殊使用级抗菌药物会诊人员由具有抗菌药物临床应用经验的感染科、呼吸科、重症医学科、微生物检验科、药学部门等具有高级专业技术职务任职资格的医师、药师或具有高级专业技术职务任职资格的抗菌药物专业临床药师担任。

993. PIVAS 试验用药如何管理与使用?

（1）项目确定后，PIVAS 负责人员及参与本项实验人员共同参加启动会，了解该试验用药的基本信息，签署相关文件，协商医嘱发送，药品混合调配成品输液的取送等相关问题。

（2）临床医生选定入组患者之后，下达医嘱，打印医嘱（因药品免费提供，所以不能通过网络发送至 PIVAS），将其用药前一天送至 PIVAS 交于药品管理人员，确定好次日取药时间。

（3）药品在 PIVAS 专人、专区、专锁、专账管理，每日进行记录，医嘱单送至 PIVAS 之后，由负责人员进行查看，做好准备。

（4）用药当日，根据医嘱单上患者的用药信息，双人摆药、贴签核对、逐一查对药品的名称、规格、剂量、有效期及药品编码，混合调配结束后，记录相关内容（如不整支药品剩余处理、注射器批号等），检查成品输液的过程。

（5）临床医师至 PIVAS 取已混合调配完毕的成品试验药品，当面交接，检查质量。用药追踪表格随药品由医师取走，表格中记录内容有患者信息、药品信息、药品的调配时间、注射器批号、患者的用药时间，用药的过程，相关人员的签名。

994. PIVAS 如何对退药进行有效管理?

临床科室有因患者死亡、转科、出院或发生不良反应等情况需要退药，应在规定时间将退药单送至 PIVAS。PIVAS 退药必须是未经调配的药品，待调配的药品在调配前按照退药单及退药标签将退药挑出。成品药及打包药的退药要求所退回的药品必须原包装完好，尤其是按要求需要遮光、避光储存的药品退回时必须有相应的遮光、避光措施。打包配送的冷藏储存的药品一经发出一般不予退药。

PIVAS 工作人员在接收临床退药时要双人仔细检查和核对药品名称、规格、批号、效期、包装完好无破损，检查药品有无质量问题，确认没有问题后再予以接收。

退药原则如下：

（1）患者发生药品不良反应，同时满足以下 4 个条件时，属于合理退药：

1）医生已询问患者并确定患者无该药过敏史、禁忌证，病历中有记录；

2）处方开具的使用量符合《处方管理办法》中的规定；

3）需填写有相应的药品不良反应（ADR）报告；

4）退药时间必须在发现药品不良反应的限定期限内。

（2）患者死亡，同时满足以下两个条件时，属于合理退药：

1）退药时间必须在患者死亡后的限定期限内；

2）处方开具的使用量符合《处方管理办法》中的规定。

（3）患者病情发生恶化，经由临床药师参加的专家会诊确定需要更换用药方案，由临床科室出具相应的会诊记录的，属于合理退药。

（4）除以上情况外，其他任何情况皆属不合理退药。

不予退药的情况如下：

（1）不符合合理退药条件的。

（2）符合合理退药条件但出现下列情况的，不予退药：

1）所退药品在患者医嘱/处方上未曾出现。

2）所退药品是说明书明确要求需要按特殊条件储存的药品，特殊条件是指冷冻、冷藏、阴凉、遮光。

3）单剂量摆放的药品、分装药品。

4）药品包装拆毁、破损，有污染；药品已变色、变质；药品包装上有手写床号、患者姓名等；药品生产厂家、生产批号与药房现有库存药品不一致。

5）麻醉药品、精神药品、毒性药品一经发给患者概不退药。

6）医师在开具药品之前需询问患者医保情况，未进行询问导致患者不能按医保手续报销的药品不予退药。

995. PIVAS 破损药品如何管理？

药品破损分为原装破损和非原装破损。非原装破损指药品使用过程中人为因素导致的破损。

药品为原包装破损时应登记并将药品与外包装一同交与药品管理人员，由药品管理人员汇总后交由药库处理。非原装破损时工作人员应本着实事求是的原则，如实汇报破损情况，将破损药品放入指定位置并如实填写"PIVAS 破损药品登记本"，不得随意丢弃或隐瞒不报，登记的信息有：发生日期、药品名称、药品规格、药品金额、隶属公司、破损原因、登记人签名、其他当事人签字。

996. PIVAS 是否有义务存放患者的自备药？如出现质量问题责任由谁承担？

PIVAS 没有义务存放患者的自备药品。如果存放则属于委托被委托关系，一旦发生问题由受托方（PIVAS）负责。

997. PIVAS 是否可以为患者提供外购药或者自备药的调配服务？

原则上不可以。由于患者外购或自备药品，存在诸多安全隐患和用药风险，所以患者外购药物或自备药物原则上不能在 PIVAS 内进行调配。

第三节 PIVAS 盘点管理

998. 为何要进行药品盘点？

所谓药品盘点，是指定期或临时对库存药品的实际数量进行清查、清点的工作。主要为了掌握药品的使用情况（入库、在库、出库），核对库存现有药品实际数量与账上记录数量是否一致，以便精确地管理药品。

999. 药品盘点的意义是什么？

药品盘点不仅只限于药品账务的结算及财务报表的用途，而应有更高层次的目标那就是改善药品的管理问题，提高药品的管理水准，因此，利用实际盘点的机会，深入查核其问题点，也追踪分析其原因，是绝对有必要的。因为这样才可能筹谋有效对策，提升药品管理水准。

1000. 药品盘存制度包含哪些内容？

根据实耗实销的原则，对所有的药品实行数量、品种及金额的核算管理。每月盘点，组长妥善安排，责任到人，按盘点表内容填写完整，当日统计结果，由组长验收签字后交科主任和药品会计，会计室尽快提供盘点汇总结果。盘点金额出现误差，应及时核对并查找原因，并持续改进。药品如有丢失或其他原因造成账物不符者，相关责任人要承担赔偿责任。

1001. 药品盘点方式有哪些？

药品盘点通常分为 3 种形式：

（1）定期盘点，指在一定时间内（每月、每季度、每半年）进行一次全面的盘点。由专人进行盘点对账，PIVAS 根据医院安排进行定期盘点。

（2）临时盘点，当库存发生损失事故，药品信息更换（调价）或医院、药品采购中心及 PIVAS 认为有必要盘点对账时（如网络系统故障），组织一次局部性或全面的盘点。

（3）每日盘点，对贵重药品、国家实行特殊管理的药品进行每日盘点，如麻醉药品、精神药品、医疗用毒性药品、放射性药品。

1002. 药品盘点表内容包括哪些？

盘点表内容应包括：盘点日期、盘点人员、药品有效期、药品名称、药品规格、数量、备注。

1003. 药品盘点前准备工作?

（1）制作盘点表;

（2）核对盘点表信息与药品网络信息是否一致，包括药品名称、规格、单价、产地、账页状态等;

（3）核对盘点表信息与药架药品信息是否一致，包括药品名称、规格等。

1004. 药品盘点前应注意哪些事项?

（1）盘点前应严格控制入库数量，尽量保证二级药库零库存;

（2）盘点前药盒内应保证一日用量，尽量避免拆零;

（3）盘点当日应通知病区，保证盘点顺利、做账精确;

（4）对破损药品及共享药品进行统计;

（5）整理当月调价单、入库单。

1005. 药品盘点流程是什么?

（1）准备用物，包括盘点表、小推车、备用药盒、清洁纱布和笔;

（2）盘点人员需再次核对盘点表药品信息与药架药品信息是否一致;

（3）盘点时，一人清点数目，另一人监督并做好登记;

（4）将清点完数目的药品放置到备用清洁药盒内;

（5）盘点出的近效期药品、用量较少但库存较多药品应在盘点表上做好特殊标示;

（6）整理环境，清洁药盒、药架;

（7）统计盘点数量、金额;

（8）登记调价、报损、报盈表格并汇总上报医院财务科。

1006. 药品盘点的注意事项有哪些?

（1）清点数目要认真仔细，字迹工整清晰;

（2）近效期药品需及时交接班，并建立预警机制;

（3）用量较少但库存较多药品及时采取调换或退货的处理;

（4）出现盘点差错时，需经第三人再次核对。

第二十五章

PIVAS 医用耗材和物料管理基础知识问答

第一节　PIVAS 医用耗材和物料请领原则

1007. PIVAS 的常用耗材、物料包含哪些？

PIVAS 的常用耗材与物料主要包括：

（1）混合调配环节：不同规格一次性注射器和针头、一次性无菌手套、一次性口罩、帽子和鞋套、洁净隔离服、胶布、医用砂轮、医用棉球、一次性治疗巾、医用清洁纱布和无纺布等。

（2）复核包装环节：各种型号的外包装袋、多种颜色的封口带、塑料周转箱和垃圾袋等。

（3）摆药及准备环节：包装袋、各种颜色的药筐、打印机、碳带、标签纸和 A4 打印纸等。

（4）清洁消毒环节：消毒液、洗手液、抹布和拖布等用品。

1008. PIVAS 医用耗材的进货渠道是什么？

PIVAS 所用的医用耗材必须由医院统一集中采购，使用科室不得自行购入和使用。医院感染管理部门具有对静脉用药调配中心使用医用耗材进行监督检查的职责，静脉用药调配中心应自觉接受医院感染管理办公室的监督。

1009. 医用耗材如何请领？PIVAS 医用耗材一般多长时间请领一次？

医用耗材由医院招标采购中心统一集中采购，使用科室向耗材仓库送交请领单请领。医用耗材和物料一般一周请领一次，按需领用，控制总量。

1010. PIVAS 使用的一次性耗材需要保留批次合格证明吗？需要保留多久？

应保留产品合格证，保留时间不小于 3 年。

1011. 医用耗材和物料入库验收的主要内容及登记内容是什么？

医用耗材和物料入库时，必须对以下环节的质量进行验收：

（1）产品的内外包装密封性、无潮湿、完好无损，产品规格、型号相符，且在有效期内；

（2）包装标志应符合国家标准 GB 15979-1995、GB 8939-1999、YY/T 0313-1998；

（3）进口一次性无菌医疗用品应有灭菌日期和失效期等中文标志。

医用耗材和物料入库验收后，应进行记录生产厂家、有效期，产品密封性与包装是否潮湿、有无破损，抽检结果、抽检人员以及对有问题的产品采取的处理措施。

1012. PIVAS 中医用耗材和物料的相关记录有哪些？

（1）请领单；

（2）效期记录；

（3）领用记录，如危险品（酒精）的领用记录；

（4）消耗记录。

1013. 静脉营养输液袋应符合哪些要求？

静脉营养输液袋的材质应符合国家标准，目前有医用聚氯乙烯（PVC）、医用乙烯-醋酸乙烯共聚物（EVA）两类。

（1）PVC 材质中添加增塑剂（DEHP）后变得柔软，但 DEHP 会析出而影响人体健康。析出的 DEHP 降解产品带有正电荷，可中和脂肪乳表面负电荷，造成脂肪乳聚集、变质，放置时间越长，温度越高，破坏越大；PVC 对部分氨基酸有降解作用，对胰岛素有吸附作用从而降低药物疗效；其增塑剂具有干细胞毒性和致畸致癌作用。

（2）医用乙烯-醋酸乙烯共聚物（EVA）材质可做长期储存，透明度高，有优良的耐撕裂性和柔韧性；化学性质相对稳定，对 TPN 的影响较小。

1014. 应如何正确选用一次性口罩？

在普通调配间内调配药物时应佩戴环氧乙烷灭菌的采用非织造布为主要材料热合或缝制而成一次性使用口罩；调配抗生素及危害药品时，使用双层口罩或 N95 医用防护口罩。

1015. 检测医用防护口罩是否合格的标准是什么？

医用防护口罩应符合 GB 19083、YY 0469 和 GB 19082 要求。两个关键性的技术指标，即颗粒物的过滤效率（体现于口罩的过滤材料）和口罩与佩戴者脸部之间的密合性（体现在口罩的设计结构和固定方式的可靠性），来规范防护口罩的基本安全防护性能；标准也会对呼吸阻力加以限制，避免阻力过大对使用者健康产生不利的影响。

1016. 洁净隔离服的管理要求有哪些?

（1）洁净隔离服的选材、样式：洁净服采用发尘量小、不易黏附、不易产生静电的光滑纤维面料，上下连帽式，并能阻留人体脱落物，与一般工作服易于区别。

（2）不同洁净级别房间和不同的工作岗位严格区分，不得混穿。

（3）洁净隔离服的洗涤需与一般工作服分开，有独立的洗衣机和烘干机。

（4）洁净隔离服有专人保管和发放，并有专人检查洁净服的洗涤与灭菌。

（5）洁净隔离服灭菌后存放时限为4天。

医院调配中心人员工作服一般有两类：洁净室洁净隔离服和非洁净控制区工作服。穿过后，所有工作服每天送医院被服中心按不同要求洗涤，专人检查、保管。

1017. PIVAS对成品周转箱及摆药筐有哪些要求?

（1）周转箱应采用环保的低密度聚乙烯（LLDPE）材料，可多次重复性使用，能被快速消毒或清洗。

（2）箱体箱盖整体装配密闭，能牢固扣紧，扣紧后不分离。底部配有防滑垫，无毒、无味、防紫外线、不易变色，表面光滑，容易清洗消毒。

（3）可根据不同需要制造不同规格，具备抗折、抗老化、承载强度大、抗拉伸、抗压缩、抗撕裂、耐高温的性能。

（4）保证在每次使用后对成品周转箱与摆药筐内外侧用清水清洁后晾干再用500mg/L含氯消毒液做消毒处理，放置于专用位置备用。

1018. PIVAS包装袋的厚度要求是多少?

如果使用线型低密度聚乙烯（LLDPE）或低密度聚乙烯（LDPE）与线型低密度聚乙烯共混（LLDPE）为原料，其最小共称厚度为150μm，如果使用中密度或高密度聚乙烯（MDPE，HDPE），其最小共称厚度为80μm。

1019. 一次性废物处理袋可否用聚氯乙烯材料? 颜色是什么?

一次性废物处理袋不得使用聚氯乙烯塑料为制作原料。包装袋的颜色为黄色，并有盛装医疗废物类型的文字说明，如盛装感染性废物，应在包装袋上加注"感染性废物"字样。

第二节 PIVAS 医用耗材和物料贮存

1020. PIVAS 医用耗材和物料的贮存条件有何要求？其是否可以与其他物品混合存放？

一次性使用无菌医疗用品应存放于阴凉干燥、通风良好的物架上，常温区域为 10～30℃，阴凉区域为不高于 20℃，相对湿度为 40%～65%。按失效期的先后顺序码放，禁止与其他物品混放，不得使用标识不清、包装破损、失效、霉变的产品。

1021. PIVAS 医用耗材和物料是否应与药品分开存储？

静脉用药调配中心医用耗材和物料的储存应与药品分开存放。应当有适宜的专用存储空间，专人负责管理，并按其性质与储存条件要求进行分类定位存放，不得堆放在过道或洁净区内。

1022. 医用耗材和物料可储存于洁净区内吗？

当日需要使用的耗材保留最小包装后可放在洁净区内；未拆包的大包装耗材应存放在 PIVAS 内的指定非洁净控制区域。

1023. 医用耗材和物料如何进行质量控制？

（1）PIVAS 医用耗材应从医院正规渠道领取，有专人负责质量管理。

（2）耗材领用须按实际工作需要，向医院库房申领质量合格的一次性注射器及帽子、口罩等，不得使用未经正规渠道购入、无合格证明、过期、失效或者淘汰的一次性医用器材。

（3）对一次性使用的医疗器材不得重复使用，使用过的，应按照国家有关规定销毁。

（4）PIVAS 内有适宜医用耗材保管的场所与环境。

1024. 防止医用耗材过期失效的措施有哪些？

（1）请领医用耗材前，要清点现存耗材数量并根据科室耗材消耗量情况制订领取计划。

（2）应按批号及效期远近依次存放并有明显标志，遵循"先产先用""先进先用""近期先用"的原则。因此，新领取耗材，应当注意检查效期，将相对近效期的放在外侧，易于先行发放。并且做好出入库登记。

1025. PIVAS 内是否需要专人管理医用耗材？

PIVAS 耗材应有专人管理并负责登记账册，记录入库时间、生产厂家、产品名称、数量、规格、产品批号、消毒或灭菌日期、失效日期、出厂日期、卫生许可证号、供需双方签字等。

1026. 如何管理化学危险品（如酒精）？是否需要有专用货柜和专用登记表格？

（1）危险品的包装和封口必须坚实、牢固、密封，并应经常检查是否完整无损，如有渗漏，必须立即进行安全处理。

（2）危险品的储存需要专用的货柜，应杜绝一切火源，严禁烟火，并设置醒目的危险品标示，保管人员应做好使用消耗记录。

（3）所使用的电气设备、照明等应采用防爆装置，做好防静电措施，保证通风。

（4）搬运过程中要轻拿轻放，防止撞击。储存地方必须干燥，灭火时注意选择灭火器类型。使用时一定要按规定做好防护措施。危险品的废弃物必须放置在垃圾站，不得任意抛弃废弃物，污染环境。

（5）需要专用货柜和专用登记表格进行存放和登记。

第三节　PIVAS 医用耗材和物料管理注意事项

1027. 医用耗材入库抽检及使用过程中发现问题如何处理？

使用一次性耗材前，应认真检查包装标志是否符合标准，小包装有无破损、失效等产品质量和安全性方面的问题，发现问题应及时向医院感染管理办公室及采购部门报告，不得自行做退货处理。

1028. 穿着洁净隔离服的注意事项有哪些？

（1）重视个人清洁卫生，进入洁净区的操作人员不应化妆和佩戴饰物，应当按规定和程序进行更衣。

（2）工作服的材质、式样和穿戴方式，应与各功能室的不同性质、任务与操作要求、洁净度级别相适应，不得混穿，并应当分别清洗。

（3）洁净隔离服为无絮状物、防静电、不宜渗透一体式制服（袖口具有松紧性，能紧密的地套住手腕部，帽子系带后完全包裹发际。由于其做工与材质的特殊性，可以有效地降低人员在运动过程中产生的微粒（灰尘、皮屑、毛发等），不应有缝线、缝补。

（4）应符合 GB/T 19633 的要求。洁净隔离服只限在规定区域内穿脱，穿前检查有无破损，发现有渗漏或破损应及时更换，脱时应注意避免污染。

（5）洁净隔离服无明显污染可连续应用，每日清洗；洁净隔离服被危害药品污染时，应及时更换；重复使用的洁净隔离服应每天更换，遇污染时及时更换、清洗并消毒。

1029. 碱性清洁剂主要清除何种污渍？

碱性清洁剂：pH≥7.5，应对各种有机物有较好的去除作用，对金属腐蚀性小，不会加快返锈的现象。

1030. 中性清洁剂的 pH 是多少？对金属有没有腐蚀作用？

中性清洁剂的 pH 6.5～7.5，是由一种优质阴离子和非离子表面活化剂精确合成的水多元醇基混合物而产生一种接近中性的浓缩物，具有高效环保温和防锈效果，对金属无腐蚀作用。

1031. 酸性清洁剂 pH 是多少？主要清除什么？

酸性清洁剂的 pH≤6.5，对无机固体粒子有较好的溶解去除作用，对金属物品的腐蚀性小。

1032. 含酶清洁剂有哪些特点？

含酶的清洁剂，有较强的去污能力，能快速分解蛋白质等多种有机污染物，去除物体表面微生物，具有高清洁效率。含酶清洁剂有多酶清洁剂（含蛋白酶、淀粉酶、脂肪酶、糖酶独特配方）和单酶清洁剂等。

1033. 洗涤用水都包括哪些？

洗涤用水包括冷热自来水、软水、纯化水或蒸馏水供应。自来水水质应符合 GB5749 的规定；纯化水应符合电导率≤15μS/cm（25℃）。

1034. PIVAS 医用耗材使用后应该如何处置？

一次性无菌物品使用后，须统一收集、集中处理，禁止重复使用和回流市场。

PIVAS 医用耗材使用后应当及时收集，并按照类别分置于防渗漏、防锐器穿透的专用包装物或者密闭的容器内，并有明显的警示标识和警示说明。由医院相关部门统一规范回收，并做好交接与记录。

第二十六章

PIVAS 临床药学服务基础知识问答

第一节　PIVAS 在医院药学服务中的意义

1035. 建立 PIVAS 对医院药学服务有何意义？

（1）药品集中调配，集中规范化管理，防止药品过期、失效和流失，减少药品浪费；

（2）对不合理医嘱的审核，进行事前干预，充分体现药师的价值；

（3）规范化的调配流程，确保药品质量，保证患者用药安全；

（4）发展临床药学，促进合理用药，提高药师临床药学服务能力。

1036. PIVAS 临床药学服务的特点？

静脉用药集中调配是一个新型的专业领域，新的专业发展带来了新的药学服务模式，"医—药—护—患"相结合的模式决定了 PIVAS 工作特点：

（1）与患者零距离的接触——混合调配的输液直接汇入每一位患者的血液之中；

（2）辐射性服务——服务于全院所有的临床科室；

（3）双重性服务——不仅服务于患者，还服务于临床；

（4）特别强调时间性——在单位时间内混合调配完药品，在集中的时间内运送到临床，在准确的时间节点给患者用药；

（5）PIVAS 工作人员需掌握全科知识、临床知识和药学知识。

所有这些工作特点，决定了 PIVAS 的工作性质——高强度、高风险、高压力。

1037. PIVAS 药师如何做好药学服务咨询？

（1）对临床的药学咨询做好记录，记录咨询人员、咨询时间、咨询科室、咨询问题、回复内容、回复依据、被咨询药师等。

（2）回答临床问题必须准确，不可以含糊，如咨询内容药师明确答案，则可以立即回答；如答案不明确，可以告知临床需要进行查找，并尽快给予答复。

（3）开展药物咨询服务使得医护人员对 PIVAS 的药学工作有更全面和准确的了解，不但可以加强 PIVAS 与临床的沟通，而且可以促进药师不断学习，了解临床的需要及最新进展。

1038. PIVAS 药师在合理用药中的作用有哪些？

药师在静脉用药调配中心工作中，应当遵循安全、合理、有效、经济的原则指导合理用药。PIVAS 药师在合理用药中的作用包括：

（1）药师事前审核处方，干预临床不合理医嘱，指导临床用药，提供药物相关信息；

（2）通过处方点评，汇总分析临床不合理用药情况，并进行临床宣教减少不合理用药现象；

（3）药师根据药物药理药动学特点分配输液顺序，通过控制配送时间，确保给药时间的合理性；

（4）根据药物经济学指导临床选择药品合理剂量组合，降低患者药物费用；

（5）药师通过对成品输液临床使用产生的主要问题（未按正确给药时间间隔使用、未按规定立即使用、未避光、未遮光等）进行干预，减少成品输液临床使用的不安全因素，促进静脉用药的安全使用；

（6）对患者进行用药宣教，普及合理用药知识。

总之，PIVAS 药师为全面开展现代医院临床药学服务开辟了新的领域，对促进临床合理用药具有重要作用。

1039. PIVAS 开展处方点评工作的意义？

PIVAS 开展处方点评是对临床用药现存或潜在的问题，制订并实施干预和改进措施，促进临床合理用药。通过对医嘱处方的点评，一方面，在每天审方环节中，能够及时通过计算机网络系统将不合理处方反馈给临床科室，另一方面，通过每个月将不合理处方进行汇总，归纳分析出典型问题上报至医务部，并按照科室分别以报表形式反馈。再者，PIVAS 处方点评涵盖所有临床科室的长期输液医嘱，有利于查找是否有重复用药及配伍禁忌等，从而保证了患者用药的安全、有效。

1040. PIVAS 实现了医疗服务模式从"医—护"结合模式向"医—药—护"结合模式转变，有何意义？

通过 PIVAS 的建立，实现了多团队合作。这一转变实现了药学由单纯的供应保障型向技术服务型的转变，由"以药品为中心"的传统调配型向"以患者为中心"的主动服务型的转变。通过 PIVAS 平台，药师充分发挥药学专业优势，在审核临床医嘱的过程中提供主动的技术服务，体现药学服务在整个诊疗体系中的价值，提高了药学科研水平，为临床药学构建了新的服务平台。

1041. PIVAS 临床调研工作和临床药学服务有何区别？

临床调研工作是临床药学服务的重要组成部分。临床药学服务是药师参与临床药物治疗的全过程，包括药物遴选、审方、调配发药、用药指导、临床调研、处方点评、不良反应监测与报告、药师查房会诊、参与个体化治疗方案制订、治疗药物监测及结果解释与建议等。

PIVAS 临床调研是 PIVAS 工作人员对所混合调配的药品质量进行临床跟踪调研及与临床的沟通，关注的是临床医师、护士与患者对静脉输液使用的相关问题，始终保持双向的有效沟通，为临床解决与静脉输液相关的实际问题，同时通过对临床科室进行系统客观的收集信息并研究分析，促进 PIVAS 持续质量改进，是 PIVAS 工作的环节之一。

1042. PIVAS 临床调研工作的目的是什么？

临床调研工作强调有效沟通，其目的是通过临床调研及时发现工作中的不足，了解临床服务需求，建立起 PIVAS 与临床之间相互信任、相互理解、相互配合的关系，是 PIVAS 对所调配的输液进行质量追踪、发现和解决问题的过程，为 PIVAS 服务质量的持续改进提供依据。

1043. PIVAS 临床调研对实际工作的指导意义体现在哪些方面？

（1）PIVAS 的不断发展需要得到临床科室的配合和支持，通过调研中发现的问题，促进 PIVAS 内部整改优化流程；

（2）临床科室工作的不断完善也需要 PIVAS 的支撑，提升医疗质量；

（3）加强药品管理，保证用药安全合理；

（4）践行临床药学，将工作落到实处；

（5）提供优质药学服务，增强个人专业素养。

1044. PIVAS 临床调研的重要性体现在哪些方面？

（1）PIVAS 启用前，调研是了解临床医疗秩序与用药习惯，并制订相应对策。

（2）PIVAS 运行后，PIVAS 通过与临床科室进行沟通，听取临床各方面的意见或建议，能够提高临床科室对 PIVAS 服务的满意度，保证 PIVAS 的规范、良性的运行。另外，通过临床调研，使药师走到临床，走向患者，充分发挥药师的专业特长，保障了患者的用药安全。

1045. PIVAS 临床调研的工作重点是什么？

（1）跟踪 PIVAS 发放的成品输液质量、输液配送情况；

（2）成品输液在离开 PIVAS 之后保存与使用情况；

（3）向医生、护士、患者有目的地进行合理用药宣教；

（4）向临床的医师、护士学习，更好地为临床服务；

（5）发生问题时能够面对面地与 PIVAS 人员进行有效沟通，使问题能够在最短时间内解决。

1046. PIVAS 如何将临床调研的结果运用到 PIVAS 的持续改进？

通过调研了解临床药物使用与管理上存在的问题，同时倾听意见和建议。通过记录、收集、整理与分析，有针对性地向临床进行合理用药宣教，对 PIVAS 药学服务技能的持续改进。

1047. PIVAS 开展临床调研的对象包括哪些群体？

包括医师、护士、患者及家属。

（1）对于医生，侧重于用药医嘱或处方开具、药物疗效与评价、药物资讯、特殊人群用药指导、治疗药物监测、不良反应监测等方面；

（2）对于护士，侧重于注射剂的用法用量、静滴速度、输液药物的稳定性和配伍禁忌、批次分配的合理性、输液配送的及时性、药品的管理与贮存、不良反应/时间上报的程序等信息；

（3）对于患者及家属，侧重于用药注意事项，提高患者输注药物的依从性，缓解在用药过程中出现不适或发生药品不良反应时紧张情绪等。

1048. PIVAS 与临床科室沟通的时机及要点有哪些？

PIVAS 开展工作前，确定试运行科室并进行多层面的调研，与临床的医师、护士就存在的问题充分沟通，并积极地采纳来自临床一线的合理化建议，拟定规章制度、工作流程、岗位职责和汇总存在的问题。在坚持规范的前提下，尽可能满足临床的需求。PIVAS 试运行前召开由医务部、护理部、感染控制办公室、信息中心、绩效考核办公室、物流中心等参加的协调会，讨论解决存在的问题和改进方案，通过相关工作制度、工作流程、岗位职责、质量控制标准和绩效考核条例等。

试运行成功后，应采用沟通在前，运行在后的方式，成熟一个科室，开展一个科室，对每一个科室都采用面对面的沟通方式，在广泛听取意见的前提下制订规范，针对各科存在的问题，积极到临床开展培训，达成共识。

PIVAS 与各行政、临床科室在日常工作中发现问题，负责人应积极主动与相关科室沟通，如果涉及多科室需要召开协调会达成共识；个别科室可通过电话或面对面讨论协商解决。PIVAS 工作人员要明确与各行政、临床科室沟通的目的是促进合理用药，保证患者的用药安全，降低医疗隐患，是探讨医务人员共赢的工作模式。

1049. PIVAS 工作人员可以采用哪些方式与临床科室沟通服务？

主要包括直接沟通和间接沟通两种方式。直接沟通服务方式，PIVAS 可以到临床科室召开座谈会，临床科室也可到 PIVAS 现场沟通咨询，广泛深入了解，汇总分析存在的问题。间接沟通服务方式，药师在审核处方时发现不合理医嘱，HIS 系统自动反馈给临床医生，如果做不到实时反馈，可通过电话、微信群、QQ 群等方式反馈。

1050. PIVAS 开展临床对 PIVAS 满意度调查一般包含哪些内容？

满意度调查一般包括：文明礼貌用语、不合理处方反馈的及时性、分配输液顺序的合理性、药品混合调配质量、送药时间、送药工人服务、药学服务等。

1051. PIVAS 工作人员是否需要到患者床前做调研？

需要。在到患者床前做调研时，首先应得到医护人员的同意后方可进行。主要内容有：

（1）提高患者用药的依从性，对有滴速要求的和避光要求的输液，应告知患者不得随意调整或取下避光袋；

（2）合理用药宣教。例如：对使用奥沙利铂的患者，因奥沙利铂可致喉痉挛，因此应提醒患者使用该药期间不得进食冰冷食物或用冰水漱口；

（3）对患者及家属进行药品不良反应知识宣教，安抚患者及家属的紧张情绪，避免不必要的医疗纠纷发生或蔓延。

第二节　PIVAS 临床药学服务工作流程

1052. PIVAS 药师本身素质的提高是否可以直接体现到临床药学服务的提高上？

可以。PIVAS 药师不仅要有扎实的药学专业知识，还应有临床医学知识以及开展药学服务工作的实践经验和能力，并具备药学服务相关的药事管理、法规知识以及高尚的职业道德，才能为临床合理用药提供保障，从而减少不良事件的发生，使临床用药更为合理、安全、有效，从根本上提升药学服务的质量。

1053. PIVAS 临床药学服务如何体现以患者为中心？

（1）保证患者及时准确安全用药；

（2）审方药师对处方的适宜性进行审核，充分保证患者用药的合理性；

（3）PIVAS 规范化的调配流程，环环把关，保证患者的用药的安全性；

（4）药师对临床科室进行合理用药宣传，并对临床护理用药工作指导，保证患者用药的有效性。

1054. PIVAS 如何实现临床药学服务持续改进？

（1）深入临床，收集医护人员对 PIVAS 的药学服务存在的意见；

（2）整理收集的意见，进行分析讨论，制订临床药学服务持续改进的计划；

（3）执行计划，在执行计划的过程中须做好详细的记录，以便之后进行分析总结；

（4）检查计划的执行结果，总结经验教训，把未解决的问题转入下个 PD-CA 循环。

1055. PIVAS 审核处方与处方点评有何不同？

（1）PIVAS 审核涵盖全部输液处方；

（2）能从 HIS 中汇总全部不合格处方数据；

（3）PIVAS 实现处方点评的"事前干预"；

（4）能将不合理的处方医嘱实时地反馈给临床。

1056. PIVAS 是否需要静脉用药临床药师？

PIVAS 需要专业静脉用药临床药师。现有通科临床药师、专科临床药师，应该培养专业静脉用药临床药师。

1057. PIVAS 需要配备专职人员在临床进行临床药学服务吗？

需要。PIVAS 是一种全新模式的药学服务，应用药学专业知识，向医生、护士和患者提供个体化的合理用药指导，从而最大限度的提高药物疗效，最大程度降低用药风险。目前，PIVAS 药师审方工作大多仍局限于审核其适宜性和合理性，无法做到个体化的用药方案指导，而不能从根本上起到辅助临床合理用药的作用。因此，PIVAS 需要配备专职人员进行临床药学服务。

1058. PIVAS 药师是否参与"临床路径"的制订?

是的。"临床路径"用药管理是一种标准化的临床用药规范，它本着安全、有效和经济的药物选择原则，且经得起推敲并符合循证原则，是医院合理用药的典范。PIVAS 药师参与到"临床路径"的制订，组织多元化审核，并通过临床路径，避免不合理用药，提高药物治疗的有效性，降低用药风险，减少医疗成本，减轻患者负担，有利于"临床路径"的规范化实施。

1059. PIVAS 药师是否有义务定期将合理用药知识反馈给临床医师?

为加强医—药—护之间的沟通从而促进临床合理、安全、有效用药，PIV-AS 药师有义务定期将合理用药知识、不合理用药现象及最新用药安全知识反馈给临床医师。PIVAS 药师可通过讲座、电话、调研、宣传单、微信平台及直接沟通等形式将合理用药知识反馈给临床。

1060. 临床科室告知某药品无法正常开具，PIVAS 药师应如何处理?

（1）PIVAS 药师要查看医院 HIS 系统药品是否有足够库存，部分医院只有收费后减库存，收费前只占用可用库存；

（2）检查医师是否因录入错误占用大量药品可用库存，导致该药品无法开具；

（3）核查该种药品是否更换产地、规格等信息导致医生不知晓而录入原药品；

（4）与临床科室沟通确认其是否录入信息错误、发送地点是否正确等；

（5）信息系统问题与信息中心联系解决。

1061. PIVAS 药师如何提前通知临床科室药品不能满足供应?

利用院内网、办公软件、微信群、QQ 群、电话及时告知临床科室药品不能满足临床供应的原因、影响时间，请医师修改医嘱，选用同类其他可替代药品。

1062. 临床电话通知 PIVAS 停止医嘱该如何解决?

原则上 PIVAS 不接受电话医嘱。特殊情况下，如患者死亡，PIVAS 工作人员应先重打输液标签将药品找出，之后提醒该科室医务人员执行停止医嘱，操作成功后，审方药师打出退药标签，核对所找出的退药。

1063. 如何处理药师与临床科室沟通时无法解决的问题?

PIVAS 药师与临床科室沟通时遇到解决不了的问题应详细记录,根据问题的性质做不同的答复。如果问题是自己的知识和业务能力不足,告知对方需要查找相关资料或请教专业人士后答复;如果问题需要做决定或临床提出的意见、建议,此问题不是自己权利范围所能解决时,应告知医务人员需要请示领导后给予答复。总之,PIVAS 药师与临床科室沟通时遇到解决不了的困难问题要冷静面对,坦诚回答,具体问题具体分析。

1064. 每日临床调研服务与每月临床调研服务内容?

(1) 每日临床调研服务内容:主要追踪当日药品混合调配的质量、临床使用药品情况、解决临床反馈问题、反馈不合理医嘱及药品供应情况等;

(2) 每月临床调研服务内容:调研临床满意度,反馈当月问题汇总分析内容,临床药品使用、管理与宣教等。

1065. PIVAS 临床调研服务的工作流程是什么?

(1) 日临床调研服务工作流程:调配工作完成→PIVAS 工作人员根据当日临床科室电话反映问题→有针对性的到临床现场沟通、调研、解决→记录→回科室交班→调研时现场未解决的问题进行查询或交接班时共同探讨,找出最佳处理方案后电话反馈→整理出需要交班或次日调研反馈的问题→对调研时发现的重要问题在交班时进行头脑风暴→进入 PDCA 循环。

(2) 月临床调研服务工作流程:每月安排专人到责任科室→发放《PIVAS 月调研表》→回收调研表→汇总整理并分析→结果反馈给科室→对重要问题在交班时进行头脑风暴→进入 PDCA 循环。

1066. PIVAS 已经结束调配,而医生又开具医嘱需要调配,该如何沟通?

针对未开展临时医嘱调配的 PIVAS,工作人员应告诉临床 PIVAS 的服务范围,并请护士站将当天需要使用的临时医嘱发送到病区药房。

对于已开展临时医嘱调配的 PIVAS,PIVAS 应根据临时医嘱的批次合理安排给予调配,同时通知临床送达的时间;如超出临时医嘱配送时间,可将药品直接复核包装配送。

1067. 如遇到临床使用有特殊注意事项的药物时,PIVAS 药师应当如何做?

(1) 电话通知/沟通相关科室医护人员,告知药品使用信息中的注意事项，确保药物使用安全。

（2）书写特殊药品使用联络单，或在输液标签注明注意事项随药品发放至科室，提示医护人员注意。

（3）开展院内药品特殊注意事项宣教，为医护人员普及相关知识。

（4）制作常用药品特殊注意事项，信息库通过信息系统做好相关知识普及。

1068. PIVAS 如何处理医生、护士传统的工作习惯与 PIVAS 工作冲突？

医生、护士传统的工作习惯与 PIVAS 工作发生冲突时，PIVAS 负责人要积极与其沟通，倾听医护人员传统的工作习惯，共同商讨适合本科室的工作流程，同时给病区讲解 PIVAS 的工作流程，如每天接收医嘱的截止时间、药师审核医嘱的时间、每批次送药的时间、退药的截止时间等，共同了解双方工作特点及工作性质就可产生同理心，避免工作矛盾冲突。

1069. 当 PIVAS 药师和临床医生意见不一致时该如何沟通？

当 PIVAS 药师和临床医生意见不一致时，尽量避免发生争执。

（1）少数医师认为某些不合理医嘱在临床使用多年，并未出现不良后果，PIVAS 应告知执行《超说明书用药》流程。

（2）同时提高医生对药物的认知，增加专题讲座、反馈不合理用药信息，纠正临床医生的不合理用药习惯，减少与临床的冲突。

（3）适当增加行政干预，避免医疗隐患。

1070. 对于将要开展静脉用药集中调配的临床科室，是否需要做临床调研？

需要。首先调取该科室医嘱进行梳理，将其不合理医嘱整理成书面材料，与科室进行沟通改正；其次，了解该科室开始输液时间、输液习惯等情况；最后，发放 PIVAS 相关流程，主要包括配送方式、输液顺序的分配、输液安全管理等问题，临床科室组织医生与护士进行学习，确保人人知晓。

1071. PIVAS 对临床调研的情况如何汇总、分析、反馈？

将所有科室的问题、满意度及临床建议等进行汇总分析，作为科室月汇报工作的内容之一进行汇报，并将月调研的结果整理成文字资料统一反馈到科主任、护士长。对于调研过程中出现的临床共性问题，应组织医院相关职能科室协商解决，并予以反馈。还应对跟踪调研中的典型用药案例进行整理汇总后制作 PPT，作为科室继续教育和培训的一部分。

1072. 临床调研需要监控临床成品输液静脉滴注的情况吗？

需要。在每日的调研过程中，通过查看治疗室内输液的留存情况和去患者床前查看来监控。

（1）输液滴注速度的控制与在规定的条件下输注是确保输液安全有效的重要方面。静脉药物滴注速度是根据患者年龄、病情、药物性质、输液总量和输液目的等多方面因素确定，滴注速度选择的正确与否，直接影响临床治疗的效果。

（2）配送至临床的成品输液是否能够及时滴注，如液体量过多导致成品输液放置时间过长，可告知医生采取有效的解决办法。如分时间段下达医嘱使药品分批配送。

（3）药物应按其不同性质进行正确储存，如果储存条件不正确，易使输液变质失效，甚至产生有毒物质。

PIVAS 工作人员应熟练掌握每一种药物的滴注速度、浓度、调配后的储存时间、储存条件，才能在整个监控过程中承担起保障安全用药的职责，真正使医药护形成治疗团队，共同为患者的输液安全负责。

第三节 PIVAS 临床药学服务注意事项

1073. PIVAS 药师如何学习临床用药知识？

（1）通过书籍学习临床药物治疗学知识。
（2）通过网络查找疾病治疗指南，掌握最新治疗方案。
（3）定期到临床学习实际病例，深入学习临床用药方案。
（4）可以到全国正规的临床药师培训基地接受培训。

1074. PIVAS 工作人员与临床科室沟通有何技巧？

美国的心理学家研究表明，语言、声调、身体语言等形式在沟通效果中所占的比例：文字7%，声调38%，身体语言55%。文字是说话用字的内容；声调包括了说话的高低音调、声音大小、快慢速度和语气；身体语言则包括了面部表情，头与身躯的姿势和手势等。PIVAS 工作人员与临床科室沟通时注意运用以上技巧，同时学会换位思考，礼貌用语，有理有据，以患者用药安全为中心。

1075.　PIVAS 接听电话的礼貌用语有哪些?

（1）"您好！这里是静脉用药调配中心。"

（2）"医师，您好！这里是静脉用药调配中心，某床患者的某医嘱因何种原因为不合理医嘱，药品说明书提示的用法用量为……请您再次确认后予以修改，谢谢！"，"如果您确认该用法，请说明原因并执行双签字程序，如果是常规用法，请启动超说明书用药程序，报 PIVAS 备案后给予调配。"

（3）"护士老师您好！这里是静脉用药调配中心，某床患者的某条医嘱是不合理医嘱，已与医师沟通过，请及时执行撤销/退药，谢谢！"

（4）"您的问题我已经记录，因当事人不在，我需要核实/汇报后才能给您正确的答复，稍后我将给您反馈，请放心。"

（5）"非常感谢您的支持与理解，您的意见我们将传达到上级领导，并及时给您反馈，请放心。"

1076.　PIVAS 临床调研服务前需要准备哪些内容?

临床调研服务前，应做好以下问题的准备：

（1）将上次调研中待解决的问题，需要本次调研再次强调的予以确认；

（2）上次调研与本次调研期间，临床都有哪些电话，对其所反映的问题解决或解释的情况；

（3）近期临床有哪些需要注意的问题；

（4）药品供应方面是否有缺货，需及时通知临床；

（5）典型的，或者常出现的不合理医嘱可以整理成资料，当面沟通该不合理医嘱的原因；

（6）及时将新进药品的适应证、用法用量、注意事项等对医生进行用药宣传；

（7）如参与查房，需要熟悉和了解患者病情包括症状和体征的变化、诊断的修正及治疗方案的调整，与医生讨论用药方案。

1077.　影响临床科室对 PIVAS 满意度的因素一般有哪些?

PIVAS 需要对每次的调研内容进行梳理，利用统计学方法，画出柏拉图，找到影响满意度的因素。例如：

（1）PIVAS 服务范围是否合理全面；

（2）PIVAS 的工作流程是否合理高效，主要是各批次送药准时率，药品批次设置合理性、退药时间合理性、接收医嘱的时间合理性等；

（3）PIVAS 工作人员与临床科室护士的沟通交流是否有效顺畅，具体表现在 PIVAS 工作人员服务态度是否良好，对工作中存在的问题能否给予耐心解答和指导，对新的流程、规定、制度能否有效通知各临床科室并展开良性互动的系统培训等方面。

1078. 通过临床调研服务是否可以加强 PIVAS 与临床科室之间的沟通？

通过临床调研服务可以加强 PIVAS 与临床科室之间的沟通。PIVAS 通过临床调研服务，建立起相互信任、相互理解、相互配合的合作关系。可将问题现场解决，对出现的问题以诚相待，积极排查自身原因，不推诿不妥协，尽快给予临床满意答复。

对于配送的成品输液每日查看输液质量，指导医护人员合理使用药品，减少用药差错，降低医疗纠纷的发生率，对缓解医患关系起到一定的作用；对于临床的不合理医嘱给予及时的拦截和反馈；对医、护、患进行合理用药宣教。

通过以上行为充分听取临床各方面的意见或建议，相互沟通，不仅提高临床科室对 PIVAS 服务的满意度，也保证了 PIVAS 的规范、良性的运行。因此，通过临床调研，可以使临床科室与 PIVAS 之间互相协作、互相促进。

1079. 如何解决 PIVAS 临床调研中发现的问题？

在调研时，对于临床提出的疑问要进行分析与评估：

（1）对于现场能解决的问题，应给予及时答疑，或打电话回科室请求帮助回答。

（2）对现场不能解决的问题，应立即告知临床，需要回科室汇报后及时反馈。例如，临床询问关于 PIVAS 工作流程、输液标签、批次的分配原则等问题，调研人员应给予详细的回答。如涉及差错，比如出现了混科，调研人员首先应诚恳地道歉，然后立即将该输液送到相应的科室，并打电话回科室汇报；对于少送输液的情况，调研人员应先请临床科室协助在治疗室或者患者床前查找原因，同时打电话回科室，请求帮助查询，尽快找到原因。

（3）如果是咨询药学专业知识，应提供专业的答复，若调研人员对咨询的内容没有把握，应立即向临床解释，将问题带回去查询专业书籍后再答复，千万不能想当然、没有根据地解答专业问题。

（4）对于 PIVAS 内部解决不了，需要涉及院内各职能科室时，由 PIVAS 分析提出解决方法，重点问题上报药学部审查，对解决的结果及时反馈给临床科室，使 PIVAS 得到持续改进。

1080. PIVAS 临床调研的频率多少为宜?

每日常规工作调研（表 26-1），每日上午工作结束后。

每月满意度调研（表 26-2），每月月底或者月初。

表 26-1　PIVAS 临床日调研服务登记表

调研时间： 调研人员： 调研科室：
调研内容： 1. 跟踪所调配药品质量 2. 药品在临床应用情况 3. 及时帮助护士解决成品输液所发现的问题 4. 不合理医嘱反馈 5. 药品供应 6. 药学服务 7. 其他临时内容
存在问题：
原因分析：
整改措施：

表 26-2　PIVAS 临床月调研服务登记表

调研日期：

临床调研员：

调研科室：

满意度	满意	一般	不满意
文明礼貌用语			
不合格处方反馈			
批次合理性			
药品调配质量			
送药时间			
送药工人服务			
临床药学服务			
日调研人员服务			
意见征集			
调查对象签名			

第二十七章

PIVAS 应急预案基础知识问答

第一节　应急预案概述

1081. 什么是应急预案?

应急预案是针对具体设备、设施、场所和环境,在安全评价的基础上,为降低事故造成的人身、财产与环境损失,就事故发生后的应急救援机构和人员,应急救援的设备、设施、条件和环境,行动的步骤和纲领,控制事故发展的方法和程序等,预先做出的科学而有效的计划和安排。

1082. 应急预案的意义是什么?

应急预案可使应急救援活动迅速有序地按照计划和最有效的步骤来进行。实际上是标准化的反应程序,其核心在于有章可循。应急预案明确了在事故发生之前、发生过程中以及刚刚结束之后,负责做什么、何时做、怎么做以及相应的策略和资源准备等。

1083. 应急预案应具备的要素有哪些?

应急救援机构、人员,应急救援的设备、设施、条件和环境,行动的步骤和纲领。

1084. PIVAS 应急预案有哪些?

火灾应急预案、停电应急预案、停水与泛水应急预案、网络与信息系统故障应急预案、设备与设施故障应急预案、职业暴露应急预案、药品断药应急预案、药品召回应急预案、人力资源应急预案、差错事故应急预案。

1085. PIVAS 为什么开展应急管理工作?

(1) 严峻的安全形势。

(2) 法律义务。

（3）科室发展内在要求。有效的应急救援可将事故损失降至无应急救援时的 6% 。

（4）社会责任。所谓"社会责任"，一般是指在创造效益、安全生产的同时，还要承担对员工、对社会和环境的社会责任。其中，安全责任是社会责任的重要内容，包括对员工进行广泛深入的安全教育，消除安全隐患；对可能出现的各种安全事故制订应急预案，将安全事故发生概率降到最小等方面。

（5）科室职工自身的需要，是人类保障自身安全、生活稳定以及免遭痛苦、威胁或疾病的需求。在"马斯洛需求层次理论"中"安全需求"仅次于"生理需求"，安全，是人类生存和科室立足首要的需求；缺失了安全，人的生存与科室的价值就失去了"依据"和"保障"。

（6）政府要求。中央、国务院高度重视应对突发公共事件工作。党的十六届三中、四中、五中、六中全会明确提出，要建立健全社会预警体系和应急机制。

1086. PIVAS 如何开展应急管理工作？

（1）健全管理制度，并公之于众。制度是做好工作的前提和保证。人是视觉动物，需要能够看到自己的工作，并且能够轻易地看到自己处于抑或偏离了标准状态，可视化的制度为员工提供操作及精神上的支持；

（2）专业培训打基础，标识提示避免错误。由专业工程师进行现场指导和培训，讲解设备的构造、原理、使用方法、注意事项及常见问题的处理办法等，使操作人员能够掌握正确的操作。同时将操作规程制作标识牌，使员工严格执行，不擅自改变。各配置间标识紧急逃生出口标志，并配备逃生锤，必要时打破玻璃逃生自救；

（3）制作表格便于维护。设计相应的表格如《照明度检测登记表》《医用空气消毒机工作状态登记表》《恒温箱使用登记表》等，将日常设备需清洁、保养、维护的内容标示其中，确保员工行动的执行；

（4）制订应急行动学习计划，建立培训体系。

1087. 如何加强 PIVAS 应急管理队伍建设？

（1）建立日常管理体系与现场指挥体系。按照专业救援和员工参与相结合、平时防范和险时救援相结合的原则，建设专业队伍为骨干、兼职队伍为辅助、员工队伍为基础的应急队伍体系。

（2）切实抓好 PIVAS 应急队伍的管理和训练。

（3）加强对 PIVAS 员工应急知识、技能的培训。

（4）特别是关键岗位的员工，不仅要熟练掌握操作技术，更要掌握安全操作规范和突发事件的处置方法，增强自救互救和第一时间处置突发事件能力。

1088. 如何提高 PIVAS 员工应急意识?

根据工作人员情况制订应急培训计划，依据培训计划开展员工应急宣传，并普及应急处理相关知识使工作岗位上的员工形成应急处理事件意识，严格执行规章制度和安全操作规程，熟悉有关防范和应对措施，灵活掌握应急处理事件能力。对应急知识和应急技能培训，应合理安排培训时间、培训内容，理论与演练相结合，使员工不仅止于口，还会行于手，打造一支高素质团队。

1089. PIVAS 应急处理人员应具备什么素质?

（1）足够的专业知识和职业防护能力；
（2）具有较强的责任心和执行力；
（3）熟悉 PIVAS 范围内各项应急预案；
（4）要具有团队整体协调能力。

1090. PIVAS 工作人员应急演练的重要性?

（1）通过应急演练，可以增加对应急情况的适应性以及各职能部门和专业人员的协调性；
（2）通过应急演练，可以检验指挥能力及响应能力；
（3）通过应急演练，可以提高具备完成指定任务所需的相应能力；
（4）通过应急演练，可以证实应急预案是可行的，也可发现应急预案存在的问题。

1091. PIVAS 应急演练基本要求有哪些?

（1）结合应急管理工作实际，明确演练目的、演练方式和规模；
（2）着眼提高组织人员的协调能力，团队实战能力，总结推广经验，及时将问题整改；
（3）围绕演练目的，精心组织，严格遵守相关安全措施，确保演练人员设施安全；
（4）演练完成后进行评估，填写相关记录。

1092. PIVAS 岗位安全应急卡内容有哪些?

岗位名称、控制标准、岗位操作要点、存在危险因素、危险因素应对措施、本岗位应急处置装备、应急处置注意事项、应急联系电话（PIVAS 主要负责人、PIVAS 组长、公共报警电话、火警电话、急救电话）。

1093. PIVAS 岗位安全操作规程内容有哪些?

（1）岗位危险源：不正确的操作方法，设备、设施有缺陷，存在有毒有害物质；

（2）控制标准：国家和行业安全技术标准或法律法规具体要求、单位和科室标准要求；

（3）安全操作方法：标准操作规程（SOP）；

（4）严禁事项：不允许出现的操作、动作、行为；

（5）应急措施：紧急情况应当立即采取的措施、紧急情况应当熟练掌握应急方法。

1094. PIVAS 应急预案清单表有哪些内容?

应急预案名称、覆盖岗位（关键场所、要害部位、重大危险设施及备注）。

1095. PIVAS 应急救援设备、设施清单有哪些内容?

设备设施名称、数量、完好程度、保管人。

1096. PIVAS 应急处理（急救箱物品）表有哪些内容?

急救箱中放置物品、数量、物品使用情况、补充情况、补充时间。

1097. PIVAS 应急救援设备、设施检查与维护记录登记表有哪些内容?

设备、设施名称、检查结果、是否需要维护、检查人、检查时间。

1098. PIVAS 应急预案演练计划表有哪些内容?

演练时间、演练内容、演练要求效果、参加演练人员。

1099. 应急预案演练记录表有哪些内容?

演练内容、演练方式、演练地点、时间、演练部门、记录人、参加演练人员、演练过程概述、演练总结（包括改进建议）。

第二节　PIVAS 火灾应急预案

1100. PIVAS 消防安全小组构成?

（1）临时指挥员：现场指挥；

（2）灭火行动组：负责现场一般初级火灾的扑救工作；

（3）疏散引导组：协调人员疏散、现场秩序维持工作；

（4）通信联络组：负责单位内部报警，通知主要领导和各小组成员，了解各区域火势和人员疏散情况，传达灭火和疏散指令；

（5）现场警戒组：负责警戒工作；

（6）安全救护组：携带急救箱及急救设施，在生命安全得到保证的前提下，负责火场现场人员与物资的抢救。

1101. PIVAS 火灾应急预案实施细则？

（1）发现火源。当 PIVAS 发现火源时，迅速通知所有工作人员进入应急状态。如调配间发现火情且可以控制时，要采取"先控制，后扑灭"的原则，调配间内人员立即切断电源。

（2）形成第一灭火力量。

1）PIVAS 消防安全小组灭火营救人员在 30 秒内立即形成第一灭火力量，在就近取出灭火器进行，其余人员形成第二灭火力量以包围的形式灭火；

2）若火势已无法控制，应立即撤离，以免造成人员伤亡；

3）当火场有人员受困时，要坚持"先救人，后救火"的原则。当针剂库及液体库附近发生火灾时，灭火的同时现场警戒人员要将易燃物品（如 75% 的酒精）安全转移；

（3）电话求救。

1）PIVAS 消防安全小组通信联络人员立即拨打 119，通知院领导、院消防办、保卫处、院行政值班室；

2）扑救火灾过程还要联系医院电工组、管道组、网络信息中心和设备设施厂家在火场待命，确保应急供电和消防用水；

（4）紧急组织疏散。

1）当 PIVAS 调配间突遇大火时，调配间内人员立即用逃生锤敲碎逃生门或逃生窗的玻璃进行逃生；

2）PIVAS 消防安全小组疏散引导人员立即打开消防通道紧急疏散所有人员安全撤离；

（5）待疏散完毕后，各组长和 PIVAS 消防队员清点人数。

（6）排查隐患。

（7）PIVAS 发生火灾应急预案实施终止后的恢复工作。

1）事故报告，保护事故现场，报告上级部门；

2）事故统计，对事故过程所有损失做收集、统计、归纳整理形成文件，为进一步处理事故工作提供依据；

3）事故分析总结，将事故发生的全过程认真作出总结，完善预案中的不足和缺陷，为今后的预案建立制订提供经验和完善的依据；

　　4）奖罚分明，制订合适的奖罚政策。

1102. PIVAS 扑救火灾时注意哪些事项？

　　（1）组织疏散时要以最近的安全出口为原则，且安全出口的利用要平均；

　　（2）若二级库或针剂库发生火灾，在火势的威胁下危害药品可能会发生爆炸或散发毒气，疏散人员时要佩戴防毒面具或捂住口鼻加强保护；

　　（3）PIVAS 火灾的扑救要服从 PIVAS 消防安全小组临时指挥人员的现场指挥，PIVAS 消防安全队员要分工明确，各负其责，密切配合院内及院外消防队员的指挥。

1103. PIVAS 失火时如何使用消防栓？

　　（1）首先打开消防栓箱，取出水带，将水带向起火方向甩开，避免扭、折；

　　（2）将靠近消防栓端的消防水带与消防栓进行快速连接，即在连接时将连接扣准确插入滑槽，按顺时针方向拧紧且牢固（以防脱开高压水伤人）；

　　（3）将消防水带的另一端与水枪进行快速连接，即在连接时将连接扣准确插入滑槽，按顺时针方向拧紧且牢固（以防脱开高压水伤人）；

　　（4）连接完毕至少两人灭火，一人拿水枪，一人拿水龙带，打开消防阀出水灭火，使用消防水枪时，将水枪顶在腰部，蹲马步；

　　（5）使用水枪灭火，人持水枪灭火要从远及近，水流要从高到低喷射，避免着火物倒塌伤到救火人员；

　　（6）消防水带灭火后，须打开晒干水分，并经检查确认没有破损，才折叠到消防箱内。

第三节　PIVAS 停电应急预案

1104. PIVAS 停电有几种情况？

　　停电分为计划内停电与计划外停电。计划内停电是指因为某种原因可能造成电力线路供电中断，PIVAS 接到通知在某时间段将实行停电。计划外停电是指因为某种原因意外造成电力线路供电中断，不可预知。

1105. PIVAS 停电应急预案实施细则？

　　（1）计划内停电应急预案实施细则：

　　1）接到停电通知后，询问医院电工组停电持续时间；

2）立即汇报领导；

3）做好停电准备，备好手电筒、简易照明设备等；

4）通知临床科室停电时间，做好协调工作；

（2）计划外停电应急预案实施细则：

1）突然停电时，通知医院电工组，分析停电原因并询问来电时间；

2）停止所有操作，调配间内人员要沉着冷静，及时与调配间外人员沟通，统一听从安排，防止各类差错事故的发生；

3）关闭电源，拔下有关仪器、设备的插销；

4）通知临床，启动网络信息故障应急预案；

5）加强巡视，同时做好防火防盗工作；

6）必要时联系医院电工组启动发电机组，使用紧急备用电源。

第四节　PIVAS 停水泛水应急预案

1106. PIVAS 发生停水有几种情况？

PIVAS 发生停水有计划内停水和计划外停水两种情况。计划内停水是指因为某种原因可能造成水源供应中断，PIVAS 接到通知在某时间段将实行停水。计划外停水是指因为某种原因意外造成水源供应中断，不可预知。

1107. PIVAS 停水应急预案实施细则？

（1）计划内停水应急预案实施细则：

1）接到医院停水通知后，立即汇报领导并及时通知工作人员，做好停水准备；

2）根据停水时间做好贮水工作，将贮水器灌满备用放固定位置；

（2）计划外停电应急预案实施细则：

1）晚上突然停水，要与行政值班室人员联系，汇报停水情况；

2）白天突然停水要及时与管道维修组联系，查询原因，紧急处理，且尽可能贮水；

3）通知临床科室停电时间，做好协调工作；

4）停水期间，确保水源开关关闭，加强巡视。

1108. PIVAS 泛水应急预案实施细则？

（1）查找泛水地点，关闭水源；

（2）将药品或物品搬离水源处，检查药品物品有无浸泡，被污染药品物品不可再用，按处置流程登记报损；

（3）查找泛水原因，如能自行解决应立即采取措施；不能自行解决者，立即与管道维修组联系，夜间向医院行政值班室联系；

（4）做好警示，避免涉足泛水区或潮湿处，防止滑倒；

（5）及时清理、消毒被水浸泡的污染区域；

（6）及时通知全体工作人员，查找隐患，防患于未然。

第五节　PIVAS 网络信息系统故障应急预案

1109. PIVAS 网络信息系统故障分哪几级？

根据故障范围和程度，分为两级：1 级：网络信息系统（医嘱摆药系统和处方录入系统）不能正常使用 >1 小时；2 级：网络信息系统（医嘱摆药系统和处方录入系统）不能正常使用 ≤1 小时。

1110. PIVAS 网络信息系统故障应急分工与职责？

（1）现场指挥：PIVAS 负责人，负责在网络信息系统突发故障情况下的工作应急指挥。

（2）联络组：临时指定两名同志，负责及时联络病区，说明情况。

（3）待命组：一部分人员休息，保持体力；另一部分人员处理应急工作。

1111. PIVAS 网络信息系统故障应急预案流程？

发生网络信息系统故障后，工作人员不能解决问题时，负责人应及时与网络信息中心联系，了解故障的严重程度与可能持续时间。

（1）故障 ≤30 分钟。如果故障能在 30 分钟内恢复，则向临床说明情况，推迟送药时间。

（2）故障 >30 分钟。如果故障超出 30 分钟，则立即将情况上报上级领导，同时根据实际情况，分别进入 1 级、2 级故障应急处理。

1 级：故障 >1 小时。

1）联系临床说明情况，通知领药或下送时间及其成品输液下送延后约 1 小时，具体时间等待通知；

2）有急需用药情况可通知 PIVAS 工作人员进行摆药；

3）核对是否所有科室均已领药，发现有未领药的病区，工作人员应及时联系了解原因；

4）由 PIVAS 负责调配输液时，临床需填写领药单据本，以便进行录入计价；

5）核对所有科室已领药。

2 级：故障≤1 小时。

1）联系临床说明情况，推迟送药时间；

2）请临床科室在领药单据本上填写所用药品，由 PIVAS 人员进行手工摆药，药师核对后下送药品（领药单据和医嘱单均为一式两份，一份中心留存，一份病区留存，下同）；

3）或通知临床提供每名患者医嘱及输液标签，由 PIVAS 负责调配输液，同时临床需填写领药单据本，以便系统恢复后进行录入计价。

（3）故障恢复后。

1）PIVAS 负责人、网络信息中心确认故障已经得到排除；

2）PIVAS 联络组成员与各病区联系，告知网络信息系统已恢复，可以正常下医嘱到 PIVAS；

3）未录入的领药单据及时录入并确认；

4）严格记录此次故障事件。

第六节　PIVAS 职业暴露应急预案

1112. PIVAS 危害药品溢出分为哪几种？

PIVAS 危害药品溢出分为：危害药品小量溢出、危害药品大量溢出和生物安全柜内危害药品溢出 3 种。

（1）危害药品小量溢出是指体积≤5ml 或剂量≤5mg 药液的溢出。

（2）危害药品大量溢出是指体积 >5ml 或剂量 >5mg 药液的溢出。

（3）生物安全柜内危害药品溢出是指危害药品在生物安全柜内发生的溢出。

1113. PIVAS 危害药品溢出包用物有哪些？

（1）危害药品小量溢出包，见表 27-1。

表 27-1　危害药品小量溢出包清单

物品名称（个人防护用物）	数量	物品名称（操作用物）	数量
1. 一次性帽子	1 个	6. 清洁纱布	1 包
2. 一次性口罩（或 N95）	2 个	7. 清洁海绵	2 块
3. 无粉灭菌手套	3 副	8. 小铲	2 块
4. 护目镜	1 副	9. 黄色医疗垃圾袋	2 个
5. 洁净隔离服	1 套	10. 利器盒	1 个

（2）危害药品大量溢出包，见表27-2。

表 27-2　危害药品大量溢出包清单

物品名称（个人防护用物）	数量	物品名称（操作用物）	数量
1. 一次性帽子	1 个	9. 清洁海绵	2 块
2. 一次性口罩（或 N95）	2 个	10. 吸水垫或 spill-control pillow（溢出控制小枕）	2 个
3. 无粉灭菌手套	3 副	11. 隔离带或隔离标识	1 个
4. 护目镜	1 副	12. 清洁刷	1 个
5. 洁净隔离服	1 套	13. 小铲	1 个
6. 一次性鞋套	1 双	14. 黄色医疗垃圾袋	2 个
7. 面罩	1 副	15. 利器盒	1 个
8. 清洁纱布	1 包		

1114. PIVAS 危害药品小量溢出应急预案实施细则是什么？

（1）评估暴露在有溢出物环境中的每一个人，如果皮肤直接接触到药物，可用肥皂水或流动水清洗污染的皮肤；如果眼部黏膜直接接触到药物，可用生理盐水冲洗。

（2）操作人员戴一次性帽子，更换洁净隔离服，戴双层一次性口罩或 N95 口罩，佩戴护目镜，戴双层无粉灭菌手套。

（3）溢出的药液应用纱布吸附，粉末应用吸附性的清洁海绵轻轻擦拭；用小铲子将玻璃碎片收集并放入利器盒中。

（4）药物溢出的地方应用清洁剂反复清洗三遍，再用清水清洗；反复使用的物品，应当由操作人员在穿戴好个人防护器材的条件下，用清洁剂清洗两遍，再用清水清洗、消毒。

（5）所有用来处理溢出的物品统一放置在黄色医疗垃圾袋中；黄色医疗垃圾袋封口后，再放入另一个黄色医疗垃圾袋中，密封处理，以防污染室内空气，并标注警示标记。

（6）记录药物名称，溢出量、处理溢出的过程、分析溢出发生的原因、暴露于溢出环境中的员工及其他人员。

1115. PIVAS 危害药品大量溢出应急预案操作实施细则是什么？

（1）正确评估有溢出物的环境，迅速疏散人员。评估暴露在有溢出物环境中的每一个人，如果皮肤眼睛直接接触到药物，处理过程同"危害药品小量溢出处理"。

（2）当有大量危害药品溢出发生，应用隔离带或隔离标识隔离溢出地点，并有明显的标记提醒该处有危害药品溢出。

（3）操作人员戴一次性帽子，更换洁净隔离服，戴一次性鞋套，戴双层一次性口罩或 N95 口罩，佩戴护目镜，戴双层无粉灭菌手套。如果是产生气雾或汽化的危害药品溢出，必须佩戴面罩。

（4）溢出的药液用吸水垫或溢出控制小枕（spill-control pillow）吸附；溢出的粉末状药物用吸附性的清洁海绵或微湿的溢出控制小枕覆盖，将药物除去，防止药物进入空气中去。用小铲收集玻璃碎片至利器盒中。

（5）当药物完全被除去以后，被污染的地方必须先用清水冲洗，再用清洁剂清洗三遍，清洗范围应由小到大。清洁剂必须彻底用清水冲洗干净，若是吸附性强的细胞毒性药物（如阿霉素、米托蒽醌），应用 75% 酒精再次擦拭。

（6）污物处理与记录同"危害药品小量溢出应急预案"。

1116. PIVAS 生物安全柜内危害药品溢出应急预案流程是什么？

（1）若生物安全柜内药物的溢出体积≤150ml，其清除过程同"危害药品小量和大量的溢出处理"。

（2）若在生物安全柜内的药物溢出 >150ml 时，用小铲收集玻璃碎片至生物安全柜内的锐器盒中。生物安全柜的内表面，包括各种凹槽之内（drain spillage trough），必须用清洁剂彻底的清洗。如果高效过滤器被溢出的药物污染，则整个安全柜都要封存，直到高效过滤器被更换，记录。

1117. 当 PIVAS 人员晕倒在危害药品调配间时，应采取哪种措施？

把晕倒人员抬离现场，脱去隔离服、手套等。通知医院急诊及时抢救。详细了解晕倒原因（个人原因、环境因素或是药品本身所带有的毒性物质散发原因）。同时上报科室负责人。如发生特殊感染，由科室通知医院感染管理科，进行紧急处理。根据具体晕倒原因进行如下处理：

（1）一旦确认出现低血糖症状，如轻症，立即进食含糖食物或饮料、糖果，同时快速测血糖，不能口服者立即静注 50% 葡萄糖 40～60ml；

（2）重症低血糖发作时应立即静注葡萄糖 40～60ml，能进食的继而进食，不能进食的以 5%～10% 的葡萄糖静脉滴注，维持血糖于正常或略高于正常；

（3）如因为药物本身的溢出或是毒性物质的挥发，导致人员晕倒，则根据危害药品溢出应急预案进行处理；

（4）排查调配间的安全隐患，第一时间报告科室负责人，确认调配间无法正常使用后，需要启动应急措施。应急措施：负责人通知病区护士长，组织安排全部药品和溶媒复核包装配送，所有配送的药品，必须按照医嘱逐条仔细的核对。

1118. PIVAS 工作人员发生锐器伤时应如何处理？

在调配过程中，若被针尖或玻璃割伤时，应首先进行清创消毒处理：

（1）指端朝下，在伤口周围轻轻挤出血液。

（2）再用肥皂液和流动水进行冲洗 2~3 分钟。

（3）受伤部位的伤口冲洗后，应当用消毒液，如：75% 乙醇或者 0.5% 碘伏进行消毒，如有需要则做包扎处理；若伤势较重，如玻璃割伤需缝合时，应立即送相关科室进行诊治处理。

（4）报告科室领导，填写医务人员职业暴露登记表，并根据有关规定做好职工保健等工作。

1119. PIVAS 工作人员发生紫外线灼伤应如何处理？

（1）使用紫外线灯时，房间内不能有人，消毒时间 30 分钟至 1 个小时为宜；避免直视光源；在操作消毒灯的时候一定要佩戴防护眼镜或者墨镜。

（2）灼伤眼睛时应立即脱离暴露环境，可用毛巾浸冷水敷眼，闭目休息，可滴母乳，严重者应立即送眼科进行诊治；灼伤皮肤时，如果只是脱皮，涂抹药膏，严重时送皮肤科进行诊治。

1120. PIVAS 发生医疗废物意外泄漏时应该如何处理？

所有医疗废弃物都必须放在专门的医疗垃圾袋中并封口，以防发生泄漏。当医疗废物发生泄漏、流失、扩散等意外事故时，应立即采取医疗废物意外事故应急处置措施防止事故范围进一步扩大。

（1）立即上报。立即向所在科室和上级主管部门、医院感染管理科及领导汇报，并遵医疗废物管理制度，限制医疗废物对环境的影响。由上级主管部门协助相关单位组成调查小组处理。

（2）控制污染。确定流失、泄漏、扩散的医疗废物的类别、数量、发生时间、影响范围及严重程度。组织相关人员尽快对发生医疗废物流失、泄漏、扩散的现场进行处理，防止污染范围进一步扩大。对医疗废物污染的区域进行处理时，尽可能封锁污染区域，疏散在场人员，尽量减少对患者、工作人员、其他现场人员及环境的影响。工作人员应做好自身防护并提供必要的医护措施。

（3）清洁消毒。按需要对泄漏物及受污染区域、物品进行清洁消毒、通风等无害化处理，采取适当安全的处置措施，制止其继续溢出。必要时封锁污染区域，以防扩大污染。对污染性废物及污染区域进行消毒时，清洁消毒工作应从污染最轻区向污染最重区域进行，对可能被污染的所有使用过的工具也应当进行清洁消毒处理。

（4）总结改进。发生事故的部门应协助做好调查，查清事故原因，妥善处理事故。事故处理结束后，发生事故的部门应说明事情的经过，吸取经验教训，并制订有效的防范措施预防类似事件再次发生，医院应在事故发生 48 小时内向上级主管、卫生计生行政部门、监督所报告。

第七节　仪器设备故障应急预案

1121. 空气净化系统发生故障时如何处理？

（1）空气净化系统一旦发生安全事故时，应立即关闭电源停止机器运转；

（2）应立即停止调配间的混合调配及相关工作，并撤出混合调配间；

（3）查找原因，若是专业性原因无法自行解决则反馈科室负责人，同时联系维修人员排查情况；

（4）待维修人员确定原因后，询问是否能在短时间内修好，若持续时间较长则将此调配间内需要调配的药品及相关物品转移到其他合适区域，同时通知相关人员做人员的调整以保证工作的正常进行；

（5）故障排除并经检查合格后，方可开始启用。

1122. 医用冰箱故障应急预案？

（1）当医用冰箱出现故障时，首先断电；

（2）转移药品放入其他医用冰箱冷藏；

（3）电话通知医院及相关维修部门；

（4）故障排除，清洁消毒，运转正常后观察一段时间，放入药品；

（5）登记维修记录。

1123. 打印机发生故障应急预案？

（1）若打印时，突然停止工作，应进行如下处理：

1）检查安装的标签和碳带是否到位，若标签或碳带用尽，更换新的标签或碳带后开始打印，双人查对输液标签的连续性与内容，无误并登记；

2）检查打印机的电源以及与电脑的连接情况，排除断电、断连因素；

3）通过肉眼观察碳带标签的表面情况是否有异常情况；

4）看打印机参数设定是否有改动，设置及相应打印软件设置是否正确；

5）检查标签、碳带等耗材，是否属产品质量问题。

（2）打印出来的输液标签整体内容看上去不清晰，颜色偏白，有毛糙等现象，应进行如下处理：

1）肉眼观察碳带的涂层（或理解成膜面、面层）是否均匀；

2）使用工业酒精和棉花清洁打印头和滚轴，擦除灰尘；

3）加高打印温度，减慢打印速度；

4）调整打印机的整体压力；

5）标签和碳带是否匹配，打印的兼容性是否理想；

6）条码打印机的分辨率过低，建议更换高清晰打印头，或条码打印机；

7）碳带的供应轴或回卷轴拉力不准确需调整到合适大小；

8）其他：如更换第三方打印软件或第三方驱动。

（3）打印的输液标签字迹颜色不均匀，应进行如下处理：

1）检查打印头按钮，确认压紧；

2）清洁打印头和滚轴部分，避免灰尘与碳带堆积；

3）检查碳带的膜面均匀情况，排除质量问题；

4）检查滚轴及打印头，若磨损严重，建议更换新部件。

（4）打印的输液标签字迹出现白色皱条或斜条现象，应进行如下处理：

1）若为打印温度过高，建议降低打印温度；

2）检查打印头的压力，调到合适位置；

3）检查打印头部分的前挡片，排除松动情况，调整至适宜位置；

4）打印头安装不平稳，重新安装即可；

5）使用的碳带较常用时过长，拉力不稳导致；

6）碳带产品质量问题。

（5）输液标签打印时出现"啪啪"的异常声音，应进行如下处理：

1）检查打印温度是否过高，适当降低打印温度；

2）检查碳带卷张力过紧，属产品质量问题，反馈厂家；

3）检查碳带双面易粘连，属产品质量问题，反馈厂家更换；

4）可能是碳带有静电现象。

（6）打印时，碳带出现严重的静电现象，应进行如下处理：

1）做静电测试，并反馈厂家；

2）降低打印温度；

3）将碳带放置于潮湿环境，可减小静电情况；

4）若有静电毛刷，且已损坏，建议更换新毛刷。

（7）连续打印时，出现空白标签或漏纸现象，应进行如下处理：

1）检查标签是否安装到感应器下面，调整安装位置即可；

2）检查标签感应器是否被标签、灰尘等堵塞，清除并用酒精清洁即可；

3）检查相连电脑条码打印机驱动项和软件项的标签大小、间距设定是否与实际相符；

4）对条码打印机重新进行测纸操作，如不行，则恢复出厂值操作；

5）检查打印机使用情况，若长时间标签感应器出现电压力偏弱、老化等现象，建议更换；

6）使用新固件版本刷新打印机；

7）标签的底纸透光度不正常，建议更换。

（8）输液标签打印时，标签动而碳带未动，应进行如下处理：

1）检查打印机的压力是否因单边过大导致，建议调整到合适大小；

2）检查所使用耗材型号是否合适；

3）碳带的分切是否不良（包括纸轴芯是否左右错位）；

4）换成热敏纸不装碳带打印，观察碳带轴是否转动，若转动说明前期安装不到位，若不转说明机器损坏（碳带轴内部弹簧、碳带感应器老化电压偏小）；

5）碳带双面粘连，属产品质量问题，反馈厂家。

（9）输液标签打印时，标签不动而碳带动，应进行如下处理：

1）检查打印机的压力是否因单边过大导致，建议调整到合适大小；

2）检查打印机滚轴摩擦力，若过于光滑更换新的；

3）检查滚轴的马达驱动器或马达的皮带是否损坏，建议更换新的；

4）检查打印机打印方式是否为热敏方式在进行，进行相应设置或出厂值操作。

1124. PIVAS 发生电梯故障采取哪些措施?

（1）发生电梯故障不能正常使用时，立即启动人力资源应急预案。

（2）设置电梯故障标志，听从应急救援人员指挥；运输车在电梯里，工作人员向医院安保部门报警并告知临床，做好患者安抚工作。

（3）如被困人员发生晕厥、神志不清，应通知医务人员到场，以便救出后进行抢救。

（4）故障电梯打开后，由 PIVAS 工作人员第一时间把成品输液送到病房。

1125. 物流轨道故障应急预案实施细则?

在物流轨道系统突发故障情况下，能够迅速组织静脉用药调配中心为临床提供成品输液药品，保证患者按时用药，必须制订应急处理方案。

（1）静脉用药调配中心应事先建立应急成品输液交接登记本，以备在物流轨道系统突发故障情况下采用人工配送时使用；

（2）当药品通过物流轨道系统发出后，临床病区在正常时间内未接收到药品，应立即停止继续使用物流轨道系统发送药品，通知轨道控制中心查找故障，当故障排除后再通过物流轨道系统发送药品；

（3）当物流轨道系统故障短时间内无法排除，应立即组织静脉用药调配中心所有人员用手推车人工将剩余成品输液送达病区，保证患者按时用药；

（4）人工配送成品输液应做好成品输液交接登记，配送人员配送前应核对签字，病区护士核对接收后也应在交接登记本签字确认，同时注明接收时间；

（5）当物流轨道系统故障排除后，应妥善保管应急成品输液交接登记本备查。

第八节　PIVAS 差错事故应急预案

1126. PIVAS 发生失窃事件时应采取哪些措施？

（1）当发现失窃或有人报告丢失药品或贵重物品时，首先保护现场，禁止人员出入；

（2）电话通知医院保卫部门，到现场处理；

（3）各工作人员全力配合调查工作，查明真相后，及时通报；

（4）盘点药品及贵重物品，统计损失；

（5）整改及制订防盗措施，杜绝此类事件再次发生。

1127. 混合调配过程中发现差错应急预案是什么？

（1）立即汇报组长和科室领导，并通知各岗位工作人员；

（2）立即排查所有已调配成品输液或未调配的药品；

（3）差错在 PIVAS，对已调配的成品输液要全部排查；

（4）差错蔓延至临床，由经验丰富的工作人员去临床说明情况并追回药品；

（5）重新排摆药调配，及时送至临床；

（6）仔细查对贮药架的药品（药盒），以防有药品混淆；

（7）责任人填写差错登记，并作出深刻检讨；

（8）对相关责任人严肃处理，按绩效奖罚分明；

（9）及时交接班，通报差错全过程；

（10）定期组织安全教育，杜绝此类事件重复发生。

1128. PIVAS 怀疑成品输液存在质量问题如何处理?

（1）若发现成品输液有质量问题，如出现沉淀、混浊、变色、分层、有异物等情况，应立即将该药品封存并停止使用；

（2）及时交接班通知相关工作人员，并上报科室负责人，尽快处理解决，以免耽误患者用药。

1129. 临床反馈成品输液存在质量问题如何处理?

工作人员接到临床护士反馈某个差错时，如发现贴错标签、无标签或标签不清晰、输液袋有破损漏液、药品有质量问题或药品送错科室等，应进行如下处理：

（1）患者尚未用药时：①应立即汇报负责人，并派人员到临床查看、确认；②将发生差错的药品或液体带回，重新调配，再送回临床；

（2）患者已经用药时：①应记下发生差错的详细信息，如用药患者所在科室、床号、姓名、ID 号、体征和差错原因等；②应立即汇报科室负责人，听从领导具体安排及时处理；③派专人去临床查看确认。

（3）注意事项

1）发生重大差错或事故时，各相关责任人应暂停工作，积极配合调查，处理问题。为保证问题及时、有效地得到解决，各工作人员在差错处理时应注意以下几点：①各责任人必须如实反映差错发生情况，交代清楚工作过程的每一个细节，以便差错的排查；②在查清差错发生的原因之前，不可妄下论断；③工作人员不可存有私心，侥幸心理或任何不端正的想法，拖延问题处理时机，导致差错影响进一步扩大；④重大事件应急处理人员必须具有扎实的专业知识与丰富实际技能经验，并且与该事故没有任何关联；⑤应有专人负责重大时间的登记，经科室同意认可后放于文件柜中，保留3 年。

2）在与临床护士，患者及家属交谈时应注意方式方法，处理差错时要严格按照法律程序。

1130. 当发生工作量变化、重大节日、大型考试、天气恶劣等情况时应如何启动人力资源紧急调配预案?

（1）建立以分管领导、部门负责人为成员的人力资源应急调配领导小组。组员要求工作能力强、业务精、思想素质高、身体健康。

（2）配备一定数量的技术人员组成应急调配小组。有计划、有组织、有系统地对小组成员进行业务培训，提高小组成员理论知识、实践技能及应急反应能力。

（3）应急调配小组成员应随时待命，保持通讯畅通，做到随叫随到。一旦有任务必须 30 分钟内到达医院，投入工作。不得以任何借口拒绝和拖延，否则一切后果由本人负责。

第二十八章

PIVAS 在国际标准认证（JCI）下基础知识问答

第一节　国际标准认证在 PIVAS 中的意义

1131. JCI 概念是什么？

JCI 是英文名称 Joint Commission International 的缩写，译为美国医疗卫生机构认证联合委员会国际部，是美国医疗卫生机构认证联合委员会（Joint Commission on Accreditation of Healthcare Organizations，JCAHO）用于对美国以外的医疗机构进行认证的附属机构，是世界卫生组织认可的全球评估医院品质的权威评审机构，该机构组织制订国际标准对美国以外的医疗卫生机构进行评审。

1132. JCI 评审有何特点？

（1）JCI 的主题是质量与安全，评审标准的基本理念是品质管理与持续改进的原则；

（2）评审过程的设计考虑到适应各国的法律和文化等国情；

（3）评审强调诚实与客观。

1133. 第 5 版国际医院认证标准中国际患者六大安全目标是什么？

（1）正确识别患者；

（2）增进有效沟通；

（3）改善高警示药品的安全性；

（4）确保正确的手术部位、操作和患者；

（5）减低医疗相关感染的风险；

（6）降低患者因跌倒受到伤害的风险。

1134. 依据第 5 版国际患者六大安全目标内容，PIVAS 应该做好哪些工作？

(1) 改善高警示药品的安全性；

(2) 正确识别患者；

(3) 减低医疗相关感染的风险；

(4) 降低患者因跌倒受到伤害的风险；

(5) 增进有效沟通。

1135. JCI 标准下 PIVAS 员工如何参与科室质量决策和活动？

(1) 科室质量与安全管理小组负责质量决策，员工参与质量活动；

(2) 科室每月召开质量会议，上报上月检测结果，讨论改进措施；

(3) 员工在质量改进项目中，承担数据收集、验证、分析、落实改进措施等角色。

1136. 国际标准认证中药品管理和使用章节与 PIVAS 关联最紧密的是第几部分？

药品管理和使用（MMU）章节与 PIVAS 关联最紧密的是第五部分，即准备和配制药品。第 5 版共 14 项要素，主要阐述药品的准备和配制过程各方面的要求，当然还有医院感染方面的要求。

1137. 国际标准认证对 PIVAS 的要求有哪些？

(1) 建立完善的静脉用药给药系统实现静脉用药的闭环管理并规范高警示药品的管理。

(2) 所有医嘱都要经过正确的审核和评价，被认为有能力的员工才能审核医嘱或处方。

(3) PIVAS 应能正确了解临床医生的医嘱顺序，并按照正确的医嘱顺序调配及配送静脉用药。

(4) 药物在安全、清洁的环境中，使用适当的设备、技术和配备进行调配和调剂；药物调配和调剂符合相关的法律法规和专业标准；调配无菌药物的员工要受过调配药物原则和无菌技术的培训。

(5) 药品调配后不能立即给药的要在标签注明药品名称，剂量/浓度，调配日期、失效期以及患者姓名。

(6) 确保在正确的时间把正确的药物剂量，以正确的给药途径发放给正确的患者。

（7）完善的职业防护。

（8）持续不断的质量改进。

第二节　JCI 标准下 PIVAS 药品管理

1138. 高警示药品的概念是什么，如何分类？

高警示药品（high-alert medication）是美国用药安全研究所（Institute for Safe Medication Practices，ISMP）1995 年开始使用的一种药品分类术语，是指当使用错误时对患者有很高的造成明显伤害的危险的药品。JCI 标准中高警示药品包括出现错误和（或）涉及警讯事件频率较高的药品，以及名称、包装和标签或临床使用相似和（或）发音相似的药品。

中国药学会医院药学专业委员会 2015 年把我国近年沿用的"高危药品"更名为"高警示药品"，并借鉴美国 ISMP 高警示药品目录结合我国实际情况确定了"我国高警示药品目录 2015 版"，涉及 24 个药品种类和 14 个药品品种（详见中国药学会医院药学专业委员会网站）。

1139. 第 5 版国际医院认证标准对 PIVAS 高警示药品管理有哪些要求？

（1）PIVAS 拥有一份依据医院高警示药品目录而制订出的 PIVAS 的高警示药品清单。

（2）PIVAS 应对清单所用药品定置摆放，特殊标识（与医院同质化）。

（3）高浓度电解质，如 10% 氯化钾注射液、10% 氯化钠注射液，肝素等药物必须稀释后才能送往临床。

（4）对高警示药品在儿科的应用，需要制订统一的稀释办法（SOP）。

（5）针对危害药品的管理无论存放、调配、运输均采取单独的措施。

（6）对高警示药品的每一次操作实行双人复核。

（7）高警示药品的输液标签在药品名称前有特殊标识，例如"▲"，以示警示等。

（8）与其他药物一样实行批号追踪，做到账物相符。

1140. 第 5 版国际医院认证标准对 PIVAS 相似药品管理有哪些要求？

（1）PIVAS 拥有一份依据医院相似药品目录而制订出的 PIVAS 的相似药品清单。

（2）PIVAS 应对清单所用相似药品错位摆放，特殊标识，全院统一。

（3）相似药品的操作必须实行双人复核。

（4）与其他药物一样实行批号追踪，做到账物相符。

1141. 第 5 版国际医院认证标准下的用药错误和踪近差错是什么？

用药错误是指在药品采购、供应、医嘱、转抄、调配、发放和使用整个流程的一个或多个环节出现错误，导致患者最后接受错误的药物治疗。

踪近差错发是指在药品采购、供应、医嘱、转抄、调配、发放和使用整个流程的一个或多个环节出现错误，但是该错误被发现并纠正，患者最终没有接受错误的药物治疗。

1142. 什么是给药 5R 原则？

正确的患者、正确的药品、正确的剂量、正确的时间及正确的给药途径。

1143. PIVAS 科室质量与安全管理的内容有哪些？

（1）科室质量与安全管理小组成员及职责。

（2）年度质量与安全管理计划。

（3）指标监测计划表。

（4）检查量表。

（5）数据验证。

（6）质量改进指标分析报告。

（7）PDCA 项目书。

（8）异常事件分析报告。

（9）质量小组会议记录。

1144. PIVAS 如何选择质量改进指标？

依据"高风险、服务量大、易出问题"的原则，根据"患者需求、科室专业特点、科室工作中实际存在的问题"讨论选择。

1145. 第 5 版国际医院认证标准对药品的管理及使用是怎样描述的？

第 5 版国际医院认证标准从选择与采购、储存、医嘱开具与抄录、准备与配制、给药、用药监测六个环节对药品的管理及使用提出了明确要求应实行闭环式管理。即药学部门对药品的管理是全过程的和全方位的，见图28-1。

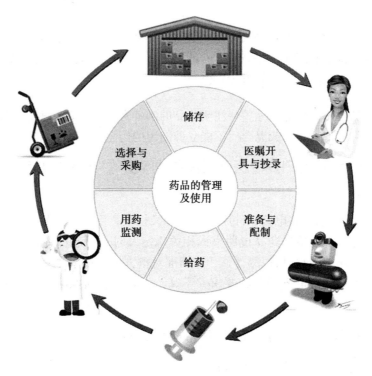

图 28-1　药品管理及使用的六个环节

1146. JCI 标准要求 PIVAS 调配药品前对用药医嘱或处方进行适宜性 审核的内容是什么？

（1）药品、剂量、用药频率和给药途径的适宜性；

（2）重复治疗；

（3）真实或潜在的过敏或敏感反应；

（4）某药品和其他药品或食品之间真实或潜在的相互作用；

（5）医院使用标准的差异；

（6）患者的体重和其他生理信息；

（7）其他禁忌。

1147. JCI 标准界定什么情况下药品适应性审查并不适用？

（1）急诊或医师在场为患者开立医嘱、给药和进行监控时（如在手术室或急诊科）；

（2）在口腔、直肠检查或注射造影剂，而且药品本身就是操作程序组成部分的介入性放射或诊断成像等。

1148. JCI 标准要求医院以可"立即服用"的方式来调配药品，而 PIVAS 调配的药品往往不能体现"立即服用"，这部分药品在 JCI 标准中是怎么规定的？

该药品应贴上相应的标签，注明药品的制备时间及失效时间等。这个标准适用于医院所有开启后或混合后不能立即使用的药品。

1149. JCI 标准对 PIVAS 医嘱用药审核所使用的电脑软件程序有哪些要求？

JCI 标准要求凡将电脑软件用于药品交叉检索，以了解药品相互作用和药品过敏反应时，应根据药品说明书或相关规定及时更新软件（或联系软件供应商及时更新软件）。所以第 5 版 JCI 标准对审方人员的要求更高，而对电脑软件程序即自动化审方程度的要求并不高，但是必须对医嘱用药或处方进行审核。

1150. PIVAS 危险化学品的储存和管理要求？

（1）建立 PIVAS 危化品目录；

（2）存储要求：配备专用的危化品存储柜。要求按照危化品特性（MSDS）进行分层存放：腐蚀品放置在最下层；严禁超出"基数设定量"存放；

（3）管理要求：①有明显的危化品标识；②持证上岗，专人上锁管理；③每月进行监管巡查。

1151. PIVAS 在 JCI 标准认证下的重要性是什么？

（1）改善医院高警示药品，特别是高警示药品的管理发挥极其重要的作用；

（2）PIVAS 在洁净的环境中按照无菌操作规范调配静脉输液达到了 JCI 要求药物应在安全和洁净的环境中调配和分发的标准，尤其是危害药品和高浓度电解质集中调配，有力促进医院同质化、降低感染风险；

（3）开展临时医嘱调配，进一步减少护理单元药品操作风险及备用药品管理；

（4）进一步完善药品输液标签，例如增加药品调配时间，调配后稳定时间及各种安全用药提示信息、二维码识别功能等内容，输液标签完全采用自动化打印，信息准确，标识清楚，方便核对，极大地促进了医院安全有效用药，增加有效沟通，改善药品管理。

（5）无论长期医嘱，还是临时医嘱，均实行定时配送，极大地促进了临床及时用药，计划用药，既规范了医师的医嘱行为，也保证了药品的有效、安全。

1152. 进行国际标准认证（JCI）是否必须开展临时医嘱调配？

否。因为国际标准认证要求实行单剂量配送，每单剂量具备患者姓名及 ID 号等服务信息，病区具备储备和调配条件的，病区可以调配，更符合"立即服用"的原则。PIVAS 调配静脉长期医嘱以及具备条件时调配临时医嘱，只是更好的促进医院管理药品，是药品管理的一种更有效手段。

从多家通过 JCI 认证的医疗机构来看开展临时医嘱调配服务并不是必须的，但却是 JCI 对静脉用药使用持续改进的要求，因为只有全面开展长期及临时静脉医嘱的集中调配才能达到全院静脉输液质量的一致性，才能达到 JCI 要求全院医疗质量与服务一致性的标准，并且能极大降低临床科室药品管理的风险。

1153. JCI 标准下 PIVAS 24 小时工作模式实现全部静脉用药集中调配，包括急救药品吗？

不包括。实现 PIVAS 24 小时全部静脉用药集中调配当然是 JCI 希望能达到的，但并不是初次认证必须的。急救药品由于时效性和应急性，而 PIVAS 调配药品需要一定时间，在紧急情况下会影响患者的有效治疗，是无法在 PIVAS 进行集中调配的，也不符合 JCI 对急救药品的可及性和及时性的要求。病区储备紧急用药更能体现急救药品可及性的以患者为中心的服务宗旨，体现 JCI 持续改进的理念。所以急救药品依然需要保存于临床的急救车内，在各病区及患者流动密集的地方都必须存放，方能满足 JCI 对急救药品的可及性和及时性的要求，所以 PIVAS 或其他药房对这部分药品采用临床用药后补充的形式，而非及时配送。

1154. JCI 标准下 PIVAS 如何安排输液批次，保证临床用药安全性、时效性？

JCI 要求 PIVAS 必须按照医生医嘱的用药顺序，安排输液批次，保证临床用药安全性和及时性，所以必须从医嘱的产生的源头保证医嘱的正确性。应在医嘱制度中规定开具医嘱必须按照药物的药理药效及使用频次、输注速度，安排好用药时间及顺序。

静脉用药集中调配质量管理规范

为加强医疗机构药事管理，规范临床静脉用药集中调配，提高静脉用药质量，促进静脉用药合理使用，保障静脉用药安全，根据《中华人民共和国药品管理法》和《处方管理办法》，制定本规范。

本规范所称静脉用药集中调配，是指医疗机构药学部门根据医师处方或用药医嘱，经药师进行适宜性审核，由药学专业技术人员按照无菌操作要求，在洁净环境下对静脉用药物进行加药混合调配，使其成为可供临床直接静脉输注使用的成品输液操作过程。静脉用药集中调配是药品调剂的一部分。

本规范是静脉用药集中调配工作质量管理的基本要求，适用于肠外营养液、危害药品和其他静脉用药调剂的全过程。医疗机构其他部门开展集中或者分散临床静脉用药调配，参照本规范执行。

一、医疗机构采用集中调配和供应静脉用药的，应当设置静脉用药调配中心（室）（pharmacy intravenous admixture service，PIVAS）。肠外营养液和危害药品静脉用药应当实行集中调配与供应。

二、医疗机构集中调配静脉用药应当严格按照《静脉用药集中调配操作规程》（见附件）执行。

三、人员基本要求

（一）静脉用药调配中心（室）负责人，应当具有药学专业本科以上学历，本专业中级以上专业技术职务任职资格，有较丰富的实际工作经验，责任心强，有一定管理能力。

（二）负责静脉用药医嘱或处方适宜性审核的人员，应当具有药学专业本科以上学历、5 年以上临床用药或调剂工作经验、药师以上专业技术职务任职资格。

（三）负责摆药、加药混合调配、成品输液核对的人员，应当具有药士以上专业技术职务任职资格。

（四）从事静脉用药集中调配工作的药学专业技术人员，应当接受岗位专业知识培训并经考核合格，定期接受药学专业继续教育。

（五）与静脉用药调配工作相关的人员，每年至少进行一次健康检查，建立健康档案。对患有传染病或者其他可能污染药品的疾病，或患有精神病等其他不宜从事药品调剂工作的，应当调离工作岗位。

四、房屋、设施和布局基本要求

（一）静脉用药调配中心（室）总体区域设计布局、功能室的设置和面积应当与工作量相适应，并能保证洁净区、辅助工作区和生活区的划分，不同区域之间的人流和物流出入走向合理，不同洁净级别区域间应当有防止交叉污染的相应设施。

（二）静脉用药调配中心（室）应当设于人员流动少的安静区域，且便于与医护人员沟通和成品的运送。设置地点应远离各种污染源，禁止设置于地下室或半地下室，周围的环境、路面、植被等不会对静脉用药调配过程造成污染。洁净区采风口应当设置在周围 30m 内环境清洁、无污染地区，离地面高度不低于 3 米。

（三）静脉用药调配中心（室）的洁净区、辅助工作区应当有适宜的空间摆放相应的设施与设备；洁净区应当含一次更衣、二次更衣及调配操作间；辅助工作区应当含有与之相适应的药品与物料贮存、审方打印、摆药准备、成品核查、包装和普通更衣等功能室。

（四）静脉用药调配中心（室）室内应当有足够的照明度，墙壁颜色应当适合人的视觉；顶棚、墙壁、地面应当平整、光洁、防滑，便于清洁，不得有脱落物；洁净区房间内顶棚、墙壁、地面不得有裂缝，能耐受清洗和消毒，交界处应当成弧形，接口严密；所使用的建筑材料应当符合环保要求。

（五）静脉用药调配中心（室）洁净区应当设有温度、湿度、气压等监测设备和通风换气设施，保持静脉用药调配室温度 18 ~ 26℃，相对湿度 40% ~ 65%，保持一定量新风的送入。

（六）静脉用药调配中心（室）洁净区的洁净标准应当符合国家相关规定，经法定检测部门检测合格后方可投入使用。

各功能室的洁净级别要求：

1. 一次更衣室、洗衣洁具间为十万级；

2. 二次更衣室、加药混合调配操作间为万级；

3. 层流操作台为百级。

其他功能室应当作为控制区域加强管理，禁止非本室人员进出。洁净区应当持续送入新风，并维持正压差；抗生素类、危害药品静脉用药调配的洁净区和二次更衣室之间应当呈 5 ~ 10Pa 负压差。

（七）静脉用药调配中心（室）应当根据药物性质分别建立不同的送、排

（回）风系统。排风口应当处于采风口下风方向，其距离不得小于 3m 或者设置于建筑物的不同侧面。

（八）药品、物料贮存库及周围的环境和设施应当能确保各类药品质量与安全储存，应当分设冷藏、阴凉和常温区域，库房相对湿度 40% ~ 65%。二级药库应当干净、整齐，门与通道的宽度应当便于搬运药品和符合防火安全要求。有保证药品领入、验收、贮存、保养、拆外包装等作业相适宜的房屋空间和设备、设施。

（九）静脉用药调配中心（室）内安装的水池位置应当适宜，不得对静脉用药调配造成污染，不设地漏；室内应当设置有防止尘埃和鼠、昆虫等进入的设施；淋浴室及卫生间应当在中心（室）外单独设置，不得设置在静脉用药调配中心（室）内。

五、仪器和设备基本要求

（一）静脉用药调配中心（室）应当有相应的仪器和设备，保证静脉用药调配操作、成品质量和供应服务管理。仪器和设备须经国家法定部门认证合格。

（二）静脉用药调配中心（室）仪器和设备的选型与安装，应当符合易于清洗、消毒和便于操作、维修和保养。衡量器具准确，定期进行校正。维修和保养应当有专门记录并存档。

（三）静脉用药调配中心（室）应当配置百级生物安全柜，供抗生素类和危害药品静脉用药调配使用；设置营养药品调配间，配备百级水平层流洁净台，供肠外营养液和普通输液静脉用药调配使用。

六、药品、耗材和物料基本要求

（一）静脉用药调配所用药品、医用耗材和物料应当按规定由医疗机构药学及有关部门统一采购，应当符合有关规定。

（二）药品、医用耗材和物料的储存应当有适宜的二级库，按其性质与储存条件要求分类定位存放，不得堆放在过道或洁净区内。

（三）药品的贮存与养护应当严格按照《静脉用药集中调配操作规程》等有关规定实施。静脉用药调配所用的注射剂应符合中国药典静脉注射剂质量要求。

（四）静脉用药调配所使用的注射器等器具，应当采用符合国家标准的一次性使用产品，临用前应检查包装，如有损坏或超过有效期的不得使用。

七、规章制度基本要求

（一）静脉用药调配中心（室）应当建立健全各项管理制度、人员岗位职责和标准操作规程。

（二）静脉用药调配中心（室）应当建立相关文书保管制度：自检、抽检及监督检查管理记录；处方医师与静脉用药调配相关药学专业技术人员签名记录文件；调配、质量管理的相关制度与记录文件。

（三）建立药品、医用耗材和物料的领取与验收、储存与养护、按用药医嘱摆发药品和药品报损等管理制度，定期检查落实情况。药品应当每月进行盘点和质量检查，保证账物相符，质量完好。

八、卫生与消毒基本要求

（一）静脉用药调配中心（室）应当制定卫生管理制度、清洁消毒程序。各功能室内存放的物品应当与其工作性质相符合。

（二）洁净区应当每天清洁消毒，其清洁卫生工具不得与其他功能室混用。清洁工具的洗涤方法和存放地点应当有明确的规定。选用的消毒剂应当定期轮换，不会对设备、药品、成品输液和环境产生污染。每月应当定时检测洁净区空气中的菌落数，并有记录。进入洁净区域的人员数应当严格控制。

（三）洁净区应当定期更换空气过滤器。进行有可能影响空气洁净度的各项维修后，应当经检测验证达到符合洁净级别标准后方可再次投入使用。

（四）设置有良好的供排水系统，水池应当干净无异味，其周边环境应当干净、整洁。

（五）重视个人清洁卫生，进入洁净区的操作人员不应化妆和佩戴饰物，应当按规定和程序进行更衣。工作服的材质、式样和穿戴方式，应当与各功能室的不同性质、任务与操作要求、洁净度级别相适应，不得混穿，并应当分别清洗。

（六）根据《医疗废弃物管理条例》制定废弃物处理管理制度，按废弃物性质分类收集，由本机构统一处理。

九、具有医院信息系统的医疗机构，静脉用药调配中心（室）应当建立用药医嘱电子信息系统，电子信息系统应当符合《电子病历基本规范（试行）》有关规定。

（一）实现用药医嘱的分组录入、药师审核、标签打印以及药品管理等，各道工序操作人员应当有身份标识和识别手段，操作人员对本人身份标识的使用负责。

（二）药学人员采用身份标识登录电子处方系统完成各项记录等操作并予确认后，系统应当显示药学人员签名。

（三）电子处方或用药医嘱信息系统应当建立信息安全保密制度，医师用药医嘱及调剂操作流程完成并确认后即为归档，归档后不得修改。

静脉用药调配中心（室）应当逐步建立与完善药学专业技术电子信息支持系统。

十、静脉用药调配中心（室）由医疗机构药学部门统一管理。医疗机构药事管理组织与质量控制组织负责指导、监督和检查本规范、操作规程与相关管理制度的落实。

十一、医疗机构应当制定相关规章制度与规范，对静脉用药集中调配的全过程进行规范化质量管理。

（一）医师应当按照《处方管理办法》有关规定开具静脉用药处方或医嘱；药师应当按《处方管理办法》有关规定和《静脉用药集中调配操作规程》，审核用药医嘱所列静脉用药混合配伍的合理性、相容性和稳定性，对不合理用药应当与医师沟通，提出调整建议。对于用药错误或不能保证成品输液质量的处方或用药医嘱，药师有权拒绝调配，并做记录与签名。

（二）摆药、混合调配和成品输液应当实行双人核对制；集中调配要严格遵守本规范和标准操作规程，不得交叉调配；调配过程中出现异常应当停止调配，立即上报并查明原因。

（三）静脉用药调配每道工序完成后，药学人员应当按操作规程的规定，填写各项记录，内容真实、数据完整、字迹清晰。各道工序与记录应当有完整的备份输液标签，并应当保证与原始输液标签信息相一致，备份文件应当保存1年备查。

（四）医师用药医嘱经药师适宜性审核后生成输液标签，标签应当符合《处方管理办法》规定的基本内容，并有各岗位人员签名的相应位置。书写或打印的标签字迹应当清晰，数据正确完整。

（五）核对后的成品输液应当有外包装，危害药品应当有明显标识。

（六）成品输液应当置入各病区专用密封送药车，加锁或贴封条后由工人递送。递送时要与药疗护士有书面交接手续。

十二、药师在静脉用药调配工作中，应遵循安全、有效、经济的原则，参与临床静脉用药治疗，宣传合理用药，为医护人员和患者提供相关药物信息与咨询服务。如在临床使用时有特殊注意事项，药师应当向护士作书面说明。

十三、医疗机构静脉用药调配中心（室）建设应当符合本规范相关规定。由县级和设区的市级卫生行政部门核发《医疗机构执业许可证》的医疗机构，设置静脉用药调配中心（室）应当通过设区的市级卫生行政部门审核、验收、批准，报省级卫生行政部门备案；由省级卫生行政部门核发《医疗机构执业许可证》的医疗机构，设置静脉用药调配中心（室）应当通过省级卫生行政部门审核、验收、批准。

十四、本规范下列用语的含义。

（一）危害药品：是指能产生职业暴露危险或者危害的药品，即具有遗传毒性、致癌性、致畸性，或对生育有损害作用以及在低剂量下可产生严重的器官或其他方面毒性的药品，包括肿瘤化疗药品和细胞毒药品。

（二）成品输液：按照医师处方或用药医嘱，经药师适宜性审核，通过无菌操作技术将一种或数种静脉用药品进行混合调配，可供临床直接用于患者静脉输注的药液。

（三）输液标签：依据医师处方或用药医嘱经药师适宜性审核后生成的标签，其内容应当符合《处方管理办法》有关规定：应当有患者与病区基本信息、医师用药医嘱信息、其他特殊注意事项以及静脉用药调配各岗位操作人员的信息等。

（四）交叉调配：系指在同一操作台面上进行两组（袋、瓶）或两组以上静脉用药混合调配的操作流程。

附件：静脉用药集中调配操作规程

一、静脉用药调配中心（室）工作流程

临床医师开具静脉输液治疗处方或用药医嘱→用药医嘱信息传递→药师审核→打印标签→贴签摆药→核对→混合调配→输液成品核对→输液成品包装→分病区放置于密闭容器中、加锁或封条→由工人送至病区→病区药疗护士开锁（或开封）核对签收→给患者用药前护士应当再次与病历用药医嘱核对→给患者静脉输注用药。

二、临床医师开具处方或用药医嘱

医师依据对患者的诊断或治疗需要，遵循安全、有效、经济的合理用药原则，开具处方或用药医嘱，其信息应当完整、清晰。

病区按规定时间将患者次日需要静脉输液的长期医嘱传送至静脉用药调配中心（室）。临时静脉用药医嘱调配模式由各医疗机构按实际情况自行规定。

三、审核处方或用药医嘱操作规程

负责处方或用药医嘱审核的药师逐一审核患者静脉输液处方或医嘱，确认其正确性、合理性与完整性。主要包括以下内容。

（一）形式审查：处方或用药医嘱内容应当符合《处方管理办法》、《病历书写基本规范》的有关规定，书写正确、完整、清晰，无遗漏信息。

（二）分析鉴别临床诊断与所选用药品的相符性。

（三）确认遴选药品品种、规格、给药途径、用法、用量的正确性与适宜性，防止重复给药。

（四）确认静脉药物配伍的适宜性，分析药物的相容性与稳定性。

（五）确认选用溶媒的适宜性。

（六）确认静脉用药与包装材料的适宜性。

（七）确认药物皮试结果和药物严重或者特殊不良反应等重要信息。

（八）需与医师进一步核实的任何疑点或未确定的内容。

对处方或用药医嘱存在错误的，应当及时与处方医师沟通，请其调整并签名。因病情需要的超剂量等特殊用药，医师应当再次签名确认。对用药错误或者不能保证成品输液质量的处方或医嘱应当拒绝调配。

四、打印标签与标签管理操作规程

（一）经药师适宜性审核的处方或用药医嘱，汇总数据后以病区为单位，将医师用药医嘱打印成输液处方标签（简称：输液标签）。核对输液标签上患者姓名、病区、床号、病历号、日期，调配日期、时间、有效期，将输液标签按处方性质和用药时间顺序排列后，放置于不同颜色（区分批次）的容器内，以方便调配操作。

（二）输液标签由电脑系统自动生成编号，编号方法由各医疗机构自行确定。

（三）打印输液标签，应当按照《静脉用药集中调配质量管理规范》有关规定采用电子处方系统运作或者采用同时打印备份输液标签方式。输液标签贴于输液袋（瓶）上，备份输液标签应当随调配流程，并由各岗位操作人员签名或盖签章后，保存1年备查。

（四）输液标签内容除应当符合相关的规定外，还应当注明需要特别提示的下列事项：

1. 按规定应当做过敏性试验或者某些特殊性质药品的输液标签，应当有明显标识；

2. 药师在摆药准备或者调配时需特别注意的事项及提示性注解，如用药浓度换算、非整瓶（支）使用药品的实际用量等；

3. 临床用药过程中需特别注意的事项，如特殊滴速、避光滴注、特殊用药监护等。

五、贴签摆药与核对操作规程

（一）摆药前药师应当仔细阅读、核查输液标签是否准确、完整，如有错误或不全，应当告知审方药师校对纠正。

（二）按输液标签所列药品顺序摆药，按其性质、不同用药时间，分批次将药品放置于不同颜色的容器内；按病区、按药物性质不同放置于不同的混合调配区内。

（三）摆药时需检查药品的品名、剂量、规格等是否符合标签内容，同时应当注意药品的完好性及有效期，并签名或者盖签章。

（四）摆药注意事项

1. 摆药时，确认同一患者所用同一种药品的批号相同

2. 摆好的药品应当擦拭清洁后，方可传递入洁净室，但不应当将粉针剂西林瓶盖去掉；

3. 每日应当对用过的容器按规定进行整理擦洗、消毒，以备下次使用。

（五）摆药准备室补充药品

1. 每日完成摆药后，应当及时对摆药准备室短缺的药品进行补充，并应当校对；

2. 补充的药品应当在专门区域拆除外包装，同时要核对药品的有效期、生产批号等，严防错位，如有尘埃，需擦拭清洁后方可上架；

3. 补充药品时，应当注意药品有效期，按先进先用、近期先用的原则；

4. 对氯化钾注射液等高危药品应当有特殊标识和固定位置。

（六）摆药核对操作规程

1. 将输液标签整齐地贴在输液袋（瓶）上，但不得将原始标签覆盖；

2. 药师摆药应当双人核对，并签名或盖签章；

3. 将摆有注射剂与贴有标签的输液袋（瓶）的容器通过传递窗送入洁净区操作间，按病区码放于药架（车）上。

六、静脉用药混合调配操作规程

（一）调配操作前准备

1. 在调配操作前30分钟，按操作规程启动洁净间和层流工作台净化系统，并确认其处于正常工作状态，操作间室温控制于18℃~26℃、湿度40%~65%、室内外压差符合规定，操作人员记录并签名；

2. 接班工作人员应当先阅读交接班记录，对有关问题应当及时处理；

3. 按更衣操作规程，进入洁净区操作间，首先用蘸有75%乙醇的无纺布从上到下、从内到外擦拭层流洁净台内部的各个部位。

（二）将摆好药品容器的药车推至层流洁净操作台附近相应的位置。

（三）调配前的校对：调配药学技术人员应当按输液标签核对药品名称、规格、数量、有效期等的准确性和药品完好性，确认无误后，进入加药混合调配操作程序。

（四）调配操作程序

1. 选用适宜的一次性注射器，拆除外包装，旋转针头连接注射器，确保针尖斜面与注射器刻度处于同一方向，将注射器垂直放置于层流洁净台的内侧；

2. 用 75% 乙醇消毒输液袋（瓶）的加药处，放置于层流洁净台的中央区域；

3. 除去西林瓶盖，用 75% 乙醇消毒安瓿瓶颈或西林瓶胶塞，并在层流洁净台侧壁打开安瓿，应当避免朝向高效过滤器方向打开，以防药液喷溅到高效过滤器上；

4. 抽取药液时，注射器针尖斜面应当朝上，紧靠安瓿瓶颈口抽取药液，然后注入输液袋（瓶）中，轻轻摇匀；

5. 溶解粉针剂，用注射器抽取适量静脉注射用溶媒，注入于粉针剂的西林瓶内，必要时可轻轻摇动（或置震荡器上）助溶，全部溶解混匀后，用同一注射器抽出药液，注入输液袋（瓶）内，轻轻摇匀；

6. 调配结束后，再次核对输液标签与所用药品名称、规格、用量，准确无误后，调配操作人员在输液标签上签名或者盖签章，标注调配时间，并将调配好的成品输液和空西林瓶、安瓿与备份输液标签及其他相关信息一并放入筐内，以供检查者核对；

7. 通过传递窗将成品输液送至成品核对区，进入成品核对包装程序；

8. 每完成一组输液调配操作后，应当立即清场，用蘸有 75% 乙醇的无纺布擦拭台面，除去残留药液，不得留有与下批输液调配无关的药物、余液、用过的注射器和其他物品。

（五）每天调配工作结束后，按本规范和操作规程的清洁消毒操作程序进行清洁消毒处理。

（六）静脉用药混合调配注意事项

1. 不得采用交叉调配流程；

2. 静脉用药调配所用的药物，如果不是整瓶（支）用量，则必须将实际所用剂量在输液标签上明显标识，以便校对；

3. 若有两种以上粉针剂或注射液需加入同一输液时，应当严格按药品说明书要求和药品性质顺序加入；对肠外营养液、高危药品和某些特殊药品的调配，应当制定相关的加药顺序调配操作规程；

4. 调配过程中，输液出现异常或对药品配伍、操作程序有疑点时应当停止调配，报告当班负责药师查明原因，或与处方医师协商调整用药医嘱；发生调配错误应当及时纠正，重新调配并记录；

5. 调配操作危害药品注意事项：

（1）危害药品调配应当重视操作者的职业防护，调配时应当拉下生物安全柜防护玻璃，前窗玻璃不可高于安全警戒线，以确保负压；

（2）危害药品调配完成后，必须将留有危害药品的西林瓶、安瓿等单独置于适宜的包装中，与成品输液及备份输液标签一并送出，以供核查；

（3）调配危害药品用过的一次性注射器、手套、口罩及检查后的西林瓶、安瓿等废弃物，按规定由本医疗机构统一处理；

（4）危害药品溢出处理按照相关规定执行。

七、成品输液的核对、包装与发放操作规程

（一）成品输液的检查、核对操作规程

1. 检查输液袋（瓶）有无裂纹，输液应无沉淀、变色、异物等；

2. 进行挤压试验，观察输液袋有无渗漏现象，尤其是加药处；

3. 按输液标签内容逐项核对所用输液和空西林瓶与安瓿的药名、规格、用量等是否相符；

4. 核检非整瓶（支）用量的患者的用药剂量和标识是否相符；

5. 各岗位操作人员签名是否齐全，确认无误后核对者应当签名或盖签章；

6. 核查完成后，空安瓿等废弃物按规定进行处理。

（二）经核对合格的成品输液，用适宜的塑料袋包装，按病区分别整齐放置于有病区标记的密闭容器内，送药时间及数量记录于送药登记本。在危害药品的外包装上要有醒目的标记。

（三）将密闭容器加锁或加封条，钥匙由调配中心和病区各保存一把，配送工人及时送至各病区，由病区药疗护士开锁或启封后逐一清点核对，并注明交接时间，无误后，在送药登记本上签名。

八、静脉用药调配所需药品与物料领用管理规程

（一）药品、物料的请领、保管与养护应当有专人负责。

（二）药品的请领

1. 静脉用药调配中心（室）药品的请领应当根据每日消耗量，填写药品请领单，定期向药库请领，药品请领单应当有负责人或指定人员签名；

2. 静脉用药调配中心（室）不得调剂静脉用药调配以外的处方；

3. 静脉用药调配中心（室）不得直接对外采购药品，所需的药品一律由药学部门药品科（库）统一采购供应。

（三）药品的验收

1. 负责二级药库管理的药师应当依据药品质量标准、请领单、发药凭证与实物逐项核对，包括品名、规格、数量及有效期是否正确，药品标签与包装

是否整洁、完好，核对合格后，分类放置于相应的固定货位，并在发药凭证上签名；

2. 凡对药品质量有质疑、药品规格数量不符、药品过期或有破损等，应当及时与药品科（库）沟通，退药或更换，并做好记录。

（四）药品的储存管理与养护

1. 药库应当干净、整齐，地面平整、干燥，门与通道的宽度应当便于搬运药品和符合防火安全要求；药品储存应当按"分区分类、货位编号"的方法进行定位存放，按药品性质分类集中存放；对高危药品应设置显著的警示标志；并应当做好药库温湿度的监测与记录；

2. 药库具备确保药品与物料储存要求的温湿度条件：常温区域 $10\sim30℃$，阴凉区域不高于 $20℃$，冷藏区域 $2\sim8℃$，库房相对湿度 $40\%\sim65\%$；

3. 药品堆码与散热或者供暖设施的间距不小于 $30cm$，距离墙壁间距不少于 $20cm$，距离房顶及地面间距不小于 $10cm$；

4. 规范药品堆垛和搬运操作，遵守药品外包装图示标志的要求，不得倒置存放；

5. 每种药品应当按批号及有效期远近依次或分开堆码并有明显标志，遵循"先产先用""先进先用""近期先用"和按批号发药使用的原则；

6. 对不合格药品的确认、报损、销毁等应当有规范的制度和记录。

（五）已建立医院信息系统的医疗机构，应当建立电子药品信息管理系统，药品存量应当与一级库建立电子网络传递联系，加强药品成本核算和账务管理制度。

（六）静脉用药调配中心（室）所用药品应当做到每月清点，账物相符，如有不符应当及时查明原因。

（七）注射器和注射针头等物料的领用、管理应当按本规范的有关规定和参照药品请领、验收管理办法实施，并应当与药品分开存放。

九、生物安全柜的操作规程

生物安全柜属于垂直层流台，通过层流台顶部的高效过滤器，可以过滤 99.99% 的 $0.3\mu m$ 以上的微粒，使操作台空间形成局部 100 级的洁净环境，并且通过工作台面四周的散流孔回风形成相对负压，因此，不应当有任何物体阻挡散流孔，包括手臂等。用于调配危害药品的生物安全柜，应当加装活性炭过滤器用于过滤排出的有害气体。

（一）清洁与消毒

1. 每天在操作开始前，应当使用 75% 的乙醇擦拭工作区域的顶部、两侧及台面，顺序应当从上到下，从里向外；

2. 在调配过程中，每完成一份成品输液调配后，应当清理操作台上废弃物，并用常水擦拭，必要时再用75%的乙醇消毒台面；

3. 每天操作结束后，应当彻底清场，先用常水清洁，再用75%乙醇擦拭消毒；

4. 每天操作结束后应当打开回风槽道外盖，先用蒸馏水清洁回风槽道，再用75%乙醇擦拭消毒。

（二）生物安全柜的操作与注意事项

1. 有1~2位调配人员提前半小时先启动生物柜循环风机和紫外线灯，关闭前窗至安全线处，30分钟后关闭紫外线灯，然后用75%乙醇擦拭生物安全柜顶部、两侧及台面，顺序为从上到下、从里到外进行消毒，然后打开照明灯后方可进行调配；

2. 紫外线灯启动期间，不得进行调配，工作人员应当离开操作间；

3. 紫外线灯应当定期检测，如达不到灭菌效果时，应当及时更换灯管；

4. 所有静脉用药调配必须在离工作台外沿20cm，内沿8~10cm，并离台面至少10cm区域内进行；

5. 调配时前窗不可高过安全警戒线，否则，操作区域内不能保证负压，可能会造成药物气雾外散，对工作人员造成伤害或污染洁净间；

6. 生物安全柜的回风道应当定期用蒸馏水擦拭清洁后，再用75%乙醇消毒；

7. 生物安全柜每月应当做一次沉降菌监测，方法：将培养皿打开，放置在操作台上半小时，封盖后进行细菌培养，菌落计数；

8. 生物安全柜应当根据自动监测指示，及时更换过滤器的活性炭。

（三）每年应当对生物安全柜进行各项参数的检测，以保证生物安全柜运行质量，并保存检测报告。

十、水平层流洁净台操作规程

（一）物品在水平层流洁净台的正确放置与操作，是保证洁净台工作质量的重要因素。从水平层流洁净台吹出来的空气是经过高效过滤器过滤，可除去99.99%直径0.3mm以上的微粒，并确保空气的流向及流速。用于静脉用药调配操作的水平层流台的进风口应当处于工作台的顶部，这样可保证最洁净的空气先进入工作台，工作台的下部支撑部分可确保空气流通。此类层流洁净台只能用于调配对工作人员无伤害的药物，如电解质类药物、肠外营养药等。

（二）清洁与消毒

1. 每天在操作开始前，有1~2位调配人员提前启动水平层流台循环风机和紫外线灯，30分钟后关闭紫外灯，再用75%乙醇擦拭层流洁净台顶部、两侧及台面，顺序为从上到下，从里向外进行消毒；然后打开照明灯后方可进行调配；

2. 在调配过程中，每完成一份成品输液调配后，应当清理操作台上废弃物，并用常水清洁，必要时再用75%的乙醇消毒台面；

3. 每天调配结束后，应当彻底清场，先用常水清洁，再用75%乙醇擦拭消毒。

（三）水平层流洁净台的操作与注意事项

1. 水平层流洁净台启动半小时后方可进行静脉用药调配；

2. 应当尽量避免在操作台上摆放过多的物品，较大物品之间的摆放距离宜约为15cm；小件物品之间的摆放距离约为5cm；

3. 洁净工作台上的无菌物品应当保证第一时间洁净的空气从其流过，即物品与高效过滤器之间应当无任何物体阻碍，也称"开放窗口"；

4. 避免任何液体物质溅入高效过滤器，高效过滤器一旦被弄湿，很容易产生破损及滋生霉菌；

5. 避免物体放置过于靠近高效过滤器，所有的操作应当在工作区内进行，不要把手腕或胳膊肘放置在洁净工作台上，随时保持"开放窗口"；

6. 避免在洁净间内剧烈的动作，避免大声喧哗，应当严格遵守无菌操作规则；

7. 水平层流洁净台可划分为3个区域

（1）内区，最靠近高效过滤器的区域，距离高效过滤器10～15cm，适宜放置已打开的安瓿和其他一些已开包装的无菌物体；

（2）工作区，即工作台的中央部位，离洁净台边缘10～15cm，所有的调配应当在此区域完成；

（3）外区，从台边到15～20cm距离的区域，可用来放置有外包装的注射器和其他带外包装的物体（应尽量不放或少放）。

8. 安瓿用砂轮切割和西林瓶的注射孔盖子打开后，应当用75%乙醇仔细擦拭消毒，去除微粒，打开安瓿的方向应当远离高效过滤器；

9. 水平层流洁净台每周应当做一次动态浮游菌监测，方法：将培养皿打开，放置在操作台上半小时，封盖后进行细菌培养，菌落计数。

（四）每年应对水平层流洁净台进行各项参数的检测，以保证洁净台运行质量，并保存检测报告。

十一、其他

医疗机构开展其他集中或者分散的临床静脉用药调配，参照以上各项有关操作规程执行，具体实施规程由各医疗机构负责制定。

医院静脉用药调配中心（室）验收标准

验收单位：

验收时间：

验收人签字：

序号	项目		检查内容/评价标准	检查方法	分值	结果评分	备注
1	人员基本要求（50分）	1.1	静脉用药调配中心（室）负责人，应当具有药学专业本科以上学历，本专业中级以上专业技术职务任职资格，有较丰富的实际工作经验，责任心强，有一定管理能力	检查相关资质凭证	15		达不到不得分，达到一条得7.5分
		1.2	负责静脉用药医嘱或处方审核的药学人员，应当具有药学专业本科以上学历，5年以上临床用药或调剂工作经验，药师以上专业技术职务任职资格	检查相关资质凭证	15		达不到不得分

续表

序号	项目		检查内容/评价标准	检查方法	分值	结果评分	备注
1	人员基本要求（50分）	1.3	负责摆药、加药混合调配、成品输液核对的人员，应当具有药士、护士以上专业技术职务任职资格	检查相关资质凭证	5		无凭证人员扣2分
		1.4 ▲	从事静脉用药集中调配工作的药学专业技术人员，应当接受省卫生厅组织的岗位专业知识培训并经考核合格，定期接受药学专业继续教育	检查培训记录检查考核记录检查继续教育凭证	5		2011年开始实施
		1.5	与静脉用药调配工作相关的人员，每年至少进行一次健康检查，建立健康档案。对患有传染病或者其他可能污染药品的疾病，或患有精神病等其他不宜从事药品调剂工作的，应当调离工作岗位	检查健康档案（包括皮肤病和传染病）	10		有岗前健康检查和每年健康检查记录50分，缺一人次扣1分。检查项目不全，扣5分
2	房屋设施和布局基本要求（225分）	2.1	静脉用药调配中心（室）总体区域设计布局、功能室的设置和面积应当与工作量相适应，并能保证洁净区、辅助工作区和生活区的划分，不同区域之间的人流和物流走向合理，不同洁净别区域应当有防止交叉污染的相应设施	现场检查	20		人流物流走向不合理或走同一通道不得分，其他一项不符扣3分

续表

序号	项目	检查内容/评价标准	检查方法	分值	结果评分	备注
2	房屋设施和布局基本要求（225分）	2.2	静脉用药调配中心（室）应当设于人员流动少的安静区域，且便于与医护人员沟通和成品的运送	现场检查	10		设置于人员流动大的区域扣2分，设置于不便于运送的地方扣1分
		2.3	设置地点应远离各种污染源，禁止设置于地下室或半地下室，周围的环境、路面、植被等不会对静脉用药调配过程造成污染	现场检查	10		仅限规范制定后设置，但扣5分
		2.4	洁净区采风口应当设置在周围30m内环境清洁、无污染地区，离地面高度不低于3m	现场检查	25		离采风口30m内有垃圾场地不得分，离地面高度不足3m扣10分
		2.5	静脉用药调配中心（室）的洁净区、辅助工作区应当有适应的空间摆放相应的设施与设备；洁净区应当含一次更衣、二次更衣及调配操作间；辅助工作区应当各有与之相适应的药品与物料贮存、审方打印、摆药准备、成品核查、包装和普通更衣等功能室	现场检查	50		功能分区缺一项扣5分

363

续表

序号	项目		检查内容/评价标准	检查方法	分值	结果评分	备注
		2.6	静脉用药调配中心（室）内应当有足够的照明度，洁净区内的照明度应大于 300 勒克斯	现场检查	10		洁净区的照明度大于 500 勒克斯得 10 分。500～400 勒克斯得 8 分。400～300 勒克斯得 6 分，低于 300 勒克斯不得分
		2.7	调配中心（室）洁净区的墙面和地面应平整光滑，接口严密，无脱落物和裂缝，能耐受清洗和消毒，墙与地面的交界处应成弧形，接口严密	现场检查	15		整体符合要求得 15 分，一项不符合扣 3 分
		2.8	洁净区的窗户、技术夹层、进入室内的管道、风口、灯具与墙壁或顶棚的连接部位均应密封，以减少积尘、避免污染和便于清洁	现场检查	15		整体符合要求得 15 分，一项不符扣 5 分
2	房屋设施和布局基本要求（225 分）	2.9	静脉用药调配中心（室）洁净区应当设有温度、湿度、气压等监测设备和通风换气设施，保持静脉用药调配室温度 15～26℃，相对湿度 40%～70%。保持一定量新风的送入	现场检查温湿度计检查相关记录	30		洁净区温度、湿度、气压等监测设备和通风换气设施缺一项不得分；无一定量新风送入不得分；温度、相对湿度记录与要求相符 100% 得满分，相符率 95% 得 26 分，相符率 90% 得 22 分，相符率低于 90% 不得分。记录不全扣 15 分

续表

序号	项目		检查内容/评价标准	检查方法	分值	结果评分	备注
		2.10 ▲	静脉用药调配中心（室）洁净区的洁净标准应当符合国家相关规定，经法定检测部门检测合格后方可投入使用。各功能室的洁净级别要求（具体要求见附件）： 1）一次更衣室、洗衣洁具间为十万级； 2）二次更衣室、加药混合调配操作间为万级； 3）层流操作台为百级	检查相关文件记录（要求存档由具有资质的法定部门认证的检测仪器所提供的记录，该记录至少每年 1 次。如果新建、更改空调系统及换证，需提供具有资质的法定部门的检查报告。）	全项否决		新申报、换证、更换空调系统时必须由法定部门检查，其余每年一次由有资质的部门进行检测
2	房屋设施和布局基本要求（225 分）	2.11	洁净区应当持续送入新风。洁净室（区）与室外大气的静压应 >10Pa，空气洁净级别不同的相邻房间之间的静压差应 >5Pa。普通的加药混合调配操作间与二次更衣间之间的静压差应 >5Pa；抗生素类、危害药品静脉用药调配的洁净区与二次更衣室之间应当呈 5～10Pa 负压差。其他功能应当作为控制区或加强区以加强管理，禁止非本室人员进出	现场检查	20		不合一项表扣 10 分

续表

序号	项目	检查内容/评价标准	检查方法	分值	结果评分	备注
		2.12 静脉用药调配中心（室）应当将抗生素类药物与危害药物和肠外营养液药物与普通静脉用药的调配分开。需分别建立两套独立的送、排（回）风系统	现场检查	全项否决		—
		2.13 药品、物料贮存库及周围的环境和设施应当确保各类药品质量与安全储存，应当分设冷藏、阴凉和常温区域，库房相对温度40%～70%	现场检查	5		无冷藏或阴凉库不得分，无除湿设备扣2分，无温度、湿度记录不得分，记录缺一天扣1分，记录与湿度、湿度要求相符，符率低于95%扣2分，相符率低于90%扣5分
2	房屋设施和布局基本要求（225分）	2.14 二级药库应当干净、整齐、门与通道的宽度应当便于搬运药品和符合防火安全要求。有保证药品领入、验收、贮存、保养、拆外包装等操作业相适宜的房屋空间和设施	现场检查	5		符合药品库房管理要求得5分，不符合扣5分；房屋空间和设施设备符合要求得5分，无相应设施房屋拥挤扣2分，房屋拥挤扣2分
		2.15 静脉用药调配中心（室）内安装的水水池位置应当适宜，不得对静脉用药调配造成污染，洁净区不设地漏	现场检查	5		洁净区有地漏不得分；水池位置不当对工作环境可能造成影响的不得分

366

续表

序号	项目		检查内容/评价标准	检查方法	分值	结果评分	备注
2	房屋设施和布局基本要求（225 分）	2.16	室内应当设置有防止尘埃和鼠、昆虫等进入的设施并达到相应效果	现场检查	5		与外相通的门不得使用对流，不符合要求扣3分，无换鞋柜与外界隔断的扣3分，无灭虫扣3分。检查时发现鼠迹或蚊虫不得分
		2.17 ▲	沐浴室及卫生间应当在中心（室）外单独设置，不得设置在静脉用药调配中心（室）内	现场检查	全项否决		—
3	仪器和设备基本要求（60 分）	3.1	静脉用药调配中心（室）应当有相应的仪器和设备	现场检查	10		温湿度计和压力表应位有校验合格证，无合格证不得分
		3.2	静脉用药调配中心（室）仪器和设备的选型与安装，应当符合易于清洁、消毒和便于操作、维修和保养	现场检查	10		洁净间内的凳子、水平层流台和生物安全柜应为不锈钢设备；顶灯必须须有不锈钢网罩；货架表面光洁不生锈。一项不符合扣2分
		3.3	衡量器具准确，定期进行校正，并保留校正记录	现场检查检查有关记录	5		无记录不得分

367

续表

序号	项目	检查内容/评价标准	检查方法	分值	结果评分	备注
	3.4	所有仪器设备应有相关应用管理制度与标准维护操作规程，应有专人管理，定期维护保养，做好使用、保养记录，建立仪器设备档案	检查相关文件及记录	10		生物安全柜、水平层流台、风机、洗衣机、振荡器、封口机的使用管理制度（2.5分）和标准操作规程（2.5分），维修保养记录（5分）
3	3.5	静脉用药调配中心（室）应当配置百级生物安全柜，供抗生素类和危害药品静脉用药调配使用；设置营养药品调配间，配备百级水平层流洁净台，供肠内营养液和普通输液静脉用药调配使用	现场检查	全项否决		—
仪器和设备基本要求（60分）	3.6	与药品内包装直接接触的物体表面应光洁、平整、耐腐蚀，易清洗或消毒，不与药品包装发生任何反应，不对药品和容器造成污染	现场检查	20		检查一次性塑料袋装或布袋包装（布袋应每周清洗消毒、保持干净，无包装不得分，布袋包装未做到每周清洗消毒不得分

续表

序号	项目		检查内容/评价标准	检查方法	分值	结果评分	备注
4	药品、耗材和物料基本要求（120分）	4.1	静脉用药调配所用药品、医用耗材和物料应当按规定由医疗机构药学及有关部门统一采购，应当符合有关规定	现场检查	20		查棉织品、注射器、标签、手套的采购、领发、使用记录。自行采购不得分，无领发、使用记录不全扣5分，领发、使用记录与配置规模需用量不符扣3分
		4.2	药品、医用耗材和物料的储存应当有适宜的二级库，按其性质与储存条件要求分类定位存放，不得堆放在过道或洁净区内	查二级库面积和药品分类定位存放情况	10		二级库药品与耗材未分类定位存放扣4分，无货架扣5分，药品存放不合理扣2分，无拆包装区扣3分
		4.3	药品的贮存与养护应当严格按照《静脉用药集中调配操作规程》等有关规定实施。静脉用药调配所用的注射剂应当符合中国药典静脉注射剂质量要求。（①药库应当干净、整齐、地面平整、干燥，门与通道的宽度应当便于搬运药品和符合防火安全要求；药品储存应当按"分区分类、货位编号"的方法进行定位存	现场检查	60		一条不符合规范要求扣10分

369

续表

序号	项目		检查内容/评价标准	检查方法	分值	结果评分	备注
4	药品、耗材和物料基本要求（120 分）	4.3	放，按药品性质分类集中存放；对高危药品应设置显著的警示标志，并应当做好药库温湿度的监测与记录；②药库具备确保药品与物料储存要求的温湿度条件：常温区域 10～30℃，阴凉区域不高于 20℃，冷藏区域 2～8℃，库房相对湿度 40%～65%；③药品堆码与散热或者供暖设施的间距不小于 30cm，距离墙壁间距不少于 20cm，距离房顶及地面间距不小于 10cm；④规范药品堆垛和搬运操作，遵守药品外包装图示标志的要求，不得倒置存放；⑤每种药品应当按批号及有效期近次依次分开堆码并有明显标志，遵循"先产先用"，"先进先用"，"近期先用"和按批号发药使用的原则；⑥对不合格药品的确认、报损、销毁等应当有规范的制度和记录。	现场检查	60		一条不符合规范要求扣 10 分

续表

序号	项目		检查内容 评价标准	检查方法	分值	结果 评分	备注
4	药品、耗材和物料基本要求（120分）	4.4	静脉用药调配所使用的注射器等器具，应当采用符合国家标准的一次性使用产品	现场检查	10		查注射器生产企业和供应商的资质，一项不符合不得分
		4.5	建立药品和医用耗材的效期管理，超效期前使用不完的应及时退库，超过效期的药品和医用使难看得使用，应退回药库销毁并记录	检查相关记录	10		无制度扣5分。有近效期（一个月内）药品或耗材扣4分，有超效期药品或耗材扣10分
		4.6	一次性耗材用后应按有关规定毁型处理	现场检查	10		未做毁型处理扣10分
5	规章制度基本要求（30分）	5.1 ▲	静脉用药调配中心（室）应当建立健全各项管理制度、人员各岗位职责和标准操作规程实施细则，落实执行好。操作规程：审核处方或用药医嘱操作规程；打印标签与标签核对操作规程；贴签摆药与核对操作规程；静脉用药混合调配操作规程；成品输液的核对、包装与发放操作规程；静脉用药调配所需药品与物料领用管	检查相关文件	全项否决		缺一项全项否决

371

续表

序号	项目	检查内容/评价标准	检查方法	分值	结果评分	备注
5	规章制度基本要求（30分）	5.1 ▲ 理规程；电子信息系统调配静脉用药规程；静脉用药调配中心（室）人员更衣操作规程；静脉用药调配中心（室）清洁、消毒操作规程；生物安全柜的操作规程；水平层流洁净台操作规程 岗位职责：静脉用药调配中心主任职责；静脉用药调配中心组长职责；药师参与临床静脉用药岗位职责；处方审核岗位职责；摆药贴签岗位职责；静脉用药调配岗位职责；成品核对岗位职责；成品包装岗位职责；成品运送岗位职责；二级库管理岗位职责。 核对制度：质量管理制度；药师参与临床静脉用药管理制度；处方审核制度；摆药贴签核对工作制度；静脉用药调配工作制度；成品输液发放管理制度；清场工作制度；废弃处置管理制度；文件管理制度；清洁卫生工作制度；安全与环保工作制度；人员培训及考核工作制度。	检查相关文件	全项否决		缺一项全项否决

续表

序号	项目		检查内容 评价标准	检查方法	分值	结果评分	备注
5	规章制度基本要求（30分）	5.2	静脉用药调配中心（室）应当建立相关文书保管制度；自检、抽检及监督检查管理记录；处方医师与静脉用药集中调配相关药学技术人员签名记文件；调配、质量管理的相关制度与记录文件	检查相关记录	10		静脉用药调配中心文书管理制度；自检、抽检及监督检查管理记录与报告；静脉用药集中调配相关药学专业技术人员签名记文件；调配、质量管理的相关制度与记录文件，缺一项扣2.5分
		5.3	建立药品、医用耗材和物料的领取与验收、储存与养护、按用药医嘱摆发药品和药品报损等管理制度，定期检查落实情况	检查相关文件记录	10		缺一项扣2.5分
		5.4	药品应当每月进行盘点和质量检查，保证账物相符，质量完好	检查相关记录	10		无每月盘点单扣5分，账物相符率100%，低1%扣1分
6	卫生与消毒基本要求（200分）	6.1	静脉用药调配中心（室）应当执行原卫生部《医院感染管理办法》及其相关法律法规	检查相关文件记录	40		执行《消毒技术规范》、《医务人员手卫生规范》、《医院感染监测规范》、《医疗废物管理条例》等规范，一项不合格扣10分

续表

序号	项目		检查内容/评价标准	检查方法	分值	结果评分	备注
6	卫生与消毒基本要求（200分）	6.2	各功能室内存放的物品应当与其工作性质相符合	现场检查	10		一个部位不符扣2分
		6.3	洁净区应当每天清洁消毒，其清洁卫生工具不得与其他功能室混用	现场检查检查相关记录	15		无每天清洁消毒记录扣7.5分，洁净区与非洁净区卫生工具混用扣7.5分
		6.4	清洁工具的洗涤方法和存放地点应当有明确的规定	现场检查检查相关记录	15		无洁净工具的洗涤方法扣7.5分，未做到定位存放扣7.5分
		6.5	选用的消毒剂应当定期轮换，不会对设备、药品、成品输液和环境产生污染	检查相关记录（主要指地面及工作环境的消毒、消毒剂：75%酒精、含氯消毒剂）	20		检查地面及工作环境的消毒记录，含氯消毒剂（75%酒精、消毒剂）使用记录，未做到定期更换扣10分，使用75%酒精、含氯消毒剂以外的消毒剂扣10分
		6.6	每月应当定时检测洁净区空气中的菌落数，并有记录	检查相关记录	30		检查运行以来每月定时检测洁净区空气中的菌落数检测报告，缺一个月扣3分
		6.7	进入洁净区域人员数应当严格控制，非工作人员不得进入洁净区	检查相关记录	20		无洁净区人员进出管理制度扣20分

374

续表

序号	项目		检查内容/评价标准	检查方法	分值	结果评分	备注
6	卫生与消毒基本要求（200分）	6.8	洁净区应当定期检查，更换空气过滤器。进行各项维修后，应当有可能影响空气洁净度的各项检测验证达到洁净区级别标准后方再投入使用	检查相关记录	50		无每年一次洁净区空气质量定期检查报告扣25分，无高效过滤器更换记录扣5分，无初效、中效过滤器清洗更换记录扣15分。进行改建、扩建后未经检测验证达到符合洁净级别标准投入使用的扣25分
7	具有医院信息系统的医疗机构，静脉用药调配中心应当建立用药医嘱电子信息系统，电子信息系统应当符合《电子病历基本规范（试行）》有关规定（50分）	7.1	实现用药医嘱的分组录入、药师审核、标签打印及药品管理等，操作人员对本人身份标识的使用负责。静脉用药物集中调配各工序的流程管理规范，符合静脉药物集中调配管理规范要求，做到人流、物流分开，流程无往返，进、出洁净区物流通道分开	现场检查	10		每道工序操作人员应当有身份标识和识别手段扣2.5分，未做到人流、物流分开扣2.5分，进、出洁净区物流通道未分开扣2.5分
		7.2	药学人员采用身份标识登录电子处方系统完成各项记录操作并予确认后，系统应当显示药学人员签名	现场检查	10		药学人员不采用密码登录电子处方系统扣5分，系统不能显示发药学人员审方、发药学人员签名扣5分

续表

序号	项目	检查内容/评价标准	检查方法	分值	结果评分	备注
7	具有医院信息系统的医疗机构，静脉用药调配中心应当建立应用药医嘱电子信息系统，电子信息系统应当符合《电子病历基本规范（试行）》有关规定（50分）	7.3 电子处方或应用药医嘱信息系统应当建立信息安全保密制度，医师用药医嘱及调剂操作流程完成并确认后即为归档，归档后不得修改	现场检查	10		检查电子处方或应用药医嘱信息系统，无信息安全保密制度扣4分，用药医嘱发药确认后再修改扣6分
		7.4 静脉用药调配中心（室）应当逐步建立与完善药学专业技术电子信息支持系统	现场检查	10		静脉用药调配中心（室）未建立与完善药学专业技术电子信息支持系统不得分
		7.5 医疗机构药事管理组织与质量控制组织负责指导、监督和检查本规范、操作规程与相关管理制度的落实	现场检查	10		检查医疗机构药事管理组织与质量控制组织组织负责领导、监督和检查本规范、操作规程的落实情况记录与协调会议记录
8	静脉用药集中调配过程的规范化质量管理（270分）	8.1 静脉用药调配中心（室）由医疗机构药学部门统一管理	现场检查	10		非药学部门管理扣10分
		8.2 静脉用药加药调配全过程应当严格执行标准操作规程，应及时清理，不得交叉加药调配或者多张处方同时调配，发现任何异常，应立即停止，待查明原因后，继续工作	现场检查	30		现场检查加药调配全过程是否严格执行标准操作规程，每完成一组输液的调配，未及时清理扣10分，交叉加药调配扣10分，非同一药品多张处方同时调配扣10分

续表

序号	项目		检查内容/评价标准	检查方法	分值	结果评分	备注
8	静脉用药集中调配的全过程规范化质量管理（270分）	8.3	在调配中心（室）内发生调配错误的输液，应当重新调配，因各种原因从病区退回未使用的成品输液，不得再使用，应销毁，并有记录	现场检查	10		查差错事故记录，无记录不得分，记录不完整扣4分，无处理措施扣6分
		8.4	调配中心（室）各级工作人员完成各项工作时，应及时填写各项记录并修改处签名，各种副联记录至少在修改处签字，各种副联记录至少保存一年备查	现场检查	10		1. 审方记录。 2. 发药记录。 3. 贴签记录。 4. 排药记录。 5. 核对记录。 6. 冲配记录。 7. 清场记录。 8. 复核记录。 9. 包装记录。 10. 送药签收记录。缺一项扣一分
		8.5	每天加药调配完成后，应及时清场并填写清场记录。每天调配前应认无前次遗留物	现场检查	10		现场检查清场情况：是否有遗留物品（2分）、遗留药品（2分）等与配制无关的物品，是否有卫生死角（3分）；清场记录是否完整（3分）
		8.6	医师应当按照《处方管理办法》有关规定开具静脉用药处方或医嘱；药师应当按《处方管理办法》有关规定和《静脉用药集中调配操作规程》，审核	检查相关记录	30		医师开具静脉用药处方或医嘱不符合《处方管理办法》规定扣15分；药师无审核用药医嘱记录与签名扣15分

377

续表

序号		项目		检查内容/评价标准	检查方法	分值	结果评分	备注
8	静脉用药集中调配的全过程规范化质量管理（270 分）	8.6		用药医嘱所列静脉用药混合配伍的合理性、相容性和稳定性，对不合理用药应当与医师沟通，提出调整建议。对于用药错误或不能保证成品输液质量的处方或用药医嘱，药师有权拒绝调配，并做记录与签名	检查相关记录	30		医师开具静脉用药处方或用药医嘱不符合《处方管理办法》规定扣 15 分；药师无审核用药医嘱记录与签名扣 15 分
		8.7		静脉用药调配每道工序完成后，药学人员应当按操作规程的规定，填写各项记录，内容真实、数据完整、字迹清晰	现场检查	10		检查审方记录、贴签记录、排药记录、复核记录、成品核对记录，缺一项扣 2 分
		8.8		各道工序与记录应当有完整的备份，输液标签，并应当保证与原始输液标签信息相一致，备份文件应当保存 1 年备查或符合《电子病历基本规范（试行）》规定	现场检查	10		信息系统备份输液标签与原始输液标签信息不一致的扣 5 分，备份文件保存不足 1 年的扣 15 分
		8.9		医师用药医嘱经药师审核后生成输液标签，标签应当符合《处方管理办法》规定的基本内容（床位号、患者姓名、药品名称、用法、	现场检查	10		药师为进行医嘱适宜性审核内容（床位号、药品名称、用法、患者姓名、用量、包装）缺一项扣 5 分，标签的基本内容，用

378

续表

序号	项目		检查内容/评价标准	检查方法	分值	结果评分	备注
8	静脉用药集中调配的全过程规范化质量管理（270分）	8.9	用量，包装规格），并有各岗位人员签名（电子病历岗位或相应位置符合《电子病历基本规范（试行）》规定。书写或打印的标签字迹应当清晰，数据正确完整	现场检查	10		1分。书写或打印的标签字迹不清晰，数据不完整扣2分
		8.10	药师在静脉用药集中调配工作中，对在临床使用有特殊注意事项的成品输液，药师应有书面说明或在输液标签清晰标识	现场检查	20		药师未向护士书面说明的一项扣5分。标签或医护联系卡上应有避光输液、冷藏保存、输液时限，应做过敏试验，对诊断有干扰，治疗窗等项目，缺一项扣2分
		8.11	摆药、高危药品和危害药品混合调配、注射剂浓溶液溶稀释、成品输液应当实行双人复核制	现场检查 抽查记录	20		每一项无双人核对扣5分
		8.12	加药调配好的成品输液由药士以上专业技术人员检查质量，合格并签字（章）后方可放行	现场检查	20		成品输液由药师以上专业技术人员检查质量，合格并签字后放行得10分。成品输液由药士以上专业技术人员检查质量，合格并签字后放行得5分，非药士以上专业技术人员检查质量不得分。无签名扣5分

续表

序号	项目		检查内容/评价标准	检查方法	分值	结果评分	备注
8	静脉用药集中调配的全过程规范化质量管理（270分）	8.13	成品输液应有外包装，危害药物和高危药品应有醒目标记	现场检查	10		成品输液无外包装扣3分，危害药物和高危药品无醒目标记扣3分，危害药物和高危药品与普通药物混包包装扣4分
		8.14	成品输液由专人密封运送到护士工作站，由病区主班护士查验接签收	现场检查	10		现场检查成品输液运送情况，无专人密封运送扣6分，病区主班护士无检查并签收记录扣4分
		8.15	制定有成品输液质量检查标准，按规定进行质量检查，并有记录	检查相关制度	10		查制度（5分），复核记录（5分）
		8.16	无论在调配中心（室）内还是在病区，如果发现成品输液出现沉淀、混浊、变色、分层、有异物的情况，均不得使用；成品输液有破损、泄漏、无标签或标签不清晰的不得使用，应退回调配中心（室），查明原因，按规定进行处置，并有记录	检查相关记录	10		无记录不得分，记录不完整扣4分

380

续表

序号	项目		检查内容/评价标准	检查方法	分值	结果评分	备注
		8.17	调配中心 (室) 调配的成品输液在临床使用过程中如出现输液反应、药物不良反应，应查明原因，及时采取相应处置措施，做好记录	检查相关制度和记录	10		无制度、无输液反应及药物不良反应记录扣 10 分，有输液反应、药物不良反应记录，但未查明原因、无相应处置措施，扣 5 分
8	静脉用药集中调配的全过程规范化质量管理 (270 分)	8.18	调配中心 (室) 负责人对成品输液质量负责，并监测、质量管理组织具体组织实施，自查静脉用药调配标准操作规程和质量管理制度的执行与改进，并有记录	检查相关记录	10		查质量管理制度、质量管理组织、质量管理措施、质量改进记录、月质量点评制度，每项 2 分
		8.19 ▲	洁净区内至少每月检查一次，确认各种设备和工作条件是否处于正常工作状态，并有记录；每年至少检测一次净化设施风速，检查一次空气中的尘埃粒子数，每月检查沉降菌落数，并有记录	现场检查	全项否决		缺一次全项否决

续表

序号	项目		检查内容/评价标准	检查方法	分值	结果评分	备注
8	静脉用药集中调配的全过程规范化质量管理（270分）	8.20	调配中心（室）加药调配所使用的注射器及针头等器具应一次性使用的，临用前应检查包装，有破损或超过有效期的不得使用	现场检查	10		使用非一次性注射器扣 5 分，临用前不检查包装扣 4 分，发现使用超过有效期的注射器扣 10 分
		8.21	应建立应急预案管理制度，以预防可能出现的危机情况	检查相关制度	20		停电应急预案、细胞毒药物破损、溢出应急预案，信息系统故障应急预案，空调净化系统故障应急预案，发生火灾应急预案，缺一项扣 4 分

备注：

（一）本标准设评定条款共 73 条。其中设否决条款 7 条（条款号下加"▲"），任何一款不合格即全项否决。一般条款 66 条。

（二）各条款评分标准以达到该条款规定要求的程度来判定分值。有累计扣分的条款只累计扣完该条款总分，不扣倒分。

（三）验收终评时，否决条款应全部合格；一般条款总分为 1000 分，终评得分率不低于 80% 为合格，即不得低于 800 分。

参考文献

1. 中华人民共和国卫生部. 静脉用药集中调配质量管理规范. 北京：人民卫生出版社，2010.

2. 国家食品药品监督管理总局. 药品经营质量管理规范（2015）.

3. 中华人民共和国卫生部. 医疗机构麻醉药品、第一类精神药品管理规定.

4. 中华人民共和国国务院. 麻醉药品和精神药品管理条例.

5. 中华人民共和国国务院. 医疗用毒性药品管理办法.

6. 国家药典委员会. 中华人民共和国药典（2010年版3部）. 北京：中国医药科技出版社.

7. 新疆医科大学第一附属医院药学部制度汇编（2012）.

8. 化疗药物外渗及静脉炎的处理. 王绿花. 1005-0019（2007）

9. 国家食品药品监督管理总局. 药品生产质量管理规范（2015）

10. 山东大学齐鲁医院. PIVAS各项管理制度分册.

11. 海沙尔江·吾守尔，伊里哈尔·雪克来提，陈迹. 新疆医科大学第一附属医院静脉用药调配成本测算［J］. 药事管理，2014，11（02）：41.

12. 刘皈阳，孙艳. 临床静脉用药集中调配技术［M］. 北京：人民军医出版社，2011：134.

13. 中华人民共和国国务院. 医疗废物管理条例.

14. 刘新春，米文杰. 静脉药物配置中心临床服务与疑难精解. 北京：人民卫生出版社，2009

15. 肖平. 医院职业暴露与防护. 北京：人民卫生出版社，2004.

16. 吴永佩，焦亚辉. 临床静脉用药调配与使用指南. 北京：人民卫生出版社，2010.

17. 杨华明，易滨. 现代医院消毒学. 北京：人民军医出版社，2008.

18. 郭燕红. 医院感染预防与控制临床实践指引. 上海：上海科学技术出版社，2013.

19. 刘新春，米文杰，王锦宏. 静脉用药调配中心（室）教程. 上海：复旦大学出版社，2014.

20. 国家卫生计生委医院管理研究所医院感染质量管理与控制中心. 医院感染管理文件汇编（1986—2015）. 北京：人民卫生出版社，2015.

21. 蔡卫民，袁克俭. 静脉药物配置中心实用手册. 北京：中国医药科技出版社，2005.

22. 中华人民共和国卫生部. WS/T 367-2012 医疗机构消毒技术规范.

23. 钟朝蒿. 品管圈实物. 厦门：厦门大学出版社，2007.

24. 李明娥. 运用前馈控制理论全面构建静脉用药调配中心质量控制体系. 中国实用护理杂志，2015，31（4）：242-244.

25. 米清仙. 静脉用药调配中心全面质量管理探讨. 中国药物与临床，2015，15（10）：1510-1511.

26. 唐镜波. 452种注射剂安全应用与配伍（第7版）. 河南：河南科学技术出版社，2014，1.

27. 生物药剂学与药物动力学（第3版）. 梁文权，李高，刘建平.

28. 王育琴，李玉珍，甄健存. 医院药师基本技能与实践.

29. 首席药师制度对静脉药物配置中心合理用药的作用唐志华、谭兴华、王浙明、陈寅.

30. 国家食品药品监督管理总局. 安全用药：什么是合理用药？；E13/OLI.［201306-27］. http：//www. dda. gov. cn/WS01/CL0747/63643. html.

31. 赵志刚，高海春，王爱国. 注射剂的临床安全与合理应用. 北京：化学工业出版社. 2009. 5：553；

32. 李国峰，杨凌. 6759对药物配伍速查与释疑手册. 北京：化学工业出版社. 2015. 1：539；

33. 黎凤珍，陈勇星等. 长期使用果糖注射液对糖尿病患者血糖和血压的影响. 中国医药科学. 2013. 3（14）：25-27；

34. 李小寒等. 基础护理学. 第5版，北京：人民卫生出版社，2012，8.

35. 中华人民共和国卫生部，中华人民共和国卫生行业标准：医务人员手卫生规范，2009，4.

36. 刘鹏，戴宏浩，王珊珊，陈晗等. 基于精益思想的某大型医院静脉药物调配中心优化的实证研究. 工业工程，2015，18（3）：142.

37. 刘丽萍，韩晋，全自动配液设备在数字化药房中的应用. 药房管理，2014，25（1）：28-30.

38. 谢伟. 化疗药物配制机器人系统总体方案及关键技术研究. 2013，6.

39. 李青 张银霞 庄艳琴等. 轨道小车物流传输系统在本院中心药房的实践应用. 当代医学，2015，9（21）：7.

40. 伟峰，马筠，智能化轨道小车物流传输系统在医院的应用. 中国医学装备，2012，9（11）：42-44.

41. 周晗瑛，郑飞跃，PIVAS操作流程优化及自动化. 2011年浙江省医学会临床药学分会学术年会论文汇编，160-162.

42. 吴家娣，徐宏宇，医院药品冷链管理的探讨，中国药房，2011，22（55）：420-422.

43. 丁福荣，全程信息化药房管理在静脉用药集中配制和合理用药中的应用. 抗感染药学，2014，11（4）：345-347.

44. 二维码的概念与分类. 中国物联网. 2013，1.

45. 张艳伟. 微信平台中信息共享行为的影响因素研究. 北京邮电大学，2015.

46. 中华人民共和国卫生部令第 53 号. 处方管理办法. 第六章第五十条. 2007，5.

47. 中华人民共和国卫生部令第 53 号. 处方管理办法. 第四章第二十八条. 2007，5.

48. 许凤娟. 基于电子签名的电子病历无纸化实践探讨. 中国计划生育学杂志. 2015，23（3）.